Manual de Terapias Naturales para cada enfermedad

Manual de Terapias Naturales para cada enfermedad

Un camino hacia la salud

Margarita Chávez Martínez
Licenciada en Nutrición
Ing. Francisco Chávez Martínez

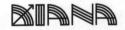

Diseño de portada: Ramón Navarro
Fotografías de portada y contraportada: Shutterstock
Ilustraciones de interiores: Miguel Ángel Chávez Villalpando /
Alma Julieta Núñez Cruz

© 2010, Editorial Planeta Mexicana, S.A. de C.V.
Bajo el sello editorial DIANA M.R.
Avenida Presidente Masarik núm. 111, 2o. piso
Colonia Chapultepec Morales
C.P. 11570 México, D.F.
www.editorialplaneta.com.mx

Primera edición: febrero de 1995
Vigésima reimpresión: septiembre de 2008
Primera edición en esta presentación: octubre de 2010
ISBN: 978-607-07-0478-9

Impreso en los talleres de Litográfica Ingramex, S.A. de C.V.
Centeno núm. 162, colonia Granjas Esmeralda, México, D.F.
Impreso y hecho en México – *Printed and made in Mexico*

ÍNDICE

A Margarita y Pedro, mis PADRES, seres excelentes de quienes he recibido tanto a lo largo de mi vida; fueron ellos quienes desde pequeña me iniciaron en la vivencia de estos conocimientos y principios.

Al Presbítero AGUSTÍN ORTEGA y a don DANIEL ARREOLA, grandes pioneros en la labor del naturismo en México, a quienes conocí desde muy pequeña y de quienes, tanto mi familia como yo, aprendimos el abc del naturismo.

Al Doctor JOSÉ MANUEL ESTRADA, quien dio un enfoque complementario al vegetarianismo y al naturismo al enseñarme que esto obedece y ayuda no sólo a la salud sino a la evolución del ser humano y, por ende, del planeta.

A SHAYA MICHÁN, con quien mi experiencia y conocimientos en esta área aumentaron enormemente. Mi admiración y respeto por su incansable y notable labor en la difusión y enriquecimiento de estos principios, en los que ha sido siempre un pionero y un líder.

A mis hijos JHAZMIN y EMMANUEL, con quienes he vivido desde su concepción de acuerdo con estos lineamientos permitiéndome comprobar que de esta manera el ser humano se desarrolla en completa salud y armonía.

AGRADECIMIENTOS

Mi especial reconocimiento a mi hermano, el Ingeniero Francisco Chávez Martínez, cuyo libro *Naturismo moderno* sirvió de base e inspiración para la presente obra.

A Doris Bravo, quien siempre ha atendido con profesionalismo y amabilidad todo lo relacionado con la edición de este y otros libros de mi autoría.

A Juan Carlos González, quien ha realizado un trabajo excelente en el diseño de la reedición de este libro, y a Patricia Mora y Alejandro Olmedo, por el cuidado editorial.

PRÓLOGO

La sociedad mundial marcha presurosa debido al progreso alcanzado por la ciencia y la tecnología. Dicho desarrollo está presente en nuestra vida diaria a través de conocimientos, artefactos y comodidades inimaginables hace treinta o cuarenta años, incluso para la literatura de ciencia ficción.

Estos logros tecnológicos se filtran a todas las ramas del quehacer humano. De esta forma, la medicina, sea naturista, alopática u homeopática, toma giros muchas veces inesperados y enriquece su saber gracias a los descubrimientos de la investigación y al uso de nuevos elementos.

Los cambios propiciados por estos acontecimientos han favorecido una mayor aceptación oficial de la importancia que tiene la nutrición, como base y causa principal, para la salud, física y mental, del individuo. Actualmente, los que se rehusaban a ver esta conexión **nutrición-salud**, abren los ojos y dejan de dar la espalda ante la evidencia de esta relación. Esto se debe, sobre todo, a que científicos y médicos, aceptados por el sistema, están demostrando con teorías, avaladas con hechos, lo que por tanto tiempo el vegetarianismo y el naturismo han pregonado.

No sólo se han confirmado estas ideas, sino que también se han aportado nuevos conocimientos y técnicas. Con la ayuda de la tecnología, la química y otras ramas de la ciencia, se ha hecho posible el uso de complementos alimenticios naturales concentrados (vitaminas, proteínas, minerales, etc.) para la curación de enfermedades desarrolladas, entre otras causas, por deficiencias nutricionales. Es decir, la aplicación de vitaminas y/o minerales en dosis elevadas en la solución de problemas de salud.

La dieta humana, hoy más que nunca pobre en fibra, vitaminas y minerales, debido al refinamiento de los alimentos (azúcares, granos, harinas, etc.), ha traído como consecuencia una serie de enfermedades y malestares desconocidos por nuestros antepasados. El uso adecuado de ciertos complementos, combinado con ejercicio y una dieta saludable (sin alimentos tóxicos, químicos o procesados), viene a satisfacer las necesidades nutricionales, lo cual trastocará al individuo infeliz y enfermo en una persona sana, activa, productiva y feliz.

El uso inadecuado de la tecnología ha generado nuevos problemas: la contaminación, la aparición de muchos productos químicos causantes de cáncer y malformaciones genéticas, etc. Encontramos también que muchos productos considerados como normales e inofensivos (café, refrescos, chocolates, colorantes para el cabello, talco...) están ahora enlistados como perjudiciales a la salud en mayor o menor grado.

El mundo moderno nos ofrece las grandes ventajas de la técnica y reclama un gran esfuerzo de nuestra parte para mantenernos sanos. Exige una buena dieta; el uso de complementos alimenticios para contrarrestar los efectos de la contaminación; la práctica de ejercicios; el estudio de nutrición elemental, para poder así planear la salud propia; y evitar productos industrializados y perjudiciales.

La tecnología revela la dualidad y dicotomía humanas, que es parte de la naturaleza misma, como ya lo expresara tan virtuosamente Shakespeare: "Ser o no ser".

En conclusión, la salud integral depende no sólo de lo que comemos, sino también de lo que nos abstenemos, de lo que hacemos y de lo que evitamos, de lo que pensamos, de lo que sentimos, de lo que respiramos... en nuestra vida diaria.

Los temas tratados en la presente obra son:

• **Hagamos conciencia.** Crear conciencia del gran capital que representa la salud del ser humano.

• **Los senderos de la salud.** La relación de las enfermedades y sus problemas nutricionales particulares, al igual que su tratamiento con las diversas técnicas de curación: antiguas, naturales y modernas.

• **Lo que debemos evitar.**

• **Lo que debemos incorporar a nuestras vidas**, con el fin de mantenernos sanos.

Todo lo tratado en este libro está basado en las investigaciones más recientes desarrolladas en diversas partes del mundo y bajo métodos científicos, así como en los sistemas más antiguos de curación natural heredados de los grandes forjadores del naturismo, rescatando lo más valioso de la herbolaria, hidroterapia, helioterapia, geoterapia, alimentación, etc. Se ha hecho una amalgama, para nuestro provecho, del pasado y el presente: el conocimiento y empleo de las fuerzas naturales y de la ciencia moderna.

En una palabra, la obra se interesa en presentar, de una manera sencilla, las bases científicas que señalan el camino para promover el cambio en las costumbres humanas que lleven a la sociedad un paso adelante en su lucha por encontrar estados más elevados, cuya meta final, idealizada, es la del **"superhombre"**.

PRIMERA PARTE

HAGAMOS CONCIENCIA

Viva con moderación.
Tenga un propósito en la vida y trabaje por él.
Desempeñe sus actividades con alegría.
No luche por lo inalcanzable.
Nunca se lamente por lo inalterable.
No se malhumore por simplezas.
Aspire a obtener, principalmente,
no grandes riquezas o conocimientos,
sino un "sentido común" ilimitado.
No sea egoísta, sino ame lo bueno y a su
prójimo como a usted mismo.

Dr. Hugh T. Patrick

CAPÍTULO I

HOMBRES BIÓNICOS Y MILLONARIOS INCONSCIENTES

La humanidad está enferma, y su enfermedad se llama ignorancia.

Sidharta Gautama-Buddha

Desde hace algunos años, se ha tratado de impresionar al público con la idea errónea de que el hombre no se ha perfeccionado aceptablemente a través de todos esos millones de años de evolución que ostenta en sus genes. Así, se manufacturan ahora "**refacciones**" humanas para reparar las fallas ocasionadas por el uso y servicio impropio e inmoderado al que se somete al organismo. Lo grave del asunto radica en no ver el problema y el culpable en el sistema de vida antinatural y antihumano que se lleva, sino en tachar de débil e inadecuado al organismo. De este modo, la medicina alopática lleva a sus pacientes a trabajar con los efectos y no con las causas.

Para algún problema con una válvula cardíaca, por ejemplo, simplemente se opera y se cambia la válvula natural por una de plástico. Más tarde, la persona continúa con su dieta de azúcares, harinas y granos procesados; abundante en café, bebidas y alimentos saturados de conservadores y químicos peligrosos; toma drogas medicinales en grandes cantidades, quizá fuma e ingiere bebidas alcohólicas… y cuando esto lleva a la falla de otro órgano, ah, no importa, cámbielo por el de plástico y adelante.

Por supuesto, no se puede negar la valiosa ayuda que ciertas ramas de la medicina, como la cirugía reconstructiva o estética, ofrecen, por ejemplo, a pacientes que han sufrido la pérdida de algún miembro por accidente; no obstante, no es la solución a problemas como la amputación de miembros por gangrena, debido a deficiencias sanguíneas o circulatorias. Es necesario restablecer normas de vida que eviten llegar a tan desafortunados desenlaces. Nuestro reconocimiento pues a la microcirugía, pero con restricciones.

Al final, la persona en cuestión fue operada durante su vida seis u ocho veces; pasó en total 20 o 30 semanas en hospitales; pagó muchos millones de pesos en servicios médicos y, lo peor de todo, vivió una vida llena de achaques, dolores y molestias múltiples. Sin embargo, representa un éxito para la medicina, pues aún al final se le pudo extender la vida por algunas semanas, conectada a aparatos, frascos de suero, etc. Ya no hablaba ni se movía, ¡pero respiraba!

Esto, sin duda, no es una exageración de las desviaciones médicas; esta imagen se proyecta como un símbolo de **status social**. Es cada vez más y más común ver a personas conectadas a pequeños aparatos de por vida, cambiarles las baterías con regularidad y disfrutar del **alivio** de no sentir los dolores que antes se tenían en la espalda, por ejemplo, pues ese aparato bloquea los impulsos nerviosos que informan de dolores y problemas al cerebro.

El problema no está resuelto, simplemente no se siente; pero no se preocupe, continúe su vida **normal**: café, tabaco, alimentos refinados e industrializados, bebidas alcohólicas…

Este tipo de medicina promueve y halaga la conducta irresponsable del individuo, que, aunada a la ignorancia general en materia de nutrición y salud, puede permitir el desarrollo de aberraciones sin límite.

> "El ser humano no tiene precio. Somos guiados de una pila de materiales comunes a una gran conclusión filosófica, la del ¡valor inapreciable de cada persona!"

La única persona que puede hacer algo al respecto es usted mismo. La solución es el estudio y el sentido común. Los beneficiarios son usted, su familia y la sociedad.

En una sociedad como la actual, en la que el capital es el motivo central de la existencia, es fácil impulsar el concepto de la tecnología mejorando al cuerpo humano. Así, nace el **hombre biónico**, reconstruido con un costo de seis millones de dólares (combinación del capital y la tecnología). Se presenta de tal forma que no puede objetarse: un hombre, mecánico en parte, físicamente más poderoso que el hombre ordinario; más costoso y preciado, máxime si se considera que hasta hace poco tiempo se estimaba el costo de los materiales del cuerpo humano en tan sólo 97 centavos de dólar. La desventaja de no estar favorecido por la tecnología bionuclear es, de acuerdo con esto, enorme, no sólo en cuanto a poder físico, sino aun en cuanto a costo.

Este complejo de inferioridad, incompetencia y devaluación del cuerpo humano, subyacente en esos conceptos, está equivocado desde todos los puntos de vista.

Tómese, por ejemplo, el costo de los materiales del cuerpo humano: el agua, los 2.50 kilogramos de calcio, 700 gramos de magnesio y unos pocos gramos de hierro, cobre y yodo. El resultado será efectivamente de 97 centavos de dólar.

El bioquímico de la Universidad de Yale, Dr. Harold Morowitz,[*] realizó con la ayuda de su computadora un cálculo más completo y real. Este análisis rescata al ser humano de su posición de baratija de segunda clase, la cual servía de excusa para no cuidar su salud, pues costaba a lo más un dólar.

Dicho estudio considera enzimas, proteínas, hemoglobina, hormonas, albúmina, colágena y otros elementos esenciales del cuerpo humano. Verificados los precios en los catálogos de las compañías bioquímicas, el Dr. Morowitz encontró resultados sorprendentes:

- Hemoglobina
- Insulina
- ADN
- Enzima acetato cinasa

- 2.95 dólares/gramo
- 47.50 dólares/gramo
- 768.00 dólares/gramo
- 8 860.00 dólares/gramo

* *Modern Concepts in Biochemestry (El hombre de seis millones de dólares)*, pp. 11-13.

• Bradicinina (potente dilatador de los vasos sanguíneos)	• 12.00 dólares/gramo
• Fosfata alcalina	• 225.00 dólares/gramo

Si esto aún no le impresiona, considere los siguientes elementos:

• La hormona folículo-estimulante	• 4,800,000.00 dólares/gramo
• La prolactina (hormona que estimula la producción de leche en la mujer.	• 17,500,000.00 dólares/gramo

La conclusión: el precio de un gramo de peso humano es de 245.54 dólares, es decir, de 245 540.00 dólares por kilogramo. Multiplique esta cifra por su peso seco y tendrá el valor actual de los materiales de su organismo (recuerde que 68% de nuestro cuerpo es agua; para obtener su peso seco, multiplique su peso total por 32, es decir: 100-68 = 32, y ése será su peso seco).

Como ve, su costo es tan elevado como el del hombre biónico. Pero un momento, aún no hemos terminado; este costo se refiere solamente a los materiales aislados. La compañía bioquímica los tiene que ensamblar y sintetizar, lo que eleva el precio muchísimo más.

El Dr. Morowitz comenta que el ensamblaje de todos estos materiales en un cuerpo humano podría costar unos **seiscientos billones de dólares** (6×10^{14}).

Sin embargo, un ser ensamblado en estas condiciones no tendría la capacidad de amar, sonreír, trabajar, quejarse ni hacer todo aquello que caracteriza a nuestra humanidad.

Después de este análisis uno no puede sino filosofar. El citado científico finaliza diciendo: "Nuestra habilidad para hacer esa pregunta (la del costo de un ser humano) en dólares, desaparece de inmediato. Súbitamente enfrentamos la realidad de que el ser humano no tiene precio. Somos guiados de una pila de materiales comunes a una gran conclusión filosófica, la del ¡valor inapreciable de cada persona!"

Somos más que hombres biónicos, y eso sin haber analizado aún las cualidades inventivas, pensantes y emotivas del ser humano, superlativamente más complejas.

A ese precio por célula humana, ¿valdrá la pena cuidar su capital: **la salud?**

Por desgracia, la mayoría de las personas no tiene conciencia de los miles de millones de dólares que traen consigo; los recibieron sin ningún esfuerzo.

Ignorantes de las reglas de la salud, los malgastan rápidamente, pagando luego **intereses**: dolencias, enfermedades, operaciones, sufrimientos, notas de hospitales, medicinas, doctores, etcétera.

CAPÍTULO II

PROTEJA SU INVERSIÓN

Después de ver los costos del cuerpo humano, en el capítulo anterior, puede tener más sentido mantenerlo en buen estado.

Una razón más para cuidar nuestra salud es considerar el alto costo de los servicios médicos, además de muchísimos casos en los que se prescriben tratamientos excesivos e innecesarios, gracias a la ignorancia del público en general. Es increíble el número de personas que son innecesariamente operadas, radiografiadas, inyectadas, recetadas, etcétera.

Toda esta información es resultado de una de las investigaciones más recientes que establece, como la causa principal de este problema, el carácter ritual que la gente da a las relaciones médico-paciente, al conceder a los doctores cualidades que no poseen.

En muchas ocasiones, comenta el reporte, el doctor sabe claramente que tal operación o servicio no es necesario, o no es la solución al problema; pero la insistencia del paciente en seguir ese camino hace que el médico acepte, asegurando así que **esas utilidades** no vayan a parar a las manos de otro médico. Sería injusto culpar tan sólo a la parte médica en este suceso; en igual medida es culpable el público que, ignorante de las causas de las enfermedades, analfabeto en materia de nutrición y salud, se presenta como el terreno fértil para este y otro tipo de abusos.

"Se estima que alrededor de 30% de las operaciones y servicios médicos realizados son innecesarios", comenta el Dr. Philip Lee, director del Centro de Salud de la Universidad de California.

Algunos de los servicios y operaciones considerados innecesarios, de acuerdo con el mencionado estudio, son:

- La operación de las amígdalas y/o adenoides. Esta operación es catalogada por muchos expertos como inútil. El doctor e investigador Jack Paradise, de la Universidad de Pittsburgh, señala que el remover las anginas tiene muy poco, o quizá ningún efecto, en relación con el número de problemas de la garganta, resfriados o infecciones de los oídos.

    Más aún, las anginas juegan un papel importante en el sistema de defensa contra infecciones del organismo. Los adenoides mismos, se cree, son parte de este sistema de inmunización. Esta operación, realizada por vez primera hace unos 3 000 años, es una de las más populares.

- La circuncisión, rito de dudosa validez científica, realizada en millones de niños.
- La cesárea, procedimiento necesario en pocos casos; se ha incrementado su uso muy rápidamente y por razones injustificadas, entre ellas la económica, por supuesto.
- Radiografías, procedimiento de exploración interna del cuerpo, del cual se abusa. Millones de éstas son totalmente innecesarias.
- Medicamentos; millones de drogas, tranquilizantes, antibióticos, pociones para dormir, quitar o estimular el apetito, se prescriben sin necesidad año tras año. Los efectos curativos de varias medicinas son dudosos, pero sus efectos perjudiciales sí son reales y certeros.*
- Suspensión del útero; operación que se supone ayuda en la cura de un sinnúmero de cosas, incluidas menstruaciones dolorosas, trae solamente una cicatriz más a la paciente.

El Dr. Marvin Shapiro, director de una de las más grandes compañías de seguros médicos, expresa que al menos 20% de los servicios médicos realizados no traen ningún beneficio al paciente, pero sí ofrecen, en mayor o menor grado, riesgos y peligros.

El público tiende a pensar que entre más servicios médicos reciba, mejor cuidado médico obtiene. La evidencia indica lo contrario: demasiados servicios pueden resultar en un cuidado de baja calidad, en ocasiones peligrosos, añade el Dr. Shapiro.

Véase la tercera parte, "Medicamentos".

La tecnología médica ha promovido otro malentendido, cuando hace sentir al paciente que entre más aparatos deslumbrantes, agujas, mangueras, luces que se prenden y se apagan, estará más saludable y seguro de no correr riesgos.

Tal éxito comercial del equipo médico, parte del cual muchas veces realiza exámenes y provee resultados sin mérito y de carácter dudoso, atrae a un mayor número de pacientes. Ante este fenómeno, grandes compañías tratan de aumentar el número de aparatos de este tipo para incrementar sus ganancias.

Los médicos, a su vez, están ansiosos por obtener este tipo de equipo. De este modo, atraerán más pacientes, quienes pagarán cada vez más por menor tiempo de servicios médicos. Los resultados, como ya se comentó, son muchas veces dudosos e innecesarios.

El mencionado Dr. Lee explica claramente la situación: con frecuencia el paciente quiere cirugía, si esto no es posible, al menos pide pastillas o una dieta; pero no acepta que el médico no le dé nada. Esto hace posible el gran negocio de tratar las "no-enfermedades" (enfermedades inexistentes), concluye el Dr. Lee.

Muchas personas quieren a toda costa culpar a tal o cual enfermedad de algunos vagos malestares; quizá buscará a uno o más médicos, hasta que alguien se la diagnostique, en lugar de ir a la raíz del problema, que con frecuencia es **ansiedad** (problemas nerviosos), aseveran varios doctores.

Después de analizar esta información, proveniente de los mismos departamentos médicos, a manera de autocrítica médica, es fácil ver el círculo vicioso en el que la sociedad se ha atrapado a sí misma.

La parte médica se niega a dejar de proveer servicios y practicar operaciones innecesarias que sólo la enriquecen. Esto, debido a la demanda del paciente mismo, ya de una manera abierta, ya de una manera tácita. El paciente busca estos servicios porque no se atreve a perseguir la causa real, que puede ser nutricional y/o simplemente nerviosa, por ansiedad causada por presiones sociales, económicas, familiares, etc. En muchas ocasiones, también se debe a su ignorancia, unida a la avidez de médicos poco escrupulosos.

La ignorancia del paciente se debe lógicamente a su falta de estudio en materias relacionadas con la salud. No estudia porque no tiene tiempo ni orientación al respecto. No sabe qué dirección tomar, porque está mal informado. Y está mal informado porque muchos se benefician de su ignorancia. Para cerrar el círculo, esta ignorancia lo convierte en presa fácil de abusos.

La clave del éxito en la salud personal está en escapar de ese círculo, y la forma de hacerlo es a través del estudio y conocimiento. Éste provee las herramientas para conocer las verdaderas causas de las enfermedades y erradicarlas, en lugar de pasarse la vida combatiendo síntomas y gastando fortunas.

Es triste ver esa situación social en la que se gastan inútilmente miles de millones de pesos en cuidados médicos, situación en la que no sólo no se alivia el sufrimiento humano, sino que, por el contrario, se agrava en muchas ocasiones.

Por otra parte, da gusto ver a un mayor número de personas y grupos participar de manera activa en la solución de este problema, luego de salir del círculo vicioso descrito. Éstos impulsan estudios y prácticas de nutrición, los cuales pronto restablecen la salud del individuo, pues atacan la raíz de los problemas y además los aparta de los sistemas convencionales de intervención quirúrgica e ingestión de drogas medicamentosas perjudiciales. Pero lo más importante es que estas personas viven sanas, gozan de la vida y gastan su dinero en vacaciones y otras cosas, en vez de invertirlo en medicinas, hospitales y visitas al doctor.

¡La decisión de situarse en uno u otro lado la toma solamente usted!

> Se estima que alrededor de 30% de las operaciones y servicios médicos realizados son innecesarios, afirma el Dr. Philip Lee, director del Centro de Salud de la Universidad de California.

CAPÍTULO III

LOS INTERESES CREADOS

Si todo lo expuesto hasta el momento no le ha convencido de que uno de los mayores problemas dentro del campo de la salud y en muchas otras áreas de interés social es la lucha contra los intereses creados, seguramente el presente capítulo lo conseguirá.

Analicemos primero el caso del Dr. Frederick Stare, fundador del Departamento de Nutrición de la Escuela de Salud Pública de Harvard; este departamento recibe varios cientos de miles de dólares al año, donados por varias empresas, para financiar sus investigaciones. Esto ha llevado al Dr. Stare y a sus asociados a hacer declaraciones sumamente sospechosas en lo referente a investigaciones financiadas por industrias.* Por ejemplo, él ha afirmado que el azúcar no engorda y que podríamos triplicar su consumo sin riesgo o daño para la salud (el mismo Dr. Stare toma su café sin azúcar y sin sacarina; además, la Asociación Azucarera está en la lista de sus benefactores).

El Dr. Stare, convertido quizá en una especie de orador de la industria, testificó, ante el Congreso, en defensa de empresas benefactoras de su departamento, que sus productos (algunos con hasta 70% de azúcar) eran mejor alimento para los niños que los desayunos tradicionales.

La industria alimenticia usa mucha azúcar en cereales y otros productos, porque es un sustituto barato de los sabores perdidos en el procesamiento y almacenamiento de los alimentos; y porque es **adictiva.**** Seis meses después, una empresa que elabora cereales refinados donó dos millones de dólares al departamento del Dr. Stare,

* Medical Tribune, 14 de mayo de 1980.
** Véase la tercera parte, "Azúcar".

en Harvard, para llevar a efecto un estudio sobre la posible influencia de los cereales azucarados en las caries dentales de los niños. Para sorpresa de usted, este estudio concluyó que los cereales azucarados no producen caries.

El Dr. Frederick Stare sostuvo, también por mucho tiempo, que el DDT y otros pesticidas eran totalmente inofensivos. Más tarde, en el año de 1969, se encontró que el DDT es carcinógeno (generador de cáncer) y que algunos pesticidas son sumamente tóxicos. Ahora, estos productos están asociados a malformaciones y defectos físicos de los recién nacidos.*

El multicitado Dr. Stare ha asegurado que el pan blanco (de harina refinada) enriquecido es tan bueno como el pan integral. Deduzca usted mismo la veracidad de tal afirmación. Al refinar la harina de trigo se pierden al menos 20 nutrimentos (vitaminas, minerales...); después, algunas compañías lo **enriquecen** con cuatro nutrimentos. ¿Serán entonces igual de buenos?

Experimentos en el laboratorio confirman lo que usted acaba de deducir: animales alimentados con dietas refinadas mueren, en tanto los alimentados con dietas integrales sobreviven sanos.

Situaciones similares a ésa se han presentado con otros productos, como los ciclamatos (endulzante artificial), la sacarina, algunos colorantes artificiales, señalados como carcinógenos, luego de grandes batallas entre los defensores de los intereses públicos y los de los intereses **económico-industriales**.

Hay por supuesto muchos otros médicos y profesionistas en situaciones similares, defendiendo no a la verdad y a la sociedad, sino a la industria que los estimula. Incluso el Dr. Stare ha llegado a afirmar que los aditivos químicos empleados en la industria alimenticia son muy buenos para usted.

Actualmente, hay cerca de 2 000 aditivos, conservadores y colorantes usados por la industria alimenticia; se considera que una persona promedio consume de 1.5 a 2.5 kilogramos anuales de estos químicos.**

El Dr. W. Darby, por su parte, llegó a afirmar que algunos carcinógenos en pequeñas cantidades son "esenciales para la vida".

* Frederick Stare. Panic in the Pantry.
** Ira D. Gerard I., The Story of Food, p. 194.

En el otro lado de la balanza, encontramos a personajes como el Dr. Linus Pauling,* dos veces ganador del Premio Nobel, quien ha realizado grandes investigaciones en relación con tratamientos del cáncer y otras enfermedades con megadosis de vitaminas, en especial la vitamina C.**

A pesar de sus investigaciones netamente científicas y sus credenciales (premios Nobel), algunas revistas médicas se han rehusado a publicar sus artículos. Seguramente sus ideas no son compatibles con los "**intereses**" de tales publicaciones. Grandes firmas farmacéuticas podrían perjudicarse con un cambio social de esta índole.

> Uno de los mayores problemas dentro del campo de la salud
> (y en muchas otras áreas de interés social) es la lucha contra
> los intereses creados (económicos).

* Vitamin C, The Common Cold and the Flu.
** Véase la segunda parte, "Cáncer".

CAPÍTULO IV

LA PUBLICIDAD ENGAÑOSA

Hemos visto en los capítulos anteriores cómo un gran número de profesionistas de la salud están más interesados, no en usted, sino en su bolsillo. Les importa más darle servicios innecesarios y/o insuficientes, para mantenerlo como **cliente-ingreso constante**.

Si lo curan y prevén que se enferme posteriormente, creen que perderían su modus vivendi; pero no, simplemente se transformaría y se daría un positivo paso adelante. Se ha visto también la alianza de intereses creados entre profesionistas e industriales; cómo sitúan sus intereses económicos antes que —y en perjuicio de— los intereses sociales.

Esta primera parte de la obra tiene una sola finalidad: hacerlo más consciente de lo que sucede a su alrededor y el modo como afecta su forma de vida, economía, salud, etc. Este capítulo en particular llama su atención hacia la publicidad.

En una sociedad en que la disciplina se relaja y desvanece, las mentes se debilitan y se vuelven terreno fértil para moldearlas y moverlas casi al antojo. Así, se les puede inculcar y convencer de diferentes ideologías políticas, religiosas, sociales, económicas. Incapaces de pensar y decidir por sí mismas, tienen que ver al vecino para poder tomar una decisión, la cual se basa, casi siempre, en patrones de mayor reconocimiento social y no en los deseos, sentimientos y pensamientos de la persona.

Es este punto precisamente el que permite a las grandes industrias convencerlo de actuar de tal o cual manera, comprar tal o cual artículo, consumir determinada bebida, etc. Por ejemplo, se nos ofrece una bebida no sólo refrescante, sino que además se nos promete e induce a creer que al tomarla seremos felices, atractivos, guapos, muy populares; que estaremos llenos de vida. Todos esos sueños gloriosos, presentados bajo escenarios muy atractivos, con muchachas bellas y un sol radiante, serán como un sueño hecho realidad una vez que tomemos y nos vean tomar dicha bebida.

Sí, ésta es otra forma de divertirse con la televisión; observar la gran psicología aplicada encerrada en cada comercial: **su artista favorito diciéndole cuál camisa o vino le dan más personalidad; cuál perfume o loción atrae más muchachas que abejas la miel...**

Las mentes jóvenes y las adultas inmaduras (muchas por desgracia) son sumamente susceptibles a todo esto. No analizan la veracidad de lo presentado, sólo se guían por sensaciones, por el qué dirán y así, al día siguiente, los ve usted fumar determinado cigarro, beber equis vino y repetir los eslóganes claves que nos acosan a través de la radio, la televisión, el periódico, el cine.

Por la efectividad de todo lo expresado, no se admira uno mucho de ver compañías que en los Estados Unidos, por ejemplo, gastan más de 400 millones de dólares al año en publicidad. Sí, únicamente en **publicidad**. Saben de la eficacia de este medio para vender sus productos, al menos mientras la sociedad siga lo que se le ordena en esa forma: la compra de productos sin importar qué tan buenos, útiles o saludables sean.

En una palabra, es necesario estar al tanto de todas las fuerzas actuantes en nuestro medio, con el fin de poder tomar nuestras propias decisiones. Para esto es importante conocer los hechos, analizarlos y seguir entonces el mejor camino a la luz de lo conocido.

Ante tantos intereses creados en nuestra sociedad, en general, y en el campo de la salud, en particular, la solución es estudiar los hechos y entender los caminos más convenientes para obtener la salud y preservarla. Conocer si la solución óptima es la de curar enfermedades a través de medicamentos —drogas—, o bien usar un sistema preventivo que evite las enfermedades; y que de presentarse éstas, las solucione rápida y fácilmente, dejando a la misma naturaleza hacer su trabajo de recuperación. **"La ignorancia es la madre de todos los males."**

> En una sociedad en que la disciplina se relaja y desvanece, las mentes se debilitan y se vuelven terreno fértil para moldearlas y moverlas casi al antojo.

CAPÍTULO V

CL APARATO DIGESTIVO

La nutrición es uno de los aspectos más importantes de la salud, pues ésta depende en gran parte de lo que comemos. La comida proporciona los **materiales** de reconstrucción y mantenimiento del organismo; la calidad de lo que comemos determina la calidad de la manutención del cuerpo.

En el presente capítulo se presenta de manera general el funcionamiento del aparato digestivo. No forma parte de los fines de esta obra el discutir por qué razón su organismo funciona mejor con una dieta basada en vegetales, frutas o cereales, que con una dieta basada en carnes. Tal estudio ha sido ya presentado por varios autores, que después de analizar el tipo y forma del aparato digestivo humano concluyen: el hombre está **diseñado** para alimentarse del reino vegetal y no del animal.*

El aparato digestivo recibe un trato muy desconsiderado. El hombre lo somete a toda clase de extremos: alimentos y bebidas fríos y calientes, duros y suaves, condimentados e irritantes, tóxicos y sin valor alimenticio; muchas veces combinados con químicos potentes, como alcohol, cafeína y nicotina. Sin embargo, el tracto digestivo se desvive por digerirlos, tratando de obtener los nutrimentos necesarios en una forma casi heroica, para mantener al organismo en funcionamiento.

El tracto digestivo tiene aproximadamente nueve metros de longitud, empieza en la boca, donde la comida es triturada al masticar y las enzimas de la saliva comienzan a transformar los almidones en azúcares;

---

* Véase la tercera parte, "Carnes". Consulte además las obras: El Wearlandismo Europeo, tratado sobre las enseñanzas del Dr. Are Wearland y La medicina natural al alcance de todos, de Manuel Lezaeta Acharán.

por esto se dice que la digestión comienza en la boca, con una buena masticación.*

Luego, el bolo alimenticio pasa al esófago y al estómago, perdiendo desde ese momento el control voluntario sobre lo comido. De ahí en adelante, el alimento avanzará gracias al llamado movimiento peristáltico, consistente en el relajamiento del músculo ubicado adelante del alimento, mientras que el inmediato posterior se contrae, haciendo así avanzar la comida.

El estómago no absorbe los alimentos, con excepción de algunos pocos, como el alcohol; ésta es la razón por la que una persona siente rápidamente los efectos al beber con un estómago vacío. Las dos funciones principales del estómago son moler los alimentos con sus poderosos músculos y segregar, con sus 35 millones de miniglándulas mucosas, jugos digestivos, entre ellos ácido hiperclorhídrico y pepsina, necesarios para digerir la comida.

Después de tres a cinco horas, la comida es convertida en una masa semilíquida, parcialmente digerida para llegar al duodeno (la primera parte del intestino delgado). Aquí se conectan ductos del hígado y el páncreas, éstos envían a su vez más jugos digestivos para bañar los alimentos y completar la digestión de las proteínas, grasas e hidratos de carbono.

Una vez digerido el alimento, sus nutrimentos empiezan a ser absorbidos por millones de vellosidades, pequeñísimas prolongaciones como dedos, que cubren el interior del intestino delgado; los nutrimentos pasan así al torrente sanguíneo, donde son transportados hasta las células más remotas. Las vellosidades del intestino delgado abarcan un área de absorción de unos 8.50 metros cuadrados; el intestino delgado mide entre 6 y 7.50 metros de longitud.

Entre cada una de las secciones principales del tracto digestivo, existen válvulas formadas por fuertes músculos, que permiten el movimiento en un solo sentido y evitan, de esta forma, el flujo regresivo.

Lo que llega al final del intestino delgado es casi pura agua y productos de desecho que son conducidos luego al intestino grueso o colon, el cual mide aproximadamente 1.50 metros de longitud. Una de las actividades principales del colon es remover el agua de los productos de desecho, para transformar éstos en una masa semisólida, posteriormente

* *Véase la cuarta parte, "Masticación".*

excretada por el recto. Cuando el colon no efectúa bien esta función el resultado es la diarrea.*

Los intestinos grueso y delgado están habitados por miles de millones de bacterias (organismos microscópicos) que efectúan un papel muy importante, pues ayudan a digerir los alimentos y producen además algunas vitaminas que el organismo no puede elaborar y tomar en cantidades suficientes en su dieta.

En esto descansa una de las enseñanzas más importantes del Dr. Are Wearland:"La atención y renovación constante de las bacterias de **fermentación** con una dieta rica en yogur, vegetales, frutas, cereales [...] evitando la dieta basada en el consumo de carnes, que promueve el desarrollo de bacterias de **putrefacción**, en detrimento de las de **fermentación**, y por ende en detrimento de la buena digestión y de la salud."**

Estas colonias de bacterias se multiplican con regularidad y forman aproximadamente 50% de las heces fecales de los adultos.

La poca atención a la calidad de lo que se come, aunada a tensiones físicas y mentales, ha provocado que los malestares y el mal funcionamiento del tracto digestivo representen el problema de salud número uno de nuestra sociedad moderna.***

CONCLUSIÓN

Esta primera parte de la obra tiene un solo cometido: **hacer conciencia** de los intereses de la sociedad y la importancia del estudio y el cambio de actitud personal para progresar y escapar de estos círculos viciosos.

Si su experiencia todavía no lo ha llevado a la conclusión de que para progresar y avanzar "usted cuenta principalmente consigo mismo", entonces aún no ha vivido lo suficiente o no ha querido ver la realidad.

Lo que usted no haga por sí mismo y por su familia, en el campo de la salud y en cualquier otro, nadie más lo hará, por la sencilla razón de que todos los demás están ocupados en resolver y atender sus propios problemas, intereses y asuntos.

* Crouch y McClintic, Anatomía humana, Chicago Tribune. "The over Doctored American", 5 de octubre de 1980, Nutrition Reviews.
** Véase la obra: El Wearlandismo Europeo.
*** Véase la segunda parte, "Digestión".

El aparato digestivo recibe un trato
muy desconsiderado.
El hombre lo somete a toda clase
de extremos: alimentos y bebidas
fríos y calientes, duros y suaves,
condimentados e irritantes, tóxicos y
sin valor alimenticio; muchas veces
combinados con químicos potentes,
como alcohol, cafeína y nicotina.

Deje de quejarse de que nadie lo ayuda o dirige y tome una actitud positiva de acción. Estudie su situación; defina sus metas e ideales, a corto y largo plazo, piense en la manera de alcanzarlos y ponga luego manos a la obra.

El problema descansa, señalaba Sigmund Freud, en que: **"El hombre no ha usado totalmente sus potencias para adelantar el bien en la vida, porque ha esperado que alguna potencia exterior a él, y la naturaleza, hicieran el trabajo que él tenía que hacer."**

¿Quiere usted una vida saludable para usted y su familia? Sólo tiene que pagar el precio: **estudio**, decisión, prácticas de salud, confianza en sí mismo, en la naturaleza y sus leyes, alegría, actitud positiva… sentido común.

SEGUNDA PARTE

LOS SENDEROS DE LA SALUD

Creo firmemente que llegará el día en que las medicinas (drogas) serán literalmente echadas a los perros; cuando seamos capaces de prevenir todas las enfermedades por medio de la aplicación de las Grandes Fuerzas Cósmicas, como la luz, el calor y la electricidad, y por la ventilación adecuada de nuestras casas, la limpieza del medio ambiente, la regulación de la humedad y la temperatura, la atención al aseo personal, a los alimentos, al vestido, etcétera.
Considero el hecho de que tengamos que prescribir medicamentos (drogas) en todo momento, para cualquier condición (malestar), es una clara manifestación de la pobreza de nuestros recursos…

Dr. George C. Highsmith

CAPÍTULO VI

PROBLEMAS DE LA SALUD

En lugar de estudiar alimentación y desintoxica-
ción del cuerpo humano, hemos estado estudiando
gérmenes...
El mundo está en un camino errado.
Libremos al cuerpo de sus toxinas y alimenté-
monos correctamente y estará hecho el milagro de
la salud.

Sir W. Arbuthnot Lane

El presente capítulo aborda de una manera particular algunas de las enfermedades más comunes.

Es muy importante dejar claro que las soluciones aquí ofrecidas funcionarán, en mayor o menor grado, de acuerdo con la **capacidad de integración** de un tratamiento que abarque todos los aspectos del vivir, así como todas las técnicas o métodos de curación benéficos para el ser humano (quiropráctica, homeopatía, psicoanálisis, yoga, meditación), en fin, lo que se conoce como **Medicina Holística**, pues la salud, como tanto se ha insistido, es tan sólo el resultado de una **forma de vida**.

ACIDEZ ESTOMACAL. Este padecimiento, tan desagradable como común en nuestros días, tiene su origen en los malos hábitos de vida y alimentación. Un exceso de fermentaciones y putrefacciones del aparato digestivo, causantes de temperaturas muy elevadas del mismo, provocan irritación y congestión de sus paredes.

Un síntoma característico, como su nombre lo indica, es la acidez y sensación de ardor, eructos ácidos, etcétera.

Es frecuente, en estos casos, que aumente el apetito y se calmen los ardores al comer, a diferencia de la úlcera gástrica, donde aumentan los dolores al comer.

Los tratamientos, con productos químicos alcalinos, ofrecen resultados pasajeros y peligrosos, ya que, una vez experimentado el alivio, nos olvidamos de la verdadera curación, lo cual puede ocasionar que la acidez se convierta en úlcera gástrica.

La solución radical a éste, como a todos los problemas de salud, es cambiar los malos hábitos de vida por hábitos positivos, entre los que juega un papel muy importante una alimentación sana.

Terapia alimenticia

Siga las indicaciones dadas en "Dietoterapia básica",* con las siguientes particularidades:

- Antes del desayuno: tomar un pequeño vaso de jugo de col y papa en la misma proporción (100 mililitros).
- En el desayuno: la fruta idónea será la papaya o la manzana. Incluir sólo media taza de yogur durante los primeros quince días y después aumentar a una taza.
- Entre comidas: la bebida indicada será un licuado de alfalfa con guayaba o piña y miel.
- Evitar las harinas refinadas, el azúcar y las frituras.
- Las comidas deben ser pequeñas y más frecuentes.
- Jugo de zanahoria con 1 vara de apio , media papa cruda con cáscara y 1 manzana.

El resto de la dieta, como está indicado en "Dietoterapia básica.

Ayuno**

Coma lo anterior durante tres días y al cuarto haga un ayuno con cualesquiera de las siguientes opciones:

* *Véase en la cuarta parte, "Dietoterapia básica".*
** *Véase en la cuarta parte, "Ayunos".*

- Jugo de zanahoria con apio, betabel y manzana.
- Licuado de alfalfa con piña o guayaba y miel.

Se pueden alternar las opciones.

Por supuesto, se debe evitar el café, alcohol y té negro, ya que éstos aumentan la secreción de ácidos estomacales.

Bioterapias complementarias*

- Aplicar una compresa fría al vientre después de cada comida y al acostarse. Si la acidez es muy fuerte puede usar las compresas durante todo el día; cámbialas cuando sequen por completo.
- Baño vital de 15 a 20 minutos, 2 veces al día, si es posible; de lo contrario, hacerlo una sola vez.
- Masajes alrededor de las costillas.
- Realizar el cepillado de la piel con frotación al final.

Evitar la tensión y el estrés. La práctica de la relajación, meditación, yoga, deporte o artes marciales es de gran ayuda.

Complementos nutricionales

- Vitamina E   400 UI, después del desayuno
- Complejo B   1 cápsula, después del desayuno
- Vitamina A   25 000 UI, después del desayuno
- Pastillas de alfalfa   6 tabletas, antes de cada comida
- Levadura de cerveza   6 tabletas con cada comida o 1 cucharada si es en polvo

Complementos nutricionales de "Margarita Naturalmente"

- Complejo B 100   1 cápsula con la comida
- Betazinc   1 tableta con desayuno y comida
- Levadura de Cerveza   1 cucharada con jugo por la mañana
- Super C Natural   1 tableta con cada comida

* Véanse en la cuarta parte: "Compresa fría", "Masaje alrededor de las costillas" y "Cepillado de la piel", que se mencionan en este apartado.

Herbolaria*

Elija una de las siguientes combinaciones:

- Tila, valeriana, genciana, raíz de angélica, mezclados en partes iguales.
- Raíz de angélica y maíz de chuchupaxtle, mezclados en partes iguales.

Herbolaria con productos de "Margarita Naturalmente"

- Hierbas Suecas   1 cucharada en 1 taza de agua tibia o fría, después de cada comida con Gastroplus, 2 tabletas cada vez

ÁCIDO ÚRICO.   La urea es el producto final de excreción del nitrógeno amínico (contenido en los aminoácidos). Se forma en un proceso llamado ciclo de la urea, procedente del metabolismo de las proteínas.

Diversos estudios médicos señalan que ciertas características personales, por ejemplo, capacidad de liderazgo, iniciativa y éxito están estrechamente relacionados con un mayor nivel de ácido úrico en la sangre (uricemia).

Investigaciones realizadas por el bioquímico George Brooks y el psicólogo Ernst Mueller,** concluyen que es muy posible que el ácido úrico sirva como estimulante del centro cortical (raciocinio) más elevado del cerebro.

Por lo tanto, no es la presencia de los uratos en la sangre la causa de las dolorosas enfermedades relacionadas con el ácido úrico; cuando éste no es metabolizado normalmente se precipita y forma cristales dentro y alrededor de las articulaciones, lo cual se manifiesta en alguna de las siguientes enfermedades:

- Artritismo
- Gota
- Reumatismo gotoso
- Jaquecas
- Piedras
- Asma por artritismo

---

* *Véase en la cuarta parte, "Tés de plantas medicinales".*
** *Journal of the American Association, 7 de febrero de 1966.*

- Urticaria
- Eccemas
- Ciática

Por supuesto, la dieta juega un papel esencial en la corrección de estas enfermedades, pues es vital disminuir y evitar la cristalización de los uratos en las articulaciones. Para ello, consulte los tratamientos específicos en la sección correspondiente, según el caso.

ACNÉ (BARROS, ESPINILLAS). Este padecimiento está estrechamente asociado con desarreglos colónicos y consumo de productos procesados, refinados; por ello es muy importante regenerar la flora intestinal por medio del consumo de lactobacilos o probióticos tomados ya sea como yogur bajo en grasa, leche búlgara, etc., para restablecer el buen funcionamiento del colon y corregir, entre otros, estos problemas de la piel.

La vitamina A está relacionada, externamente, con la salud de la piel, cuya función primaria es la de protección. Una piel enferma (infectada) y una creciente susceptibilidad a la infección pueden estar relacionadas con una deficiencia de vitamina A, pues ésta ayuda en el tratamiento del acné.

En estudios realizados a muchos adolescentes, se encontró una deficiencia de vitamina A en su dieta. No obstante, el acné no es sólo el resultado de la carencia de esta vitamina, sino también del zinc, mineral encargado de la liberación en la sangre de la vitamina A almacenada en el hígado. Por consiguiente, tanto el zinc como la vitamina A juegan un papel primordial en el tratamiento de este padecimiento.

La dosis estimada de vitamina A es de 1 000 miligramos al día. Sin embargo, existen muchas controversias al respecto, en el sentido de que las dosis dependen de la actividad del individuo.

La vitamina A es liposoluble; tomarla en exceso acarrea severas consecuencias, no obstante hay una solución muy simple para proveernos de ella en abundancia y sin ningún riesgo: los betacarotenos de los vegetales, los cuales son transformados por el hígado en vitamina A, conforme se van necesitando; los betacarotenos, ampliamente distribuidos en la naturaleza, sirven como pigmentos de frutas y verduras dándoles un color rojo, naranja o amarillo.

Por lo tanto, las frutas y las verduras son fuentes abundantes de betacarotenos. Un remedio de gran éxito contra el acné, comprobado clínicamente, es tomar diariamente un jugo de zanahoria y vegetales verdes.

El yogur es también un alimento rico en zinc y en vitamina A. Además, por su alto contenido en bacilos de fermentación, benéficos para nuestro organismo, nos ayuda a combatir los bacilos de putrefacción, causantes de un cutis enfermo. Obtendrá excelentes resultados si incluye en su dieta diaria una taza de yogur.*

Los tratamientos faciales con base en mascarillas y vaporizaciones son de mucha utilidad para corregir este padecimiento (en mi libro Cf. *Manual de Belleza Natural*, puede encontrar valiosos tratamientos).

En éste, como en todos los problemas de salud, la calidad de nuestra dieta es determinante. Una dieta rica en frutas y verduras, cereales y semillas integrales, exenta de productos refinados, químicos, industrializados y grasas en exceso, redundará en nuestra salud y nuestra belleza.

Considérense los resultados obtenidos por el Dr. Isser Brody, dermatólogo sueco quien atendió a 15 pacientes, de entre 24 y 50 años de edad, y que habían padecido este problema, en la cara, cuello, pecho, abdomen y/o piernas, de 3 a 10 años. Lo primero que observó después de realizarles análisis de sangre, antes de dar comienzo el tratamiento, fue que todos presentaban deficiencias de zinc.

El Dr. Brody los separó en dos grupos. Al primer grupo de siete los atendió con un método alópata tradicional: les abría la piel en el punto de las erupciones y les prescribía antibióticos. Estos siete pacientes lo visitaron regularmente, presentando siempre nuevas erupciones y problemas. El nivel de zinc en su organismo permaneció siempre bajo.

Con el otro grupo de ocho pacientes, usó otro sistema: les recetó simplemente una tableta de sulfato de zinc de 45 miligramos con cada comida. Para sorpresa de todos, en un mes, una vez que el nivel de zinc en el organismo subió a su punto normal, desaparecieron sus problemas.

Es fácil entender la deficiencia de zinc, muy frecuente hoy en día, en esos pacientes, debido a los hábitos alimentarios comunes que incluyen muchos alimentos industrializados, pues al ser refinados y procesados se elimina casi por completo el zinc, cuya deficiencia trae diversos problemas de salud.

---

* *Véase en la cuarta parte, "Yogur".*

Terapia alimenticia

Siga las instrucciones dadas en "Dietoterapia básica",* con las siguientes particularidades.

- Antes del desayuno: tomar un vaso de jugo de verduras (zanahorias, pepino, espinaca, jitomate, lechuga, perejil, apio betabel).
- Entre comidas: la bebida indicada será un licuado de alfalfa o espinacas con limón y miel, o bien un jugo de zanahoria.
- Evitar las harinas refinadas, el azúcar y las frituras.
- En la cena: incluir una taza de yogur.

El resto de la dieta, como está indicado en la "Dietoterapia básica".

Ayuno**

Coma durante tres días observando la dieta indicada y al cuarto haga un ayuno con:

- Jugo de zanahoria, pepino, espinaca, jitomate, lechuga, perejil, apio y betabel.

Bioterapias complementarias***

- Aplicar una compresa fría al vientre después de comer o al acostarse, o ambas.
- Baño vital de 15 a 20 minutos, 2 veces al día; de lo contrario, hacerlo una sola vez.
- Realizar el cepillado de la piel con frotación al final.
- Aplicar sobre la zona afectada la siguiente compresa:

* *Véase en la cuarta parte, "Dietoterapia básica".*
** *Véase en la cuarta parte, "Ayunos".*
*** *Véanse en la cuarta parte: "Compresa al vientre", "Baño vital" y "Cepillado de la piel", que se mencionan en este apartado.*

Se hierven 40 gramos de milenrama en un litro de agua, durante cinco minutos; se mantiene tapado el recipiente; se deja reposar 10 minutos más y se cuela. Las compresas se aplican calientitas durante 20 minutos.

• Al final, aplicar una compresa de agua fría.
• Aplicar después esta mascarilla muy nutritiva e hidratante:
2 cucharadas de agua con una pizca de sal de mar.
2 cucharadas de aceite de germen de trigo.
2 cucharadas de miel de abeja.

Se mezcla y aplica con un algodón. Lavar al cabo de 30 minutos para quitar la miel. Con un algodón seco se quita el exceso de aceite; por lo general, no hace falta otra crema.

• Hierbas Suecas* (aplicar diariamente con un algodón o coto-nete sobre las espinillas o acné).

Complementos nutricionales

• Pastillas de alfalfa   6 tabletas, antes de cada comida
• Levadura de cerveza   6 tabletas con cada comida, o 1 cucharada si es en polvo
• Zinc   30 miligramos con el desayuno
• Vitamina E   400 UI, después del desayuno
• Vitamina A**   25 000 UI, después del desayuno
• Vitamina D**   1 200 UI, después del desayuno

Complementos nutricionales de "Margarita Naturalmente"

• Levadura de Cerveza   1 cucharada con jugo por la mañana
• Complejo B-100   1 cápsula con la comida
• Betazinc   1 tableta con desayuno y comida
• Super C Natural   1 tableta con desayuno y comida

* Productos de "Margarita Natualmente".
** Consuma estos complementos nutricionales durante un mes, suspéndalos al segundo y en seguida tómelos durante 30 días más.

Herbolaria*

• Flores de trébol morado, raíz de bardana y corteza de salsafrás, mezclados en partes iguales.

Herbolaria con productos de "Margarita Naturalmente"

• Hierbas Suecas	1 cucharada en 1 taza de agua fría o tibia, después de cada comida
• Angélica Compuesta	Para mujeres, si su acné está relacionado con desarreglos menstruales

AGOTAMIENTO.   Puede ser físico y/o mental y sus causas pueden ser muy variadas: anemia, deficiencias nutricionales, obesidad, pérdida excesiva de peso, tensiones emocionales y estrés, alguna enfermedad, etc. Por lo tanto, deberá analizarse la causa y tratarse desde ese ángulo.

Una de las causas más comunes es la anemia.**

ALMORRANAS.   Véase "Hemorroides".

ALCOHOLISMO.   Las investigaciones han venido mostrando, cada vez más, que la **malnutrición de cualquier tipo crea adictos**. En innumerables ocasiones, la herencia, las tensiones emocionales o una niñez desatendida, entre otras, son causantes del alcoholismo. Si bien todo eso puede tener una mayor o menor influencia, el origen del problema parece radicar en la malnutrición misma en que viven estas personas.

En experiencias de laboratorio, a un grupo de ratas se les proporcionó una dieta completa, con todos los nutrimentos, y se les ofreció de beber de un recipiente con agua y otro con alcohol. Ellas, bien alimentadas, siempre escogieron el agua para beber y rehusaron el alcohol.

A otro grupo de ratas se les proporcionó una dieta de alimentos refinados, que no incluía todos los nutrimentos (como son casi todas las die-

---

* *Véase en la cuarta parte, "Tés de plantas medicinales".*
** *Véase "Anemia".*

tas en los diferentes estratos sociales actuales) y se les brindó de beber también agua y alcohol. Éstas tomaron más alcohol que agua.

Pasado un tiempo, se comenzó a alimentar a este último grupo con una dieta completa, integral, con todos los nutrimentos, lo cual ocasionó que comenzaran a tomar menos alcohol y más agua. Poco tiempo después, ya bien restablecido su organismo y comiendo una dieta completa, rehusaron totalmente el alcohol y tomaron solamente agua.

Otro problema ocasionado por el alcohol es la pérdida en el organismo de nutrimentos muy importantes. El alcohol crea deficiencias de magnesio, zinc, vitamina B (especialmente tiamina y piridoxina) y otros minerales trazas (se les llama así porque su presencia y requerimientos en el organismo son mínimos).

Es fácil ver en este proceso un círculo vicioso. La subalimentación, refiriéndonos a la baja calidad y no a la cantidad, inclina a las personas al consumo de bebidas alcohólicas. El alcohol, a su vez, agudiza el problema nutricional por la pérdida de minerales y vitaminas, lo cual provoca una mayor ingestión de bebidas alcohólicas.

El círculo se cierra sobre sí mismo, cuando el alcoholismo se vuelve casi la norma de vida; se puede entonces llegar a casos extremos, como el síndrome Wernicke-Korsakoff (nombre de los médicos que lo diagnosticaron por primera vez).

Este síndrome comienza cuando la persona, en su estado "**normal**", camina con dificultad; tiene problemas para mantener el equilibrio; hay movimientos involuntarios en los ojos y confusión que puede llegar hasta la amnesia. Su progresión lleva a la parálisis del nervio óptico; el individuo entra en estado de coma para finalmente morir.

La autopsia de estos alcohólicos revela degeneración de las grasas del hígado y corazón; degeneración de los nervios; inflamación de algunas secciones del cerebro y de la espina dorsal, así como un cerebro "**acuoso**". Triste final, sin duda.

El Dr. Peter Carlen, neurólogo de la Universidad de Toronto, realizó un estudio en el que utilizó el método de tomografía con ayuda de computadoras. Dicho trabajo revela cómo en los jóvenes y adultos que beben excesivamente, el cerebro sufre una atrofia y encogimiento.

El alcohol, además de destruir algunas células cerebrales, provoca un encogimiento del cerebro y deteriora sus funciones. También interfiere en la síntesis de proteínas dentro de las células, propiciando, entre otros trastornos, debilidad muscular.

En un grupo de 40 alcohólicos, los que dejaron de tomar mejoraron sus funciones mentales e incrementaron significativamente el funcionamiento de ondas cerebrales importantes, denota el estudio del Dr. Carlen.

Obviamente, la atrofia cerebral causada por el alcohol aumenta las posibilidades de que una persona se torne demente.

El Instituto Nacional de la Nutrición nos dice que el alcohol es antifisiológico. Incluso la teoría tan generalizada de que tomar diariamente alcohol con moderación es benéfico porque ayuda a prevenir la ateroesclerosis y a regular la presión arterial no es más que una opinión popular sin ninguna base científica, pues en realidad lo que sucede es que el alcohol sube una fracción de lipoproteínas de alta densidad que no tiene que ver con la prevención de la aterosclerosis. Sube también los triglicéridos que influyen en la formación de placas ateroesclerosas y aunque puede bajar momentáneamente la presión arterial por dilatar los capilares de la piel, después ocurre un rebote y puede subir más.*

Cabe hacer notar el error frecuente de dar un café muy fuerte a una persona en estado de embriaguez, con la intención de ayudarle a recuperarse. Esto provoca que suba el nivel de azúcar en la sangre en forma temporal; sin embargo, más tarde, se experimenta una devastadora baja del nivel de azúcar (hipoglucemia), lo cual favorece, nuevamente, la necesidad de beber.

Otro error común es combatir el alcoholismo con dulces cuando se tienen ganas de tomar, pues produce los mismos efectos que con el café, lo que hará más fuerte el impulso que se pretende controlar.

Actualmente, varios psiquiatras tratan tanto el alcoholismo como la drogadicción con un plan más efectivo. En este tratamiento incluyen una dieta altamente nutritiva y proteínica, con fuertes dosis de vitamina C, complejo B, zinc y otros minerales y vitaminas en dosis más pequeñas, además de eliminar el consumo de azúcar, café y todo tipo de alimentos procesados y refinados.

---

* Miriam M. de Chávez, et al. Guías de alimentación, Instituto Nacional de Nutrición, México, mayo de 1993, p. 11.

Terapia alimenticia

Por lo antes expuesto, es muy importante seguir las instrucciones dadas en "Dietoterapia básica",* con las siguientes particularidades:

- Poner énfasis, en cuanto a la alimentación del paciente, en el consumo de cereales integrales, nueces y semillas, germinados, yogur y todo tipo de jugos de frutas y verduras.
- Las comidas serán cinco o seis, pequeñas pero muy nutritivas, durante el día, en lugar de dos o tres fuertes.
- Cuando el paciente sienta necesidad de tomar, proporcionarle un bocadillo sano y nutritivo que supla sus requerimientos calóricos sin dañarle. Este continuo ingreso de nutrimentos al organismo evitará que el paciente se sienta necesitado de alcohol.
- Tomar 1 o 2 veces al día el tónico cerebral.**
- La **cura de limón integral** es muy benéfica en el tratamiento del hígado, debido a que la persona alcohólica tiene un hígado intoxicado.***

Ayuno****

Comer lo anterior durante 3 días y al 4º día ayunar con alguno de los siguientes jugos:

- Zanahoria, apio y betabel.
- Lechuga, pepino, betabel, zanahoria, apio, jitomate y un diente de ajo.
- Piña con apio y miel.
- Alfalfa, perejil, piña y miel.

---

* *Véase en la cuarta parte, "Dietoterapia básica".*
** *Véase en la cuarta parte, "Tónico cerebral".*
*** *Véase "Hígado".*
**** *Véase en la cuarta parte, "Ayunos".*

Bioterapias complementarias*

- El baño de sol o baño de vapor son muy importantes para el paciente, pues le ayudan a desintoxicarse en gran medida.
- Aplicar una compresa fría al vientre, o barro al vientre, después de comer y antes de dormir.
- Baño vital de 15 minutos antes del baño.
- Cepillado de la piel en seco durante 15 minutos, antes del baño.
- Descanso adecuado y suficiente.
- Evitar tensiones.
- Hacer mucho ejercicio, sobre todo al aire libre, pues éste, además de mejorar la circulación y la salud en general, normaliza la actividad del hipotálamo (el centro del apetito del cerebro).
- El yoga y la meditación son sumamente recomendables para estos pacientes, pues así se trabaja no sólo en el aspecto de su curación física, sino psicológica y espiritual.

Complementos nutricionales

- Vitamina A — 25 000 UI con el desayuno
- Complejo B — 1 cápsula con el desayuno
- Levadura de cerveza — 6 tabletas, 3 veces al día, o 3 cucharadas si es en polvo
- Lecitina — 2 tabletas, 3 veces al día con alimentos
- Vitamina C — 1 gramo, 3 veces al día
- Vitamina E — 400 UI con el desayuno
- Zinc — 30 miligramos con el desayuno
- Magnesio — Hasta 1 000 miligramos al día

Complementos nutricionales de "Margarita Naturalmente"

- Betazinc — 1 tableta con desayuno y comida
- Complejo B-100 — 1 cápsula con el desayuno
- Levadura de Cerveza — 1 cucharada con jugo por la tarde
- Lecitina de Soya — 2 cápsulas con cada comida, 3 veces al día

* *Véanse en la cuarta parte: "Sol", "Baño de vapor", "Compresa al vientre", "Geoterapia", "Baño vital", "Cepillado de la piel", que se mencionan en este apartado.*

- Super C Natural   1 tableta con cada comida, 3 veces al día

Herbolaria*

Elija una de las siguientes opciones:

- Boldo, abedul, cardo bendito y menta, mezclados en partes iguales.
- Una hoja del tallo de la alcachofa por 1 litro de agua.

Herbolaria con productos de "Margarita Naturalmente"

- Hepatonic: 20 gotas en agua, antes de cada comida, y Hierbas Suecas: 1 cucharada en 1 taza de agua tibia, después de cada comida.

ALZHEIMER.   Es una enfermedad neurodegenerativa. Su factor de riesgo máximo es la edad, después de los 60 o 65 años, aunque también se ha encontrado en personas más jóvenes. Se manifiesta como deterioro cognitivo y trastornos conductuales. Su mayor característica es la pérdida progresiva de la memoria y otras capacidades físicas y mentales. Las neuronas (células nerviosas) mueren y diferentes zonas del cerebro se atrofian. En promedio, la enfermedad tiene una duración de 5 a 20 años, variando en cada caso.

Existe el mito de que la enfermedad de Alzheimer surge de pronto de la nada, pero, de hecho, está muy relacionada con las enfermedades cardiovasculares. En éstas, el adelgazamiento o rompimiento de las arterias conduce a depósitos excesivos de placas de colesterol en las mismas, que van reduciendo el flujo sanguíneo, ya sea al corazón; entonces se produce un infarto, o al cerebro: entonces se produce una embolia.

En Alzheimer, en cambio, hay una formación de otro tipo de placas en el cerebro, placas de proteínas beta amiloideas y proteínas TAU que hacen que las células cerebrales se enreden entre sí y se degeneren. Aunque los mecanismos bioquímicos de Alzheimer y de las enfermedades cardiovasculares son diferentes, las estrategias preventivas son similares.

Los científicos están investigando cómo pueden ser bloqueadas es-

* *Véase en la cuarta parte, "Tés de plantas medicinales".*

tas proteínas anormales en el cerebro. También se han encontrado cantidades anormales de aluminio en los pacientes con esta enfermedad.

Los principales signos de alerta del Alzheimer son: Pérdida de la memoria, dificultad para realizar labores domésticas, problemas del lenguaje, desorientación, comportamiento social inapropiado, problemas de razonamiento, cambios de humor, cambios de personalidad, pasividad exagerada.

Factores de riesgo que debemos considerar son el fumar, consumo de alcohol, colesterol elevado, hipertensión arterial, obesidad, diabetes, consumo excesivo de grasas animales.

Aspectos importantes para la prevención y el tratamiento son el ejercicio, dieta mediterránea basada principalmente en frutas y verduras, semillas y nueces, cereales integrales. Tomar suplementos alimenticios, principalmente antioxidantes como la vitamina C y E, betacarotenos, zinc, selenio y coenzima Q10.

Las vitaminas B en general y la lecitina son esenciales para la nutrición de las neuronas.

Los ácidos grasos esenciales, omegas 3 y 6 son esenciales tanto para la prevención como para el tratamiento de la enfermedad. Sus fuentes pueden ser de aceite de semillas de uva o aceite de linaza o aceite de oliva; estos aceites deben ser extra virgen en todos los casos. También la linaza en sí, que deberá estar molida para acceder a todos sus nutrimentos. Otra buena fuente de Omegas 3 y 6 es el aceite de pescado.

En la herbolaria el ginkgo biloba ha mostrado ser un importante preventivo y auxiliar en el tratamiento. El paciente tomará 20 gotas en agua o jugo de 3 a 5 veces al día.

En el tratamiento de Alzheimer deberán seguirse las indicaciones dadas en la sección de "Enfermedades mentales". Hay que considerar que entre más temprano se inicie un tratamiento, mejores resultados se pueden obtener.

AMIGDALITIS. Las amígdalas son guardianes defensores del organismo, ya que lo protegen contra infecciones y sustancias extrañas tanto externas como internas, y pueden ser atacadas por afecciones propias de las vías respiratorias o del tubo digestivo.

La inflamación de las amígdalas es signo de intoxicación, recargos intestinales, etc. Por lo general, este padecimiento está íntimamente relacionado con el estreñimiento agudo o crónico, según se trate de una amigdalitis aguda o crónica.

Debe evitarse a toda costa que las amígdalas sean extirpadas, pues su función es vital en el organismo. La solución no es eliminarlas sino curarlas. En casos crónicos el tratamiento debe ser integral.

Terapia alimenticia

Dado que es molesto de por sí deglutir, el ayuno a base de jugos, además de necesario, resulta ideal para restaurar la salud.

- Ayunar a base de jugos. Éstos pueden ser los que apetezca el paciente. Tomar uno cada dos horas o cuando se le antoje.*
- Comer ensaladas crudas, cuando haya apetito, además de las ensaladas, tomar caldo de verduras; luego seguir lo indicado en "Dietoterapia básica".**
- Si la amigdalitis es crónica, además de lo aquí indicado, deberá seguirse el tratamiento de "Estreñimiento";*** aunque esto le parezca extraño, las amígdalas y el intestino grueso están estrechamente relacionados.

Bioterapias complementarias****

- Iniciar el tratamiento con un lavado intestinal. Éste calma de inmediato el dolor, además de que acelera la curación.
- Masajes en las muñecas y los antebrazos.
- Masaje en el cuello.
- Hacer gargarismos. Hay varias opciones, cualquiera que se elija se realizará cada 30 o 60 minutos.
  a) Gárgaras de agua con sal.
  b) Gárgaras de limón y agua mezclados al 50%, cada uno.

---

* *Véanse en la cuarta parte: "Ayunos" y "Jugos naturales".*
** *Véase en la cuarta parte, "Dietoterapia básica".*
*** *Véase en la segunda parte, "Estreñimiento".*
**** *Véanse en la cuarta parte: "Lavado intestinal", "Masajes", "Vaporizaciones" y "Baño caliente de pies", que se mencionan en este apartado.*

c) Cola de caballo, flores de árnica y fenogreco (se hace una infusión).

d) Hierbas Suecas,* 1 cucharada en ½ taza de agua tibia.

- Aplicar con un cotonete toques de limón con chile piquín, cada hora.
- Guardar cama.
- Dejar de fumar definitivamente.
- Respirar aire fresco y puro.
- Hacer vaporizaciones de eucalipto y salvia. Son muy benéficas.
- Baño de pies con agua caliente para bajar la inflamación y el dolor. Después del baño debe cubrirse muy bien para provocar la sudoración.

Complementos nutricionales**

- Vitamina C   1 gramo, 3 veces al día
- Vitamina A   25 000 UI, con el desayuno

Complementos nutricionales de "Margarita Naturalmente"

- Super C Natural   1 tableta, 3 veces al día
- Betazinc   1 tableta, 2 veces al día
- Semilla de Uva   1 cápsula, 3 veces al día
- Linaza Canadiense   1 cucharada con jugo, mañana y tarde

NIÑOS: La mitad de la dosis

Herbolaria

- Flores de malva, flor de saúco, tila y cabellos de elote, mezclados en partes iguales.

Herbolaria con productos de "Margarita Naturalmente"

- Eucalipto Compuesto y Equinacea Compuesta: siga las instrucciones.

ANDROPAUSIA. Desde la década de los noventa se empezó a usar este término para referirse a la etapa de los cambios hormonales en los varones, equivalente a la menopausia en la mujer.

* *Productos de "Margarita Naturalmente".*
** *Véase en la cuarta parte, "Tés de plantas medicinales".*

Científicamente se sabe que los niveles de testosterona en los hombres empiezan a declinar desde los 30 años de edad. Pero a partir de los 50 años, desciende 1% anualmente. Si a esto le agregamos que otras hormonas sexuales y compuestos químicos cerebrales también empiezan a declinar, los hombres alrededor de esta edad empezarán a sentir uno o muchos síntomas que nunca antes habían experimentado y que de pronto les resta calidad a su vida.

Es común ver a estos hombres quejarse de fatiga, depresión, disfunción eréctil, pérdida de masa muscular, mal humor, menor rendimiento en el trabajo y otras actividades y aun bochornos, sí, bochornos. Por estos motivos también se conoce a la andropausia como menopausia masculina.

Hasta hace poco, el "sexo fuerte" no hablaba de este tipo de síntomas y los negaba rotundamente. Afortunadamente, en la actualidad ya se habla y se acepta cada vez más la andropausia, lo cual es esencial para poder tratarla y evitar el deterioro de la calidad de vida con sus nefastas consecuencias, por ejemplo, la osteoporosis.

Los varones en esta etapa de la vida deberán seguir el tratamiento señalado en la sección de Menopausia.

Hay un cambio a realizar en cuanto al tratamiento dado en el apartado de Herbolaria de esa misma sección. En lugar de la Angélica Compuesta,* los varones tomarán el Sabal Compuesto.* apropiado para los órganos masculinos.

ANEMIA.   Esta enfermedad refleja, como en tantas otras, una nutrición deficiente debido a una mala dieta y costumbres inadecuadas. Aquí la vitalidad decrece y el agotamiento se vuelve la norma de vida.

Si no se corrige el problema, puede llevar a enfermedades mentales y aun hasta la muerte. Otros síntomas comunes de la anemia son palidez, debilidad, dolor abdominal, pérdida del apetito y uñas quebradizas.

Generalmente, la anemia se asocia a una falta de hierro en el organismo, pero pocas veces se entiende que en muchas ocasiones es generada por deficiencias en vitaminas B, especialmente en la B12 y ácido fólico (B9). Todas estas deficiencias están interrelacionadas: la falta de un nivel adecuado de hierro lleva a una absorción deficiente de ácido fólico (B9) y vitamina B12. También la vitamina B6, la vitamina C, el cobre y las pro-

* *Productos de "Margarita Naturalmente".*

teínas son esenciales en la formación de las células rojas de la sangre; la deficiencia de cualesquiera de estos nutrimentos puede causar anemia.

La anemia por deficiencia de hierro es llamada **anemia ferropriva**; la originada por deficiencia de vitamina B12 se denomina **anemia perniciosa** y la **anemia megaloblástica** es la que resulta por deficiencia de ácido fólico (B9).

Por otra parte, la falta de vitaminas B1, B2, niacina, ácido pantoténico y colina (todas miembros del complejo B), conduce a la mala absorción del hierro, pues al faltar éstas no hay suficiente secreción en el estómago de ácido clorhídrico, encargado de disolver el hierro para su absorción.

Este problema se agudiza en los ancianos, debido a la acumulación, por muchos años, de deficiencias nutricionales y una forma de vida poco saludable. Estos pacientes llegan a un estado en el que los jugos digestivos (principalmente el ácido hidroclorhídrico) y enzimas no son producidos y segregados en forma completa y adecuada, con la correspondiente mala digestión y absorción de los elementos esenciales (vitaminas, minerales, aminoácidos).

Con frecuencia esta enfermedad está asociada con la falta de recursos económicos y medios para alimentarse y tratarse correctamente, o bien con la falta de ayuda de algún ser querido para salir de este problema.

Un hospital de enfermos mentales, en Copenhague, reportó, como resultado de análisis aplicados a personas mayores de 65 años antes de ser admitidas en el hospital, un nivel de vitamina B12 más bajo del normal. Así pues, la anemia de vitamina B12 presenta también síntomas de enfermedades mentales, que en estados avanzados puede producir la muerte.*

No se piense erróneamente que la anemia es exclusiva de las personas mayores o de los ancianos; no, es una enfermedad que se puede presentar en todas las edades, dependiendo de la forma de vida y dieta que se lleven.

El tratamiento de la anemia debe incluir, además de una buena alimentación integral, sin productos refinados, suplementos de complejo B, especialmente ácido fólico (B9) y B12, además de hierro, compuestos multivitamínicos y minerales.

Como la capacidad de absorción del tracto digestivo de los ancianos no es muy buena, muchas veces es mejor aplicarles dichas vitaminas, o bien otros compuestos, directamente en una inyección.

* *Véase "Enfermedades mentales".*

Terapia alimenticia

Siga las instrucciones dadas en "Dietoterapia básica",* con las siguientes particularidades:

- Antes del desayuno y entre comidas: los líquidos a ingerir serán jugos de verduras de hojas verdes: espinacas, alfalfa, berro, perejil, apio, lechuga, hojas de betabel, zanahoria. Pueden hacerse diferentes combinaciones y se tomarán siempre recién extractados.** Agregar una manzana ayudará a la absorción de hierro, por su contenido de vitamina C.
- Vale la pena mencionar que las hojas verdes son ricas en hierro orgánico, además de otros minerales y vitaminas esenciales para corregir la anemia, entre ellas, el ácido fólico (B9) (fólico, del latín *folium*, hoja).
- Los betabeles, rábanos, zanahorias, brócoli, jitomate, papa; las frutas frescas en general y sobre todo los plátanos, que además de ácido fólico (B9) y vitamina B12 contienen hierro orgánico, son alimentos importantes que ayudan a combatir la anemia.
- También las frutas secas, los cereales integrales, el ajonjolí, los frijoles negros, la melaza, semillas de girasol y la miel son fuentes naturales de nutrimentos esenciales para el paciente anémico, ya que, entre otros elementos, son ricos en manganeso, mineral capaz de transmutarse en hierro orgánico dentro del aparato digestivo.
- Dar de comer hígado a estos pacientes es una costumbre muy antigua. Actualmente, esto representa una gran desventaja debido a tanta polución en el medio, pues el hígado, órgano de filtración durante toda la vida del animal, retiene gran cantidad de tóxinas y metales pesados que luego serán, a su vez, acumulados por el paciente que lo ingiera, ocasionando mayores daños que beneficios. Como dice un dicho popular: "resulta peor el remedio que la enfermedad". De ahí, pues, la

---

* *Véase en la cuarta parte, "Dietoterapia básica".*
** *Véase en la cuarta parte, "Jugos naturales".*

gran ventaja de obtener los nutrimentos requeridos de fuentes naturales.

- Es muy importante eliminar todos los alimentos refinados y enlatados y evitar el té negro y el café; la cafeína contenida en éstos interfiere en la absorción del hierro.
- En la comida: la ensalada cruda debe ser abundante en variedad de verduras, con germinados, semillas o nueces, queso *cottage* o yogur.
- El tónico cerebral y el tónico de vida son también muy saludables.*

Bioterapias complementarias**

- Es muy bueno para el paciente anémico un baño de tina caliente con sal de mar, de 10 a 15 minutos, ya que esto permite la absorción de minerales a través de la piel.
- Los baños de sol son muy importantes en este tratamiento, por el efecto tonificante y nutritivo de los rayos solares.
- Realizar el cepillado de la piel, en seco, durante 15 minutos, antes del baño.
- Baño vital, de 15 minutos, 1 o 2 veces al día.

Complementos nutricionales

- Complejo B — 1 tableta con el desayuno
- Levadura de cerveza — 6 tabletas, 3 veces al día con los alimentos o 1 cucharada, 2 veces al día
- Vitamina E — 400 UI en el desayuno
- Ácido clorhídrico — 1 tableta, después de cada comida
- Vitamina C — 1 000 miligramos, 3 veces al día
- Ferranina Fol — Tomarlo un mes, suspender un mes y si es necesario volver a tomarlo otro mes

---

* *Véanse en la cuarta parte: "Tónico cerebral" y "Tónico de vida".*
** *Véanse en la cuarta parte: "Sol", "Cepillado de la piel" y "Baño vital", que se mencionan en este apartado.*

Complementos nutricionales de "Margarita Naturalmente"

- Complejo B-100   1 cápsula con el desayuno
- Levadura de Cerveza   1 cucharada con jugo mañana y tarde
- Super C Natural   1 tableta con cada comida
- Betazinc   1 tableta con desayuno y comida

Herbolaria*

- Cardo santo, genciana, trébol de agua, raíz de angélica y anís verde, mezclados en partes iguales.
- Muicle o Muitle.

Herbolaria con productos de "Margarita Naturalmente"

- Hierbas Suecas   1 cucharada en 1 taza de agua, después de cada comida.

ARTERIOESCLEROSIS Y ATEROESCLEROSIS.   La arterioesclerosis (endurecimiento de las arterias) es el resultado de un ensanchamiento de las paredes de las arterias que dificulta la circulación adecuada de la sangre. Tal ensanchamiento es el producto de grandes depósitos de colesterol lipoproteína de baja densidad (LBD), principalmente.

Hay dos tipos de arterioesclerosis:

- La ocasionada por el depósito gradual de calcio en las paredes de las arterias, lo cual obstaculiza el flujo de sangre a las células corporales (arterioesclerosis).
- La segunda, que provoca un mayor endurecimiento arterial, se debe a los depósitos de grasas y colesterol, los cuales producen degeneración en las arterias. Afecta principalmente a la aorta, cerebro y corazón, así como a las extremidades (ateroesclerosis).

Los estudios demuestran que no es necesariamente la cantidad de grasas ingeridas la causante de la ateroesclerosis, sino la mayor o menor capacidad del organismo para metabolizar las grasas y el colesterol.

Se mencionan estos dos tipos de problemas únicamente para diferenciarlos, aunque el tratamiento sea el mismo.

---

* Véase en la cuarta parte, "Tés de plantas medicinales".

Hay dos tipos de colesterol, uno benéfico, lipoproteínas de alta densidad (LAD) y otro perjudicial, lipoproteína de baja densidad (LBD), ya mencionado.

Las paredes de las arterias están protegidas por una mezcla de colesterol y fosfolípidos, que actúan como lubricantes del vigoroso torrente sanguíneo, licuándose y solidificándose alternadamente con el palpitar cardíaco.

Así pues, cada vez que el corazón palpita y la sangre presiona las paredes arteriales, el recubrimiento interno se licúa hasta cierto punto, y cuando el corazón descansa, se solidifica de nueva cuenta. Ésta es la forma normal como funciona este mecanismo protector.

La cantidad de colesterol en las paredes de las arterias varía con la edad. Los niños y los bebés tienen más lecitina que colesterol; alrededor de los 20 años se presentan en igual cantidad. Esta condición prevalece en personas saludables; en personas con problemas circulatorios predomina el colesterol.

Las LAD transportan grasas de las arterias al hígado, donde son convertidas en jugos digestivos. Este proceso requiere gran cantidad de vitamina C. Si el cuerpo no está recibiendo suficiente colesterol en la dieta para cubrir sus necesidades, el hígado empieza a elaborar el faltante.

El consumo de azúcares, harinas y productos refinados incrementa los niveles del perjudicial LBD; acarrean problemas circulatorios como la arterioesclerosis y afectan al corazón. Esas mismas dietas, deficientes en vitamina C y lecitina, por ejemplo, provocan el incremento de las LBD, en deterioro de la salud. También fumar comprime las arterias y agrava la situación.

Cuando ese complicado proceso de la interacción de grasas, enzimas, etc., falla, se empiezan a depositar plaquetas en las paredes de las arterias, con las consecuencias ya señaladas.*

La arterioesclerosis debe tratarse a base de una dieta adecuada y sin azúcares, harinas o hidratos de carbono refinados ni alcohol, pues el exceso de éstos es convertido en nuestro organismo en grasas saturadas. El tratamiento para combatir la arterioesclerosis será una dieta rica en fibra, que use además complementos como lecitina, vitamina C (para ayudar

* *Véase "Corazón".*

a disolver depósitos de colesterol y grasas) y vitamina E, principalmente; ejercicio y relajación, pues la tensión dirige la química del cuerpo en sentido negativo.

Una reciente investigación muestra cómo las caricias y la relajación, que producen el afecto, reducen considerablemente los depósitos de materiales en las paredes de las arterias, evitando la arterioesclerosis, los ataques y los infartos cardíacos; tal experimento se llevó a cabo de la manera siguiente:

Dos grupos de conejos en el laboratorio fueron tratados de formas diferentes; a un grupo se le acariciaba frecuentemente; se le hablaba y trataba muy bien, lo cual elimina las tensiones que generalmente experimentan los animales en los laboratorios. Al otro grupo simplemente se le alimentaba bien y se le atendía sólo en lo indispensable. Ambos grupos fueron alimentados con una dieta alta en colesterol. Los resultados fueron que el grupo de los "**queridos**" presentó, con respecto al grupo de los "**no queridos**", tan sólo 30% de lesiones arterioescleróticas.

Lo que hay detrás de este experimento, señala el Dr. Robert Narem de la Universidad de Houston, es "la idea de que el ambiente psicosocial de una persona puede influir en su química corporal".

Otros experimentos, donde se ha expuesto a diversos animales a condiciones productoras de tensiones (ruidos, *shocks* eléctricos, etc.), han obtenido los mismos resultados: "Un incremento de problemas arterioescleróticos proporcional al aumento de las tensiones".

Los investigadores señalan que probablemente el mecanismo actuante consiste en la segregación de alguna hormona, que al encontrar el torrente sanguíneo cambia los niveles de tensión. En teoría, cambios en la química de la sangre, con tan sólo un minuto de duración, pueden influir en la habilidad de las paredes arteriales para resistir el proceso de ensanchamiento.

En nuestra vida social, llena de tensiones emocionales, económicas, familiares, de tiempo, de ruido, hacen que la arterioesclerosis y los ataques cardíacos ocupen uno de los primeros sitios en los problemas de salud. La relajación cotidiana, incluso de tan sólo 5 o 10 minutos, aunada a lo sugerido en otros párrafos, pueden constituir el mejor tratamiento para los problemas circulatorios.*

---

* *Véase en la cuarta parte, "Relajación".*

Terapia alimenticia

Además de seguir las instrucciones dadas en la "Dietoterapia básica",* se deben seguir las siguientes recomendaciones:

- Tomar jugos de frutas o verduras. Las ensaladas crudas deben ser abundantes y muy variadas.
- El tónico de vida es especialmente valioso en este tratamiento, pues sus ingredientes son excelentes para resolver problemas circulatorios, en general.
- Si no toma el tónico de vida y no padece úlceras gástricas es recomendable hacer una **cura de limones** que le brindará un excelente resultado. Esta cura se inicia tomando el primer día, en ayunas, el jugo de un limón disuelto en medio vaso de agua.

   Al día siguiente son dos limones, luego tres y así sucesivamente hasta llegar a 10 limones, para luego disminuir a nueve, ocho, etc. Al terminar se descansa siete días y luego se reinicia el tratamiento una o dos veces más.
- También se recomienda incluir en la dieta el aceite de oliva, sobre todo si es prensado en frío (o extravirgen), ya que es una buena fuente de ácido linóleico, uno de los ácidos grasos esenciales, necesario, entre otras cosas, para el metabolismo de las grasas saturadas y el colesterol.

   Se puede usar como aderezo en las ensaladas o tomar una cucharadita en ayunas con unas gotitas de jugo de limón.
- Por supuesto, se deben eliminar de la dieta alimentos refinados, enlatados, cigarro, café, té negro y grasas.
- Evitar comer en exceso.

Ayuno**

Coma durante tres días y al cuarto haga un ayuno con cualesquiera de las siguientes opciones:

---

* *Véase en la cuarta parte, "Dietoterapia básica".*
** *Véase en la cuarta parte, "Ayunos".*

- Jugo de piña.
- Jugo de verduras: zanahoria, apio, betabel, lechuga, pepino, ajo y jitomate.
- Licuado de alfalfa con perejil, piña y miel.
- Jugo de naranja.

Continúe así, coma dos o tres días y ayune uno, todo el tiempo necesario para su recuperación.

La mayoría de las enfermedades son totalmente reversibles si son tratadas con medios naturales y sobre todo de una manera integral. Es decir, a través de la alimentación, los complementos nutricionales y las demás terapias aquí recomendadas.

Bioterapias complementarias*

- Realizar el cepillado de la piel, con frotación al final.
- Baño de vapor o de sol, diariamente si es posible.
- Hacer ejercicio.
- Baño frío de pies y/o brazos, si hay problemas de circulación en extremidades.
- Practicar algún tipo de terapia de relajación, meditación, yoga, etcétera.

Complementos nutricionales

• Vitamina C	1 000 miligramos, 3 veces al día con los alimentos
• Vitamina E	400 UI con el desayuno
• Lecitina	2 cápsulas o 1 cucharada si es granulada, 3 veces al día, después de los alimentos
• Complejo B	1 cápsula con el desayuno
• Levadura de cerveza	6 tabletas, 3 veces al día, o 1 cucharada, 3 veces al día
• Alfalfa	6 tabletas, 3 veces al día

Véanse en la cuarta parte: "Cepillado de la piel", "Frotación", "Baño de vapor", "Sol", "Baño frío de pies", "Ejercicio", "Relajación" y "Meditación", que se mencionan en este apartado.

Complementos nutricionales de "Margarita Naturalmente"

- Super C Natural   1 tableta, 3 veces al día con los alimentos
- Lecitina   2 cápsulas, 3 veces al día
- Complejo B-100   1 cápsula con el desayuno
- Levadura de Cerveza   1 cucharada con jugo por la tarde
- Linaza Canadiense   1 cucharada con jugo mañana y tarde

Herbolaria*

- Árnica, consuelda, muérdago, milenrama y cola de caballo, mezclados en partes iguales.

Herbolaria con productos de "Margarita Naturalmente"

- Hierba del Sapo   20 gotas en ½ vaso de agua antes de cada
  Compuesta   comida
- Hierbas Suecas   1 cucharada en 1 taza de agua tibia o fría, después de cada comida

ARTRITIS.   Existen dos tipos de artritis: la osteoartritis y la artritis reumatoide.

La primera se presenta principalmente en ancianos y es consecuencia del desgaste continuo del cartílago en las coyunturas. Cuando el cartílago se ha desgastado de tal manera que las superficies ásperas de los huesos se frotan unas con otras se presenta el dolor e inflamación en la zona.

La artritis reumatoide destruye el cartílago y los tejidos dentro y alrededor de las coyunturas y con frecuencia la superficie misma de los huesos y afecta a todo el organismo en general.

Entre los huesos se forma una especie de cicatriz, causando el endurecimiento y rechinido de las articulaciones propios de la enfermedad.

El cartílago es el elemento del organismo más alterado al presentarse la artritis. Alrededor de 60% del cartílago está formado por una sustancia llamada colágena, la cual provee de elasticidad a las uniones (coyunturas). Una de las etapas iniciales de la artritis es el ablandamien-

---

* *Véase en la cuarta parte, "Tés de plantas medicinales".*

to del cartílago mismo. El cartílago, al igual que otras muchas partes del organismo, se desgasta y reconstruye constantemente; está expuesto a desgaste mecánico y rompimiento. Así, cuando las células son incapaces de reparar y mantener el cartílago en buenas condiciones, se presenta la artritis.

La artritis, reumatismo y enfermedades asociadas son en realidad enfermedades de la colágena, ya que la abundancia o escasez de esta proteína está asociada con dichas enfermedades. La colágena constituye alrededor de un tercio de la proteína total existente en el organismo. La cantidad y la calidad de la formación de la colágena está íntimamente relacionada con la abundancia o escasez de vitamina C en el organismo.

La adecuada presencia de vitamina C genera una acción química en uno o más aminoácidos necesarios para la buena formación de la colágena.

Una de las sustancias básicas de la colágena, los polisacáridos, puede ser elaborada sólo cuando se presentan la vitamina C, la vitamina A y el manganeso, principalmente, en cantidades adecuadas.

La artritis es una enfermedad en menor o mayor grado dolorosa, dependiendo de qué tan avanzada sea, pues al no haber buena elasticidad en las coyunturas se experimenta dolor con el movimiento. La medicina alópata usa mucho la aspirina y la cortisona para calmar dichos dolores, pero tales medicamentos no sólo no corrigen el problema, sino que además pueden presentar efectos secundarios indeseables.*

Otra forma de solucionar este problema es con un estímulo **natural** del organismo, para que él mismo se haga cargo de la corrección y elabore sus propios calmantes. Las glándulas suprarrenales están encargadas de la elaboración de hormonas para eliminar dolores y evitar inflamaciones artríticas. Así, se puede usar riboflavina (vitamina B2) para inducir a la glándula pituitaria a que estimule a la suprarrenal. La vitamina C, la vitamina A y las vitaminas B (principalmente niacina, ácido pantoténico, ácido fólico (B9), biotina, piridoxina) mantienen las glándulas suprarrenales activas y en buen estado.

Es muy importante también alimentar adecuadamente (principalmente de magnesio, calcio) a las células involucradas en la buena manutención de los músculos, huesos y coyunturas.

* *Véase en la tercera parte, "Medicamentos".*

Las glándulas suprarrenales nos protegen contra las tensiones y dolores, enviando hormonas al torrente sanguíneo que afectan el movimiento y la sensibilidad al dolor... Por esto, demasiadas tensiones afectan su buen funcionamiento. Así, los primeros dolores de las coyunturas son las primeras indicaciones de la baja en la producción de hormonas de las suprarrenales y clara manifestación de los desarreglos del cartílago.

Otro elemento interesante para la corrección de la artritis y sus dolores, se ha observado con personas que toman té de alfalfa y/o licuado de alfalfa. La razón de esto descansa seguramente en la acción del manganeso presente en la alfalfa, importantísimo para la salud del cartílago.

Desde hace varios años se han venido usando también contra la artritis las inyecciones de oro, buscando estimular las defensas del organismo; pero si bien se han visto casos favorables, con frecuencia los pacientes han recibido demasiado oro, lo que trae como consecuencia una intoxicación, además de la presencia de otros efectos secundarios perjudiciales.

Los artríticos necesitan aumentar sus bajos niveles de vitamina C, niacina (vitamina B3), zinc, manganeso, sulfuro, complejo B, sobre todo, y, en menor escala, cromo, aluminio, molibdeno.

Conozca el interesante caso del señor Norman Cousins, editor de la revista *Saturday Review*. El señor Cousins se vio afectado por la artritis al grado tal de estar casi paralizado y lleno de dolores. Por varios meses los doctores lo estuvieron atendiendo con poderosos calmantes para combatir sus dolores e inflamaciones; no tuvo ningún progreso y sí le produjeron algunos efectos colaterales indeseables. Sus médicos tenían pocas esperanzas de que lograra recuperarse. Más tarde, los médicos especialistas de Nueva York declararon su enfermedad como **incurable**.

El señor Cousins no se dio por vencido. Pidió a su doctor, y además amigo, que lo sacara del hospital y dejara de darle medicamentos; lo trasladaron a un hotel. Pidió también a su doctor que en lugar de medicinas le diera megadosis de vitamina C diariamente. Éste aceptó y le estuvieron inyectando al señor Cousins vitamina C en forma intravenosa, aumentando la dosis poco a poco, hasta llegar a 25 gramos diarios. Solicitó al mismo tiempo sus libros y películas cómicas favoritas, decidido a vencer su enfermedad con vitamina C y buen humor.

En relativo poco tiempo pudo comenzar a mover parte de su cuerpo, luego un poco más y más, hasta dejar la cama y obtener su restablecimiento. Ahora, 16 años después, no queda ni la sombra de su penosa enfermedad.

Algunos hospitales de Inglaterra han tomado una actitud muy positiva e interesante: en vez de inyectar antibióticos para proteger a los pacientes contra infecciones luego de ser operados, les inyectan ácido ascórbico (vitamina C) en forma intravenosa, para proveer al paciente de tal protección.

El Dr. Bernard Bellow señala cómo en los casos de artritis se encuentran simultáneamente problemas de toxicidad intestinal, como diverticulitis del colon, constipación, diarrea crónica, etcétera.

John W. Yale, bioquímico botánico, ha estudiado intensamente la yuca y considera que ésta puede ser muy buena en el tratamiento de artríticos. La yuca contiene esteroides que no son absorbidos por el intestino y que por consiguiente no entran al torrente sanguíneo, sino que sólo benefician a la bacteria intestinal.

Así pues, la yuca actúa de una manera indirecta; fortalece la flora enterocolónica y ayuda a resolver varios problemas y enfermedades, entre ellos la artritis.

De esta manera, el Dr. Bellow decidió probar esas cualidades de la yuca en una clínica en California, tratando a 101 pacientes. En cuanto a los resultados generales, 49% dijo haber obtenido mejoría; en relación con constipación, 12%; en relación con problemas de gases, 11% notó alivio; 60% tuvo menos hinchazones, menos dolencias y menos rigidez; 39% dijo no haber notado ninguna diferencia.

Los pacientes fueron analizados para ver las posibilidades de la presencia de algunos efectos colaterales, pero no se encontró ninguno. Tampoco hubo cambios en la condición sanguínea y en algunos pacientes los niveles de colesterol decrecieron.

Los mejores resultados se encontraron cuando se tomó la yuca por un período más o menos largo. Ésta actúa pues como un jabón o detergente del intestino; favorece la acción y desarrollo de su flora, además de ayudar al sistema de enzimas intestinales, que son un factor de gran importancia en relación con la salud. Por eso se ha usado la yuca, con resultados muy positivos, en casos específicos de desarreglos intestinales.

Terapia alimenticia

Siga las instrucciones dadas en "Dietoterapia básica",* con las siguientes particularidades:

- Poner énfasis en los jugos de verduras verdes en lugar de los de frutas, con excepción de la piña, que contiene una enzima llamada bromelina que ayuda a desinflamar y eliminar el dolor en las articulaciones.
- También las cerezas o los capulines son especialmente benéficos en este tratamiento. Consumir una taza de estas frutas diariamente brinda excelentes resultados.
- Combinaciones de jugos sugeridas:
  a) Apio, berro, betabel y zanahoria.
  b) Licuado de alfalfa con perejil, piña y miel.
  c) Lechuga, ajo, alfalfa, zanahoria, papa.
  d) Jugo de naranja licuado con piña y fresa.

Usted puede idear otras combinaciones.
- Comer ensaladas crudas con bastantes germinados, principalmente de alfalfa, y una o dos cucharadas de semillas de ajonjolí o girasol.
- Tomar hasta un litro de leche de cabra al día, si se consigue; es muy provechosa.
- En ayunas, tomar un remedio casero muy antiguo y efectivo que consiste en cortar una papa mediana en ruedas delgadas y colocarlas en un vaso lleno con agua. Se deja remojar toda la noche y a la mañana siguiente se toma el líquido.
- Antes del desayuno o entre comidas: el Tónico de Vida** es excelente por la combinación de ingredientes que contiene.
- Los caldos vegetales son también muy recomendables en este tratamiento.

---

* *Véase en la cuarta parte, "Dietoterapia básica".*
** *Véase en la cuarta parte, "Tónico de Vida".*

• Evitar los lácteos, las carnes, las aves, los pescados, el pan (aun el integral), la sal y el azúcar; en lugar de éste, endulzar con miel o melaza.

Ayuno*

Coma dos días lo indicado anteriormente y al tercero haga un ayuno con cualesquiera de las siguientes opciones:

• Jugo de naranja con piña y fresas.
• Licuado de alfalfa con perejil, piña y miel.
• Cerezas o capulines.
• Jugo de zanahoria, apio, betabel, papa y manzana.

Se pueden alternar los ayunos durante el tiempo necesario para su recuperación.

También es aconsejable ayunar durante un mínimo de tres a ocho días seguidos. Puede ser con un solo tipo de jugo o alternando los ya indicados.

Bioterapias complementarias**

• En la zona afectada se pueden aplicar cataplasmas de barro caliente o frío, según que la zona esté fría o caliente. Para un mejor efecto, hay que amasarlo con té de árnica, por supuesto, frío o caliente, según el caso.
• También la aplicación de rebanadas de papa que luego se sujetan vendándolas es muy benéfica. Se retiran después de una hora.
• Hacer ejercicio es muy importante tanto en la prevención como en el tratamiento de la artritis; no realizarlo ocasiona endurecimiento y pérdida de flexibilidad en las articulaciones.
• Mantener una postura corporal adecuada, pues una posición incorrecta hace que el peso corporal se distribuya de una ma-

* *Véase en la cuarta parte, "Ayunos".*
** *Véanse en la cuarta parte: "Geoterapia", "Ejercicio", "Baño caliente de pies", "Baño frío de pies", "Cepillado de la piel", "Baño de vapor", "Sol" y "Frotación", que se mencionan en este apartado.*

nera desproporcionada, lo cual puede causar mayor presión en algunas coyunturas y, por tanto, ocasionar dolor.

- Baño de pies caliente o frío, según la región afectada tenga baja o alta temperatura.
- Aplicar compresas calientes de aceite de castor que se preparan de la siguiente manera:

En una sartén se calienta a fuego lento el aceite de castor, ya calientito se retira del fuego. Se moja una tela de algodón en el aceite, se exprime un poco y se coloca sobre la zona afectada cubriéndola con una toalla o manta de lana para guardar el calor. Encima se pone una bolsa de agua caliente para mantener esta temperatura. Se deja durante una hora.

- Otra terapia es la aplicación de saquitos de semilla de mostaza, previamente hervidos durante unos 15 minutos; se escurren bien y se extienden aún calientes sobre la parte dañada.
- Realizar el cepillado de la piel en seco durante 15 minutos, antes del baño.
- Los baños de vapor o de sol seguidos de ducha fría o frotación, diariamente, son esenciales para la recuperación del paciente artrítico.

Complementos nutricionales

- Tabletas de alfalfa   6 tabletas antes de cada comida
- Vitamina C   1 gramo después de cada comida
- Jalea real   50 miligramos con el desayuno
- Vitamina E   400 UI con el desayuno
- Vitamina A   10 000 UI con el desayuno
- Zinc   30 miligramos con el desayuno
- Complejo B   1 cápsula con el desayuno

Complementos nutricionales de "Margarita Naturalmente"

- Super C Natural   1 tableta, 3 veces al día con los alimentos
- Betazinc   1 tableta con desayuno y comida
- Complejo B-100   1 cápsula con el desayuno
- Osteoplus   1 tableta con el desayuno y 1 con la cena

Herbolaria*

Elija una de las siguientes opciones:

- Alfalfa.
- Hojas de fresno, cola de caballo, ortiga y flor de tila, mezclados en partes iguales.

Herbolaria con productos de "Margarita Naturalmente"

- Harpagofito, 20 gotas en agua antes de cada comida, y Hierbas Suecas, 1 cucharada en 1 taza de agua, de preferencia calientita. Tomar con 2 tabletas Artrisín después de cada comida

ASMA. Éste es un problema respiratorio crónico cuyos principales síntomas son dificultad para respirar, sofocamiento y tos frecuente.

El asma tiene dos causas fundamentales:

- Reacción típica hacia algunos alérgenos como: polvo, pólenes, pelos de animal, algunos alimentos, etcétera.
- Factores emocionales. Según los estudios, 25% de los ataques de asma, sobre todo en jóvenes, tiene que ver con inseguridad emocional y necesidad de afecto y atención. En este caso, habrá que dar la atención emocional necesaria al paciente para su total recuperación, además de realizar el tratamiento aquí mencionado.

También la contaminación ambiental es uno de los principales agentes del asma.

Terapia alimenticia

Es conveniente seguir los lineamientos dados en "Dietoterapia básica",** poniendo énfasis en los siguientes alimentos, especialmente importantes para este caso.

---

* Véase en la cuarta parte, "Tés de plantas medicinales".
** Véase en la cuarta parte, "Dietoterapia básica".

- Tomar muchos líquidos, pues ayudan a disolver las mucosidades.
- Tomar jugos en abundancia como los siguientes:

a) Zanahoria, apio, betabel y rábano.
b) Licuado de alfalfa con piña y miel.
c) Tónico de vida* mañana y tarde; es particularmente benéfi-co en este tratamiento.
d) Jugo de naranja, o piña, o limón, o lima, etc., y en general jugo de frutas o verduras.

- Comer rábanos rallados con jugo de limón. También se rallan y se les pone un poco de miel y, después de unas horas, cuando se oscurece la miel, se toma una cucharada cada dos horas.
- Consumir berros, germinados, ajo, semillas y nueces. Usar la miel de abeja para endulzar.
- **No** consumir lácteos ni harinas incluyendo pan (aun el inte-gral) pues éstos provocan mucha mucosidad que agrava el problema del asma.
- Evitar también las carnes, aves, pescado, productos refinados, químicos, etcétera.

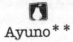

Ayuno**

Coma dos o tres días como ya indicamos y al día siguiente haga un ayuno con cualesquiera de las siguientes opciones:

- Jugo de naranja licuado con guayaba, un trocito de jengibre y miel (colado).
- Jugo de piña.
- Licuado de alfalfa con perejil, piña (o limón) y miel.
- Jugo de lima.
- Jugo de zanahoria, apio, betabel y rábano.

Se pueden alternar los ayunos.

* Véase en la cuarta parte, "Tónico de vida".
** Véase en la cuarta parte, "Ayunos".

Bioterapias complementarias *

- Realizar el cepillado de la piel en seco durante 10 o 15 minutos y en seguida frotación; son dos terapias muy importantes para el asmático.

- Baños genitales, 1 o 2 al día. Vigilar que manos y pies estén calientes y si no, masajearlos o cepillarlos.

- Dormir con la cabeza y pecho levantados, según la necesidad del paciente.

- Hacer ejercicio al aire libre, en zonas donde el aire sea puro. Hacer respiraciones profundas.

- Aplicar una compresa al vientre después de comer para normalizar y equilibrar temperaturas.

- Aplicar compresa fría al pecho por la noche y al acostarse.** Éste es uno de los tratamientos de hidroterapia del padre Kneipp, muy efectivos para el asmático, que también se deberá aplicar cuando haya una crisis.

- Baño de vapor, diariamente, si es posible, para los adultos.

- Realizar vaporizaciones con té de eucalipto o gordolobo (bien cargado). Es excelente para niños o adultos. También se puede tener en la habitación una parrilla eléctrica con un recipiente con el té para que continuamente haya vapor en la habitación.

- Un tratamiento muy efectivo consiste en frotar *VapoRub* en pecho y espalda, antes de dormir. En seguida se frota vinagre de manzana calientito y, por último, se pone un nopal asado en el pecho y otro en la espalda. Después, el paciente se envuelve bien con un paño de lana o franela. Se abriga. Al día siguiente, por la mañana, se dejan pasar una horas antes de bañarse. El tratamiento debe repetirse por las noches tantas veces como sean necesarias.

---

* *Véanse en la cuarta parte: "Cepillado de la piel", "Frotación", "Baño genital", "Ejercicio", "Compresa al vientre", "Baño de vapor" y "Vaporizaciones", que se mencionan en este apartado.*

** *Véase en la cuarta parte las mismas instrucciones para "Compresa al vientre".*

Complementos nutricionales

- Vitamina A   25000 UI con el desayuno
- Vitamina E   400 UI con el desayuno
- Complejo B   1 cápsula en la mañana y 1 en la noche
- Vitamina C   1 gramo, 3 veces al día con alimentos
- Manganeso   5 miligramos, 2 veces al día durante
                      10 semanas

Complementos nutricionales de "Margarita Naturalmente"

- Betazinc   1 tableta con desayuno y comida
- Super C Natural   1 tableta, 3 veces al día con alimentos
- Complejo B-100   1 cápsula con el desayuno
- Semilla de Uva   2 cápsulas, 3 veces al día con los alimentos
- Osteoplus   1 tableta por la noche

Herbolaria*

Elija una de las siguientes opciones:

- Tila, manzanilla, melisa, raíz de angélica, muérdago, valeriana, si el asma es nervioso.
- Linaza, hinojo, tusílago, tomillo, si hay mucha tos.
- Berros, eucalipto, ortiga blanca, ajo, anís, cuando hay muchas flemas.
- La mezcla de tusílago, flores de malva, tomillo, anís, cola de caballo es otra fórmula excelente para tomarla como agua de uso cuando no haya crisis.

Herbolaria con productos de "Margarita Naturalmente"

- Eucalipto Compuesto: 20 gotas en ½ vaso de agua, 3 veces al día, antes de cada alimento, y Hierbas Suecas: 1 cucharada en 1 taza de agua calientita, 3 veces al día después de los alimentos.

* *Véase en la cuarta parte, "Tés de plantas medicinales".*

- Tónico de Bronquios: 1 cucharada, 4 o 5 veces al día. Sólo para adultos.

BARROS. Véase "Acné".

BOCIO. El bocio es el aumento anormal del tamaño de la glándula tiroides. Se conocen dos tipos de bocio: el bocio simple o endémico y el bocio tóxico o exoftálmico. El primero se produce cuando aumenta la secreción tiroidea, lo cual ocasiona que la glándula aumente de tamaño en un esfuerzo por producir mayores cantidades de tiroxina.* En este caso, el síntoma que se puede presentar es fatiga. El segundo tipo de bocio aparece repentinamente y se acompaña de síntomas tales como nerviosidad extrema, irritabilidad, sudores y taquicardia. Su origen es desconocido.

Los trastornos tiroideos parecen tener dos causas:

1. Insuficiencia de yodo en la alimentación, lo cual trae como consecuencia que la glándula no pueda elaborar suficiente tiroxina.
2. Algún trastorno corporal que crea una demanda exagerada de tiroxina que la glándula no alcanza a producir.

Como en muchos otros casos, el bocio es una enfermedad carencial. La falta de yodo en la dieta es el principal agente de este padecimiento, aunque también estén involucrados otros factores, como el déficit de vitamina A.

El Dr. Voisin** nos dice que el bocio es una reacción de la tiroides frente a un trastorno del metabolismo del yodo; esto es, la forma irregular de utilización del yodo por el organismo.

Una glándula tiroides bociógena posee sólo 1/10 del contenido normal de vitamina A, lo que da como resultado una secreción insuficiente de tiroxina.

---

* *Véase "Tiroides".*
** *Philosophical Press. "Soil Grass and Cancer."*

La falta de vitamina A afecta la función de las glándulas pituitaria e hipófisis y ésta a la vez segrega una sustancia llamada tirotropina (TH), que regula la tiroides, por lo tanto, la ausencia de vitamina A altera todo el proceso.

Es debido a esta carencia que la ceguera nocturna es también un síntoma característico de las personas bociosas.*

También son importantes las vitaminas B6 y C, pues la tiroxina no puede ser utilizada sin ellas. Por su parte, la vitamina E aumenta la absorción del yodo.

Terapia alimenticia

Siga las indicaciones dadas en "Dietoterapia básica",** con las siguientes particularidades:

- Antes del desayuno: incluir un vaso de jugo de zanahoria, rábano, berro, hojas de nabo, jitomate, betabel y apio
- En el desayuno, la fruta idónea será mango o pera
- Entre comidas, tomar un jugo de piña o un licuado de berros con limón y miel.
- Incluir las algas marinas, puede ser como sazonador si son en polvo o como parte del guiso o ensalada si se consiguen frescas (consumir berros en la ensalada).
- Eliminar el tabaco, alcohol, café, azúcar y productos refinados.

Ayuno***

Coma durante tres días y al cuarto haga un ayuno con cualesquiera de las siguientes opciones:

- Jugo de piña.
- Mangos.

---

* *Charles Guerras, et al. Enciclopedia de las enfermedades comunes, pp. 149-153.*
** *Véase en la cuarta parte, "Dietoterapia básica".*
*** *Véase en la cuarta parte, "Ayunos".*

- Licuado de berros con limón y miel.
- Jugo de zanahoria, rábano, berros, hojas de nabo.

Se puede alternar el ayuno.

Bioterapias complementarias *

- Compresa fría al cuello durante la noche. Si su actividad se lo permite, aplíquela también durante el día.
- Realizar el cepillado de la piel antes del baño.
- Practicar yoga. Las posturas de esta disciplina estimulan principalmente el correcto funcionamiento de las glándulas endocrinas (la tiroides es una de ellas). Si no es posible realizar toda una sesión, por lo menos le recomendamos la postura invertida o jalasana, que estimula particularmente la glándula tiroides. Practíquela diariamente durante cinco minutos. Si su cuerpo es muy rígido, realice la postura hasta donde sea posible y poco a poco tendrá más flexibilidad.
- Baño de sol cada tercer día o dos veces por semana.
- Masaje en el cuello.

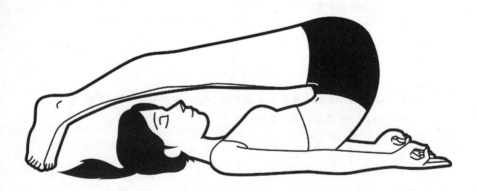

* Véanse en la cuarta parte: "Compresa al cuello", "Cepillado de la piel", "Sol" y "Masaje en el cuello", que se mencionan en este apartado.

Complementos nutricionales

- Algas marinas (*kelp*)   2 tabletas, después de cada comida
- Pastillas de alfalfa   6 tabletas, antes de cada comida
- Levadura de cerveza   6 tabletas con cada comida, 1 cucharada si es en polvo
- Polen   1 cucharada con cada comida
- Alga espirulina   3 tabletas, después de cada comida
- Vitamina A   25 000 UI con el desayuno
- Vitamina E   400 UI con el desayuno
- Vitamina C   1 gramo, 3 veces al día con los alimentos

Complementos nutricionales de "Margarita Naturalmente"

- Levadura de Cerveza   1 cucharada con jugo por la mañana
- Complejo B-100   1 cápsula con la comida principal
- Betazinc   1 tableta con el desayuno y comida
- Super C Natural   1 tableta con desayuno y comida
- Fibra Natural, si hay estreñimiento   1 cucharada con jugo, 1 o 2 veces al día

Herbolaria*

- Tila, valeriana, cardo bendito, espliego.

Herbolaria con productos de "Margarita Naturalmente"

- Hierbas Suecas   1 cucharada en 1 taza de agua, antes de cada comida.
- Pasiflora Compuesta   20 gotas en ½ vaso de agua, 3 veces al día.

BRONQUITIS.   Los cambios bruscos de temperatura, aunados a los muchos contaminantes del medio ambiente, a una dieta inadecuada, deficiente en vitaminas y minerales, pobre en fibra y excesiva en grasas, químicos, tóxicos, etc., nos hacen muy vulnerables a los problemas respiratorios, convirtiéndose éstos en enfermedades comunes y casi (se cree) obligadas en nuestros días.

* *Véase en la cuarta parte, "Tés de plantas medicinales".*

Aunque la contaminación influye en esta epidemia, lo cierto es que si nuestra alimentación fuera sana: abundante en frutas y verduras, fuentes primordiales de fibra, vitaminas (entre ellas los antioxidantes) y minerales, libre de tóxicos y productos químicos, baja en grasas, etc., estaríamos en condiciones de hacer frente a estas agresiones extemas y nuestras defensas se encargarían de mantener el equilibrio y la salud.

Por desgracia, aún existe mucha ignorancia en cuanto a nutrición, base primordial de la salud, y es muy común padecer de las vías respiratorias.

La función de los bronquios es conducir aire puro del exterior al interior de los pulmones, mismo que es expulsado posteriormente junto con los desechos orgánicos.

La bronquitis es una inflamación de las mucosas de los conductos de aire hacia los pulmones. Puede ser también de origen microbiano o consecuencia de la respiración de gases tóxicos, polvo, irritantes, etcétera.

Si la bronquitis es tratada en forma adecuada, por lo general desaparece en una o dos semanas. Sus síntomas principales son: tos, disminución del apetito, expectoración abundante, cansancio, algo de fiebre, escozor en la garganta, ronquera. Los tratamientos naturales son en este caso excepcionalmente benéficos.

Terapia alimenticia

- Deberán tomarse muchos líquidos en este padecimiento. Debido a la disminución del apetito, lo ideal es hacer ayuno a base de jugos,* por su alto contenido de vitaminas y minerales, cada dos horas, durante los tres primeros días.
- Seguir las indicaciones dadas en "Dietoterapia básica"** al reanudar la alimentación.
- Tomar vitaminas A, o betacarotenos, y C. Son muy importantes en este tratamiento; la primera es esencial para la salud de las mucosas de los conductos bronquiales; ambas combaten la infección y promueven la salud.

* *Véase en la cuarta parte, "Jugos naturales".*
** *Véase en la cuarta parte, "Dietoterapia básica".*

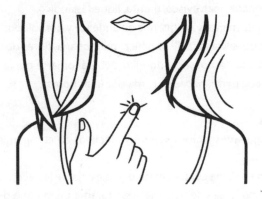

Bioterapias complementarias*

• Un tratamiento muy efectivo consiste en frotar *VapoRub* en pecho y espalda, antes de dormir. En seguida se frota vinagre de manzana calientito y, por último, se pone un nopal asado en el pecho y otro en la espalda. Después, el paciente se envuelve bien con un paño de lana o franela. Se abriga.

Al día siguiente, por la mañana, se dejan pasar una horas antes de bañarse. El tratamiento debe repetirse por las noches tantas veces como sean necesarias.

• Descanso.
• Dejar de fumar.
• Respirar aire puro y fresco. Hacer respiraciones profundas.
• Vaporizaciones con té de gordolobo y eucalipto, una o dos veces al día.
• Cepillado de la piel en seco, seguido de frotación.
• Baño de pies en agua caliente de la rodilla para abajo, si hay mucha tos.
• Si hay tos, realizar el siguiente ejercicio de acupresión: con el dedo índice presionar durante 30 segundos en la garganta, en la depresión donde se inicia la tráquea; repetir esto varias veces.

Véanse en la cuarta parte: "Vaporizaciones", "Cepillado de la piel", "Frotación", " Baño de pies", que se mencionan en este apartado.

Antes de ir a la cama se recomienda:

- Cepillado de la piel en seco, seguido de frotación; meterse en seguida a la cama abrigándose bien; después, tomar el té de hojas de salvia, raíz de angélica, pulmonaria, flores de violeta y flores de saúco, las cuales por ser sudoríficas serán de gran ayuda en la curación.

Complementos nutricionales

- Vitamina A   25,000 UI, con el desayuno
- Vitamina C   1 gramo, 3 veces al día

Complementos nutricionales de "Margarita Naturalmente"

- Betazinc   1 tableta con desayuno y comida
- Super C Natural   1 tableta, 3 veces al día con jugo o alimentos
- Semilla de Uva   2 cápsulas, 3 veces al día
- Linaza Canadiense   1 cucharada en 1 vaso de agua tibia, mañana y tarde

Herbolaria*

- Fenogreco, cola de caballo, altea, ortigas, tusílago (para disolver mucosidades).
- Gordolobo, eucalipto, menta (cuando hay tos)
- Pulmonaria, malvavisco, menta, liquen islándico.
- Flores de malva, violetas, raíz de angélica y gordolobo.
- Hojas de salvia, raíz de angélica, pulmonaria, flores de violeta, flores de saúco. Este té, por ser sudorífico, deberá tomarse por la noche o cuando se pueda permanecer en cama por unas horas.

Jarabes
- Los siguientes jarabes son muy efectivos en el tratamiento de esta enfermedad.
a) A una bola de cuatecomate o guaje cirial se le hace un orificio; se llena de vino jerez y se deja macerar durante un mínimo de dos días: entre

---

* *Véase en la cuarta parte, "Tés de plantas medicinales".*

más días de maceración, mejor. Los adultos toman 1 cucharada cada 2 horas.

b) Rebanar una cebolla morada, cubrirla de miel y ponerla en baño María durante 20 minutos. Se deja enfriar y se toma una cucharadita cada hora si el paciente es un niño; si es un adulto, una cucharada.

c) Corte en trozos 6 rabanitos de cambray, ya limpios. Colóquelos en un recipiente y cúbralos de miel de abeja. Déjelos reposar unas horas. Cuando la miel se oscurece, sobre todo alrededor de los rábanos, ya está lista para tomarse. (Esto se debe al yodo que los rábanos sueltan en la miel.) Dé una cucharadita cada media hora si es un niño o una cucharada si es un adulto.

Herbolaria con productos de "Margarita Naturalmente"

• Eucalipto Compuesto y Equinacea Compuesta, 20 gotas en agua, 3 veces al día (niños, seguir indicaciones).

• Tónico de Bronquios   1 cucharada cada 2 horas, sólo para adultos.

CÁNCER.

CÁNCER. En los últimos años, el número de personas con cáncer ha aumentando en proporciones alarmantes. No hay órgano que no corra ese peligro; así, encontramos cáncer en el estómago, pulmones, páncreas, recto, senos de la mujer, colon... la lista es preocupante.

Las transformaciones negativas operadas en el medio ambiente, los insecticidas, el esmog, los químicos, así como muchos de los cambios sociales modernos han llevado a la pérdida del contacto directo con la naturaleza; se han dejado de lado "las reglas del juego" en lo que a alimentación y cuidados del cuerpo se refiere.

En 1932, por ejemplo, el porcentaje de personas con cáncer en los Estados Unidos era de 11.1%. Actualmente, se estima que más de 25% contraerá esta enfermedad.

Obsérvese el incremento de casos de cáncer en dicho país: mayor a 50%. Lamentablemente, se predice que dentro de 10 a 20 años, una de cada dos personas (50% de la población) contraerá esta afección.

El índice de cancerosos en Latinoamérica no es tan grande como el de los Estados Unidos, pero sería erróneo sentirse tranquilos por eso, pues nuestra sociedad cae en los mismos errores. Nuestros países se han modernizado en el mismo sentido; sin embargo, no hemos sido capaces de aprovechar el progreso, pues descuidamos los elementos que favorecen la salud y un estado de ánimo que nos permita gozar al máximo de dichos logros tecnológicos.

Una de las causas principales del cáncer es la alimentación inadecuada y la vida sedentaria, y el hecho de que en los países occidentales ha disminuido considerablemente el consumo de fibra.

En los Estados Unidos, con un alto índice de cancerosos, el consumo de fibra ha disminuido en un 50% en comparación con lo que se comía en 1880. En tanto, desde 1900, el consumo de azúcar (calorías vacías, sin vitaminas, minerales…) ha aumentado 20 por ciento.

La dieta típica del país en cuestión incluye sólo 20 gramos de fibra al día, mientras que la del africano, por ejemplo, para quien estos problemas son prácticamente desconocidos, contiene unos 150 gramos de fibra.

La fibra facilita y regulariza el movimiento intestinal, pues absorbe humedad y hace que las heces fecales sean más suaves y grandes. Además limpia, diluye y remueve elementos químicos que podrían dañar el colon.

El tipo de dieta que tenemos hoy, comenta el Dr. Ernst Wynder, presidente de la Fundación Americana de la Salud, no es apto para nuestro organismo, desde un punto de vista evolutivo.

Por millones de años la dieta humana ha consistido sobre todo en vegetales, frutas y granos, ricos en celulosa. El cambio de esta dieta a una alta en grasas, carnes, azúcar y productos refinados ha traído una serie de enfermedades nuevas, incluso el cáncer, infartos, etcétera.

De acuerdo con los estudios y la extensa práctica clínica de muchos eminentes doctores y naturópatas; Are Waerland, Paavo Airola, Lezaeta Acharán, Bricher-Benner, A. Vogel, Shaya Michan, la incidencia de cáncer es directamente proporcional a la cantidad de carne consumida en la dieta.

Esto se debe, según explica el Dr. Willar Z. Visek, científico investigador de la Universidad de Cornell, al amoniaco resultante de la digestión de la carne.

Las estadísticas demuestran que grupos étnicos como los indios navajos, entre otros, los mormones y los adventistas del séptimo día, que no incluyen carne en sus dietas presentan una incidencia casi nula de cáncer.

Se sabe que el acetaldehído, elemento químico presente en el humo del cigarro y también elaborado en el hígado a partir del alcohol, es un carcinógeno y un productor de radicales libres que destruye la cisteína, un aminoácido antioxidante.

Los ácidos biliosos parecen ser los culpables en el cáncer colónico, comenta el Dr. John Weisburger. Entre más grasas come una persona, más ácidos biliosos elabora su hígado para emulsificarlas. La extraproducción y presencia de esos ácidos biliosos extras en el colon promueven el desarrollo de dicho cáncer. Estos ácidos no producen el cáncer por sí mismos, pero sí lo favorecen de alguna manera.

El cáncer del estómago también está relacionado con la dieta. Hace 50 años esta enfermedad era como un tumor social. Ahora ha disminuido considerablemente. De 30 personas que contraían este tipo de cáncer por cada 100 000, ahora sólo 7.5 lo desarrollan. Esta disminución espectacular, que confundió tanto a los científicos, puede ser ahora explicada: el cáncer del estómago declinó a medida que la gente consumió más alimentos con vitaminas C y E.

Los japoneses, con una dieta basada en pescado y arroz, y baja en vitamina C, tienen gran incidencia de cáncer del estómago. Cuando se añade vitamina C a sus dietas, sus posibilidades de contraer este tipo de cáncer bajan de un modo sensible.

Varios estudios muestran que las vitaminas C y E neutralizan un químico generador de cáncer en animales. En experimentos con animales a los que se produjo cáncer de estómago en forma intencionada, se les dieron vitaminas C y E que los protegió en gran medida contra dicho mal.

Se ha observado también que la reducción en el consumo de alcohol disminuye las posibilidades de contraer cáncer de la laringe y de la parte superior del aparato digestivo.

El cáncer no es un mal necesario propio del proceso de envejecimiento. La mayoría de las formas de cáncer está relacionada con el estilo de vida de las personas, especialmente en lo referente a lo que comen, beben y fuman, concluye el Dr. Wynder.

Los elementos principales que se han de cambiar en la dieta con el fin de disminuir las posibilidades de contraer cáncer son: reducir el consumo de lácteos y grasas; incrementar el consumo de fibra a través de frutas, vegetales, cereales integrales; ingerir menos sal; eliminar el café, alcohol, azúcar, carne, tabaco y eliminar al máximo la ingestión de alimentos fritos.

Uno de los más famosos investigadores e impulsores del uso de la vitamina C en el tratamiento del cáncer (y otras enfermedades) ha sido el Dr. Linus Pauling, ganador del Premio Nobel en dos ocasiones.

El Dr. Pauling, considerado como pilar del cambio de apreciación en los problemas de salud, ha dado al tratamiento de las enfermedades un giro importante con la aplicación de sustancias benéficas, nutricionales e inofensivas (como las vitaminas), en lugar del uso de drogas, que en numerosas ocasiones resultan muy tóxicas y con efectos colaterales negativos.

En teoría, la vitamina C en dosis suficientemente altas fortalece la resistencia del paciente ante el ataque de células cancerosas, además de reforzar la unión intercelular (la colágena) que previene la expansión del cáncer.

Así el paciente puede eliminar dolor, debilidad, falta de apetito y pérdida de peso, factores que restan energía y capacidad para vencer una enfermedad que puede ser mortal.

El Dr. Ewan Cameron, coautor con el Dr. Pauling del libro *Cancer and Vitamin C*, trató en el hospital Vale of Leven, en Escocia, varios pacientes con cáncer en un estado tan avanzado, que se les había enviado a sus casas a **morir**: ya no tenían remedio.

El tratamiento que él les dio fue a base de megadosis de vitamina C: a pesar de lo avanzado del cáncer, varios reaccionaron al tratamiento y tuvieron gran porcentaje de recuperación, para vivir por mucho más tiempo del estimado y sin los dolores que antes sufrían. Para otros, el tratamiento llegó en un momento muy tardío y no reaccionaron.

Una famosa clínica en los Estados Unidos realizó un estudio sobre la vitamina C y el cáncer, con resultados distintos a los del Dr. Cameron.

El Dr. Linus Pauling descubrió el porqué: casi todos los pacientes que participaron en el estudio habían recibido tratamientos de quimioterapia, mientras que en el grupo tratado por el Dr. Cameron sólo en 4% de ellos habían recibido dicho tratamiento.

El tratamiento con vitamina C no puede ser efectivo si el paciente ha sido atendido con quimioterapia citotóxica (que mata células), pues ésta perjudica y estropea el mecanismo de defensa del cuerpo.

La vitamina C activa los mecanismos de defensa, pero si éstos han sido dañados por la quimioterapia, es imposible hacer algo al respecto.

David Morrison, de la Universidad de Trinity, en San Antonio, Texas, ha logrado controlar experimentalmente el cáncer en animales, gracias a una combinación de vitaminas A y C y una droga llamada prednisolona. En esta combinación, la vitamina A aumenta la habilidad de las glándulas linfáticas para resistir ataques de bacterias, virus, células cancerosas, mientras que la vitamina C estimula el crecimiento de la colágena, la cual da más protección a las células, al hacerlas más fuertes y resistentes. La prednisolona, droga derivada de la cortisona, presenta serios efectos colaterales negativos.

Otro elemento importante, en el caso del cáncer de esófago, es el zinc. Los niveles de zinc en el esófago de quienes han padecido este cáncer revelan un nivel mucho más bajo del normal.

La importancia del zinc, un antioxidante, es manifiesta en el siguiente experimento: a dos grupos de ratas, uno con una dieta baja en zinc y otro grupo bien provisto del mismo, se les trató de inducir cáncer del esófago inyectándoles ciertos químicos. Al final del experimento, el grupo con una dieta pobre en zinc desarrolló más casos de cáncer y en un tiempo mucho menor que el grupo con una dieta rica en zinc.

Los científicos no saben cómo actúa exactamente el zinc. Lo que sí es innegable es que la deficiencia de zinc, una dieta baja en fibra, fumar, consumir alcohol, así como los contaminantes en el ambiente y en los alimentos son factores definitivos en la adquisición del cáncer.

El Dr. George Berkley comentó cómo un grupo de investigadores puso ginseng en un cultivo de células cancerosas; de manera sorprendente, el polvo de ginseng las eliminó. Esto no es, por supuesto, un indicativo de que la cura rápida del cáncer sea el *ginseng*; sin embargo, sí señala, sin sensacionalismos, que éste tiene algunas sustancias benéficas para el tratamiento del cáncer, y abre una puerta a investigaciones científicas futuras.

Un estudio muy reciente en Harvard señala la relación entre el café y el cáncer del páncreas: "Las personas que toman una o dos tazas de café al día, tienen casi el doble (1.8) de posibilidades de contraer este cáncer, en comparación con quienes no toman café. Para los que toman tres o más tazas, el riesgo casi se triplica (2.7)".

Lo interesante es que, de acuerdo con dicha investigación, la cafeína no es el factor importante en la generación del cáncer de páncreas. El café por sí mismo no produce la enfermedad, pero es uno de los factores de la ecuación.

El selenio, otro antioxidante, ha probado su eficacia para combatir el cáncer en un estudio de la Universidad de Illinois. En este experimento se implantaron tumores a dos grupos de ratones y se les atendió posteriormente con un tratamiento diferente: a un grupo se le atendió con dosis de selenio y al otro no. Más tarde, a las seis semanas, se dio muerte a los ratones y se analizaron.

¿Resultados? Los ratones no tratados tenían tumores grandes. Los ratones tratados con selenio ya no tenían tumor alguno.

Se considera que el selenio tiene la facultad de inhibir el crecimiento de tumores. Como este nutriente es tóxico en cantidades altas, debe consumirse en dosis muy pequeñas (de 50 a 200 o 400 **micro**gramos diarios).

Otro factor primordial para el desarrollo e incremento del cáncer es el superdesarrollo industrial, que ha plagado el mercado con productos peligrosos para la salud y ha contaminado el agua, la atmósfera, los alimentos, las tierras…

En el industrializado mundo occidental existen, actualmente, unos 100 000 químicos en uso, de los cuales, alrededor de un 5% por lo menos tiene potenciales carcinógenos (de generar cáncer). Cada año se añaden varios miles de nombres nuevos a esta lista de químicos, al tiempo que aumenta el número de éstos reconocidos como carcinógenos.

A continuación se mencionan algunos de los químicos ligados al cáncer y se señalan algunas de sus aplicaciones en la industria:

- O-Hidroclorido Anisidina, conocido también como 2-methoxanilina. Ingrediente para colorantes usado en la manufactura del guaiacol, ingrediente, a su vez, de algunos jarabes para la tos, saborizantes de alimentos y pinturas. Produce cáncer en los riñones, vejiga, glándula tiroides.
- 1, 2-Dicloroetano o EDC. Aún usado; se fabrican unas cinco millones de toneladas anualmente, tan sólo en los Estados Unidos. Es utilizado en plásticos PVC, aditivos para gasolina, adhesivos, **fumigantes de cereales** y removedores de pinturas.
- 4-amino-2-nitrofenol. Ingrediente de algunos colorantes para el cabello y colorantes industriales. Causa cáncer de la vejiga.
- 1,1-2-Tricloroetano. Solvente usado en la manufactura de adhesivos, lacas y en la fabricación de algunas envolturas para alimentos. Provoca cáncer en el hígado y glándulas suprarrenales.

- B-Tgdr. Medicamento experimental contra el cáncer (generó un cáncer muy potente en las ratas de laboratorio).
- Estradiol mostaza. Medicamento experimental contra el cáncer. Originó cáncer en el corazón, pulmones y estómago.
- ICFR-159. Medicina experimental contra el cáncer, causando también lo que pretendía remediar.
- Fosfato Trimethyl. Usado en pinturas resistentes al fuego y aditivos para gasolina. Genera cáncer en el útero y tumores bajo la piel.
- Existen unos 17 cosméticos de uso más o menos general que contienen químicos que, se sospecha, generan cáncer. Los hay en acondicionadores para el cabello, pinturas de uñas, lápices de cejas, pastas dentales, tinturas para el cabello, etcétera.

La lista se podría incrementar hasta formar un folleto, un libro. Como se ve, **el simple comer bien**, con todos los nutrimentos, no elimina totalmente todas las posibilidades de contraer cáncer, pues estamos rodeados y sumergidos en medio de contaminantes y elementos perjudiciales para la salud. Nos hallamos asimismo en una sociedad llena de exigencias y tensiones, que debilitan nuestras defensas orgánicas.

De cualquier manera, la forma de vida que ofrece más posibilidades de evitar el cáncer debe consistir en:

- Llevar una dieta completa, rica en fibra. Alejarse de y evitar el alcohol, azúcar, café, tabaco, drogas, carnes, congestionamientos de tráfico y productos conocidos como causantes de cáncer.
- Incluir visitas al campo para respirar aire puro.
- Tomar suplementos alimenticios que refuercen las defensas del organismo, principalmente las vitaminas A o betacarotenos, complejo B, C y E, y los minerales zinc y selenio.
- Filtrar el agua para beber, evitando los depósitos o químicos indeseables y perjudiciales en el organismo. No obstante, existen muchos químicos muy peligrosos difíciles o casi imposibles de eliminar del agua o de la tierra.
- Adoptar el uso de la relajación cotidiana para eliminar tensiones destructoras.
- Hacer ejercicio diariamente, como mínimo, 2 veces por semana.
- En una palabra, integrar un ataque completo con todos los medios a nuestra disposición, incluso alegría, buen humor, ideales.

Terapia alimenticia

Siga las indicaciones dadas en "Dietoterapia básica",* con las siguientes particularidades:

- En ayunas: licuar un nopal chico, un trozo de sábila de cinco centímetros y un xoconostle con un vaso de jugo de toronja (también puede licuarse con jugo de naranja o agua de limón y miel).
- Entre comidas: tomar jugo de zanahoria, apio, betabel, con todo y sus hojas, y alfalfa.
- Consumir cereales integrales.
- Agregar a sus ensaladas abundantes germinados de alfalfa, de brócoli o de soya. Semillas de girasol, calabaza o ajonjolí.
- Si se puede conseguir leche de cabra de buena calidad, tomar hasta 1 litro al día, en su forma original o hecha yogur.
- En la mañana: remojar en medio vaso de agua una cucharada de semillas de linaza y dos o tres ciruelas pasas. Comerlas por la noche, si se desea agregando un poco de miel o melaza. Se toma el líquido, y las semillas, de preferencia se mastican muy bien.
- Evitar el café, tabaco y alcohol, al igual que las tensiones.

Ayuno**

Coma durante dos días y al tercero haga un ayuno con cualesquiera de las siguientes opciones:

- Jugo de zanahoria con apio, betabel con sus hojas y alfalfa.
- Licuado de alfalfa con perejil, piña y miel.
- 1 vaso de jugo de limón licuado con 5 dientes de ajo y media cebolla morada.
- Jugo de zanahoria licuado con apio, perejil y lechuga.

---

* Véase en la cuarta parte, "Dietoterapia básica".
** Véase en la cuarta parte, "Ayunos".

- Jugo de toronja licuado con nopal y xoconostle.
- Jugo de jitomate licuado con berros y 1 diente de ajo.

Tomar uno de estos jugos cada dos horas durante el día de ayuno. Al día siguiente continuar con la dieta indicada.

Bioterapias complementarias*

- Baño de sol o de vapor.
- Compresa fría en el vientre, después de comer y al acostarse.
- Realizar el cepillado de la piel en seco, 15 minutos antes del baño.
- Si hay tumores, ya sean internos o externos, aplicar localmente una cataplasma de barro amasado con té de cola de caballo, frío, o de fenogreco (hervido en un poco de agua), o cataplasma de yogur. Cambiarla cada dos horas o cuando ya esté seca.
- Aplicar también cataplasma de zanahoria rallada con un poco de yogur, sobre la parte afectada. Cambiarla cada dos horas. La zanahoria contiene ácido absícicos (absisinas), sustancias vegetales que disminuyen el crecimiento y reproducción de las células, además de estimular al sistema inmunológico; de ahí su efecto benéfico contra tumores.
- Lavado intestinal, una vez por semana. Hervir un litro de agua con dos cucharadas de café. Dejar enfriar y colar.
- Hacer ejercicio con moderación, de acuerdo con la capacidad del paciente; es muy benéfico.
- Caminar al aire libre.
- Descanso adecuado.
- Evitar las tensiones emocionales, los disgustos y todos los excesos en general.

* *Véanse en la cuarta parte: "Sol", "Baño de vapor", "Cepillado de la piel", "Compresa al vientre", "Barro", "Lavado intestinal", "Ejercicio", que se mencionan en este apartado.*

Complementos nutricionales

- Vitamina C   1 gramo, 3 veces al día, con los alimentos
- Zinc   30 miligramos con el desayuno
- Vitamina A   25 000 UI con el desayuno
- Vitamina E   400 UI en la mañana
- Complejo B   1 cápsula con el desayuno
- Levadura de cerveza   6 tabletas o 1 cucharada, 3 veces al día, con los alimentos
- Ginseng   1 toma al día, según la presentación
- Aceite de semilla de   1 cucharada, 3 veces al día con alimentos.
  uva extravirgen

Complementos nutricionales de "Margarita Naturalmente"

- Super C Natural   2 tabletas, 3 veces al día con los alimentos
- Betazinc   1 tableta, 3 veces al día con los alimentos
- Complejo B-100   1 cápsula con el desayuno
- Levadura de Cerveza   1 cucharada con jugo
- Semilla de Uva   2 cápsulas, 3 veces al día con los alimentos
- Linaza Canadiense   1 cucharada con jugo, 2 veces al día

Herbolaria*

- Zarzaparrilla, diente de león, árnica, cola de caballo, mezclados en partes iguales.

Herbolaria con productos de "Margarita Naturalmente"

- Equinacea Compuesta, 20 gotas en ½ vaso de agua, 3 veces al día, antes de los alimentos.
- Hierbas Suecas, 1 cucharada en 1 taza de agua, 3 veces al día, después de los alimentos.

CARIES.   Véase "Encías" y "Huesos".

* *Véase en la cuarta parte, "Tés de plantas medicinales".*

CATARATAS

Terapia alimenticia

Siga las instrucciones dadas en "Dietoterapia básica"* y en "Ojos", con las siguientes particularidades:

- Tomar jugos de verduras en abundancia: zanahoria, lechuga, berros, alfalfa, betabel con sus hojas, espinacas, apio.
- Comer ensaladas verdes crudas, germinados, semillas, oleaginosas y yogur.
- Evitar los alimentos refinados, industrializados, el tabaco, el alcohol y todo lo que sea nocivo para su salud.

Ayuno**

Coma durante tres días y al cuarto haga un ayuno con cualesquiera de las siguientes opciones:

- Jugo de zanahoria, apio y betabel.
- Licuado de alfalfa con perejil, piña y miel.

Se pueden alternar los ayunos.

Bioterapias complementarias***

- Aplicar cataplasma de semillas de fenogreco sobre los ojos, durante una hora, 2 veces al día.

  El fenogreco se hierve en poca agua; se cuela; se coloca en una tela de gasa, de uno a dos centímetros de espesor, y se acomoda sobre los ojos.

- Aplicar en los ojos gotas de jugo de jitomate (colado), de 5 a 7 veces al día o dos gotas de propoleo (propólis) en cada ojo, 3 veces al día, o bien lavar los ojos con té de arroz integral.

---

* *Véase en la cuarta parte, "Dietoterapia básica".*
** *Véase en la cuarta parte, "Ayunos".*
*** *Véanse en la cuarta parte: "Geoterapia", "Compresa al cuello", "Cepillado de la piel" y "Baño de vapor", que se mencionan en este apartado.*

- Cataplasma de barro amasado con té de malva o siempreviva; se coloca en una tela de gasa y se acomoda sobre los ojos, encima de la cataplasma se pone una toalla seca para guardar el calor y humedad, durante una hora o hasta que seque.
- Compresa fría al cuello de 15 minutos, 2 veces al día.
- Cepillado de la piel en seco, durante 15 minutos, antes del baño.
- Baño de vapor, diariamente, si es posible.
- Realizar los ejercicios de cuello y ojos explicados en "Ojos".
- Aceite de ajonjolí, una gotita en cada ojo por la noche antes de dormir

Complementos nutricionales

• Vitamina C	1 gramo, 3 veces al día
• Complejo B	1 tableta en la mañana y 1 en la noche
• Vitamina A	25 000 UI con el desayuno
• Vitamina E	400 UI con el desayuno
• Zinc	30 miligramos con el desayuno
• Levadura de cerveza	6 tabletas, 3 veces al día, o 1 cucharada, 3 veces al día

Complementos nutricionales de "Margarita Naturalmente"

• Super C Natural	2 tabletas, 3 veces al día con los alimentos
• Betazinc	1 tableta con desayuno y comida
• Complejo B-100	1 cápsula con la comida principal
• Levadura de Cerveza	1 cucharada con jugo por la mañana
• Osteoplus	1 tableta con el desayuno y la cena

Herbolaria*

- Raíz de zarzaparrilla, raíz de angélica, diente de león, mezclados en partes iguales.**

Herbolaria con productos de "Margarita Naturalmente"

- Ginkgo Biloba, 20 gotas en agua, 3 veces al día

* *Véase en la cuarta parte, "Tés de plantas medicinales".*
** *Véanse también: "Ojos" y "Diabetes".*

CATARRO CRÓNICO DEL INTESTINO.

Es resultado de la inflamación duradera del intestino y/o del estómago, debido a los continuos desarreglos tratados en forma inadecuada. Si este padecimiento no se atiende con profesionalismo, puede durar mucho tiempo y acarrear graves consecuencias.

Los síntomas son variables y muy similares a los del catarro agudo. Puede haber diarrea permanente en algunos casos y, en otros, diarrea alternada con estreñimiento. Es muy común la sensación de peso y plenitud en el abdomen, además de la expulsión de gases muy fétidos. Son también frecuentes la presencia de mucosidades mezcladas o separadas de los excrementos, así como porciones de alimentos no digeridos y manchas sanguinolentas en los mismos.

Si las diarreas son muy abundantes y el catarro crónico no se atiende, el enfermo pierde mucho peso y energía; se vuelve melancólico, triste y sumamente irritable.

Siga el tratamiento indicado en "Colitis"; ponga énfasis en los siguientes puntos:

- Tomar 1 taza de yogur al día para ayudar a restablecer la flora intestinal.
- Comer poco pan, tostado e integral.
- Evitar el enfriamiento de los pies, abrigándolos y cepillándolos en seco, para estimular su circulación.*
- Baño vital, de 15 minutos, 1 vez al día.
- Realizar el cepillado de la piel en seco y la frotación.
- Los baños de sol son muy benéficos, realizados cada día.

Complementos nutricionales

• Levadura de cerveza	6 tabletas con cada comida, o 1 cucharada si es en polvo
• Alfalfa	4 tabletas con cada comida
• Polen	1 cucharada con el desayuno y otra con la comida

* *Véanse en la cuarta parte: "Cepillado de la piel", "Baño vital", "Frotación" y "Sol".*

Herbolaria con productos de "Margarita Naturalmente"

- Hierbas Suecas, 1 cucharada en 1 taza de agua, con 2 tabletas de Gastroplus después de cada comida.

CIÁTICA.   Véanse "Ácido Úrico" y "Artritis".

Una recomendación adicional en este padecimiento es someterse a un tratamiento de acupuntura, el cual ofrece excelentes resultados.

CIRCULACIÓN.   Véanse : "Arterioesclerosis", "Corazón", "Diabetes" y "Venas varicosas".

CISTITIS (INFLAMACIÓN O CATARRO DE LA VEJIGA).   Puede ser ocasionada por bacterias o por exceso de irritantes, tóxicos o químicos en la orina.

Es una enfermedad muy común en las mujeres.

Los síntomas son dolor en el vientre y/o espalda, necesidad frecuente y urgente de orinar, aunque la orina es escasa y ocasiona dolor, a veces acompañada de sangre o pus.

Terapia alimenticia

Siga las indicaciones dadas en "Dietoterapia básica",* con las siguientes particularidades:

- En condiciones severas, es conveniente ayunar tres días seguidos con jugos de frutas y verduras.**
- Cuando haya mejoría se puede iniciar la dieta con ensaladas, caldos de verduras, semillas, nueces, cereales, yogur.
- Deberán eliminarse definitivamente de la dieta: sal, café, tabaco, condimentos e irritantes, licores, químicos, fármacos.
- Tomar líquidos en abundancia: jugos, tisanas, caldos vegetales.

* *Véase en la cuarta parte , "Dietoterapia básica".*
** *Véanse en la cuarta parte: "Ayunos" y "Jugos".*

• Tomar tres veces al día, con los alimentos, un vaso de agua con dos cucharaditas de vinagre de manzana y una de miel.

Esto ayuda a aumentar el contenido ácido de la orina que evita o retarda el desarrollo bacteriano.

Bioterapias complementarias*

• Baño de asiento caliente de 15 minutos, 2 veces al día.
• Baño de vapor.
• Realizar el cepillado de la piel en seco.
• Aplicar cataplasma caliente de semillas de linaza o barro sobre el vientre y área de riñones.
• Caballete de algodón mojado en agua fría y bien exprimido.
Se deja hasta secarse.

Complementos nutricionales

• Complejo B (alta potencia)   1 cápsula con el desayuno
• Vitamina C   1 gramo, 3 veces al día, con los alimentos
• Vitamina A   25 000 UI, 1 vez al día
• Vitamina E   400 UI

Complementos nutricionales de "Margarita Naturalmente"

• Complejo B-100   1 cápsula con el desayuno
• Super C Natural   1 tableta, 3 veces al día con los alimentos
• Betazinc   1 tableta con desayuno y comida
• Semilla de Uva   1 cápsula, 3 veces al día con los alimentos

Herbolaria**

• Tlanepaquelite (hierba santa o acuyo). Dos hojas en un litro de agua; tomar una taza tres veces al día, calma el dolor de la cistitis.

---

*   *Véanse en la cuarta parte: "Baño de asiento", "Baño de vapor", "Cepillado de la piel" y "Barro", que se mencionan en este apartado.*
**   *Véase en la cuarta parte, "Tés de plantas medicinales".*

• Hojas de abedul, cola de caballo, semilla de linaza.

• Raíz de valeriana, hojas de salvia, menta, tomillo.

Herbolaria con productos de "Margarita Naturalmente"

• Arándano Compuesto, 20 gotas en ½ vaso de agua, antes de cada comida.

• Equinacea Compuesta, si hay infección urinaria. Siga las instrucciones.

COLITIS, ENTERITIS, ENTEROCOLITIS Y GASTROENTERITIS.

Este padecimiento se caracteriza por la inflamación temporal de la mucosa que recubre los intestinos. Su nombre proviene del área afectada: si se limita al intestino delgado recibe el nombre de enteritis; si la porción dañada es el intestino grueso se llama colitis; si abarca ambas partes del intestino se llama enterocolitis, y si además la inflamación se extiende al estómago, el conjunto de la enfermedad es conocida como gastroenteritis.*

Los síntomas más frecuentes, diarreas, inflamación, dolores en el vientre, dependerán de la extensión y la importancia de la inflamación.

La diarrea se debe a la abundancia de secreción de mucosidades que junto con los líquidos del tubo digestivo no alcanzan a ser absorbidos en el intestino, ya sea por la precipitación de los movimientos peristálticos o por la parcial paralización del mismo.

Es muy común que haya meteorismo (flatulencia), con expulsión de gases fétidos, aunados a cólicos e hinchazón del vientre.

En la enteritis suele presentarse la falta de apetito y la presencia de mucosidades mezcladas con las heces, mientras que en la colitis persiste el apetito y aparecen también mucosidades pero sin mezclarse con los excrementos.

Una de las causas principales de estos padecimientos es la alimentación antinatural: abuso de tóxicos y excitantes tales como el café, tabaco, alcohol, comidas y bebidas excesivamente frías o calientes, así como la mala masticación, el enfriamiento, sobre todo de los pies, y el estreñimiento crónico.

Estos padecimientos también tienen su origen en infecciones o microbios del exterior o de otros microbios huéspedes del intestino cuando existen bajas defensas.

* *Véase "Digestión".*

Los problemas, las preocupaciones y el miedo son también agentes de estos catarros intestinales.

Se debe tener cuidado de no confundir los síntomas de colitis con una apendicitis.

Terapia alimenticia

Cuando se presenta cólico e inflamación se hará un ayuno riguroso durante 24 o 48 horas tomando sólo té de las siguientes plantas:

- Semilla de linaza, semilla de anís, raíz de angélica, manzanilla, mezclados en partes iguales. Agregar una cucharadita de la mezcla por cada taza.
- Para mitigar los cólicos y disminuir la inflamación, aplicar compresas calientes sobre el vientre. De vez en cuando presionar ligera y alternadamente sobre los intestinos. Guardar cama si es necesario. También se puede aplicar una compresa fría y colocar encima una bolsa de agua caliente.

Transcurrido el tiempo del ayuno, continuar con la "Dietoterapia básica",* con las siguientes particularidades:

- Antes del desayuno: tomar un vaso de caldo vegetal (poro, apio, zanahoria, chayote, perejil, papa, nabos).
- En el desayuno: tomar yogur con manzana sin cáscara y miel. Plátano, opcional.
- Entre comidas: tomar el té indicado para el ayuno.
- En la comida: incluir caldo vegetal con sus verduras, arroz hervido y puré de papas.
- Evitar los tóxicos y estimulantes como el café, alcohol, cigarro, así como los irritantes, las especias y el azúcar refinada. La dieta debe ser sobre todo natural.
- Hacer varias comidas pequeñas en lugar de una o dos muy fuertes.
- Masticar los alimentos muy bien

* *Véase en la cuarta parte, "Dietoterapia básica".*

Ayuno*

- Coma durante tres días y al cuarto haga un ayuno con manzana rallada sin cáscara y tome el té indicado para el ayuno inicial.

Bioterapias complementarias**

- Realizar el cepillado de la piel en seco, seguido de frotación de agua fría.
- Aplicar compresa fría al vientre; caliente cuando hay cólico. También en este caso se pueden alternar cada cinco minutos, cambiándolas cuatro o cinco veces empezando con la compresa caliente y finalizando con la fría, siempre colocando encima una toalla seca para provocar la reacción.
- Baño de sol, 2 o 3 veces por semana.
- Durante el día dar masaje, presionando ligera y alternadamente sobre los intestinos para ayudar a que recobren sus movimientos peristálticos normales.
- Aplicar compresa fría o barro al vientre, por la noche, para dormir.
- Lavado intestinal al iniciar el tratamiento y continuar con él una vez por semana, durante un mes. El lavado intestinal se prepara con las siguientes plantas medicinales: semilla de linaza, hojas de malva, manzanilla, mezclados en partes iguales. Agregar 2 cucharadas de la mezcla para ½ litro de agua. Hervir 1 litro a fuego lento durante 10 minutos. Reposar 10 minutos. Colar y aplicar el enema ya frío.

Complementos nutricionales

- Levadura de cerveza   6 tabletas con cada comida, o 1 cucharada si es en polvo
- Vitamina C**   1 gramo, 3 veces al día

---

* Véase en la cuarta parte, "Ayunos".
** Véanse en la cuarta parte: "Cepillado de la piel", "Frotación", "Compresa al vientre", "Sol", "Masaje", "Geoterapia" y "Lavado intestinal", que se mencionan en este apartado.

Complementos nutricionales de "Margarita Naturalmente"

- Super C Natural   1 tableta, 3 veces al día con los alimentos
- Betazinc   1 tableta con desayuno y comida
- Complejo B-100   1 cápsula con la comida principal
- Levadura de Cerveza   1 cucharada con jugo

Herbolaria*

- Milenrama, menta, semilla de linaza, manzanilla.

Herbolaria con productos de "Margarita Naturalmente"

- Hierbas Suecas, 1 cucharada en 1 taza de agua, con 2 tabletas de Gastro-plus después de cada comida.

CONJUNTIVITIS

Terapia alimenticia

Siga las instrucciones dadas en "Dietoterapia básica"** y en "Ojos", con las siguientes particularidades:

- Tomar jugo de verduras en abundancia: zanahoria, lechuga, berro, alfalfa, betabel con sus hojas, espinacas, apio, etcétera.
- Comer ensaladas verdes, crudas, germinados, semillas oleaginosas y yogur.
- Evitar los alimentos refinados, industrializados, el tabaco, el alcohol y todo lo que sea nocivo para su salud.

Ayuno***

Coma durante tres días y al cuarto haga un ayuno con cualesquiera de las siguientes opciones:

- Jugo de zanahoria, apio y betabel.

* *Véase en la cuarta parte, "Tés de plantas medicinales".*
** *Véase en la cuarta parte, "Dietoterapia básica".*
*** *Véase en la cuarta parte, "Ayunos".*

• Licuado de alfalfa con perejil, piña y miel.

Se pueden alternar los ayunos.

Bioterapias complementarias *

• Aplicar cataplasma de barro amasado con cualesquiera de los siguientes tés: malva, saúco, rosas, manzanilla o ruda. Se coloca el barro en una tela de gasa y luego sobre los ojos; encima se pone una toalla seca para guardar el calor y la humedad. Se deja durante una hora o hasta que seque.
• Baño vital, de 15 minutos, 2 veces al día.
• Realizar el cepillado de la piel en seco, durante 15 minutos, antes del baño.
• Baño de vapor o de sol, diariamente si es posible.
• Hacer los ejercicios de cuello y ojos especificados en "Ojos".
• Para quitar la inflamación, irritación o ardor, aplicar sobre los ojos cataplasma de yogur o de cuajada de leche, sobre una tela de gasa. Dejar durante 30 minutos o hasta que seque. Se puede hacer varias veces al día.
• Lavado de ojos con cualesquiera de los siguientes tés: manzanilla, saúco, rosas, hinojo, gordolobo, malva, ruda, violetas, nogal, 5 o 6 veces al día.
• Aplicar compresas frías al cuello durante el día y para dormir.
• Aplicar compresas para los ojos.
• Una gotita de miel de abeja en cada ojo, 1 vez al día.

Complementos nutricionales

• Vitamina D	1 200 a 1 500 UI
• Vitamina A	25 000 UI con el desayuno
• Vitamina B6	250 miligramos con el desayuno
• Vitamina C	1 000 gramos con cada comida
• Zinc	30 miligramos

---

* *Véanse en la cuarta parte: "Geoterapia", "Baño vital", "Cepillado de la piel", "Baño de vapor", "Sol", "Compresa al cuello" y "Compresas para los ojos", que se mencionan en este apartado.*

- Levadura de cerveza   6 tabletas, 2 veces al día, o 1 cucharada, 2 veces al día
- Complejo B   1 tableta con el desayuno

Complementos nutricionales de "Margarita Naturalmente"

- Betazinc   1 tableta con desayuno y comida
- Super C Natural   1 tableta, 3 veces al día con los alimentos
- Osteoplus   1 tableta con el desayuno y la cena
- Complejo B-100   1 cápsula con la comida principal
- Levadura de Cerveza   1 cucharada con jugo por la mañana

Herbolaria*

- Raíz de zarzaparrilla, raíz de angélica, diente de león.
- Ortiga blanca, cola de caballo, romero, anís verde.

Cualesquiera de las combinaciones, mezcladas en partes iguales.

Herbolaria con productos de "Margarita Naturalmente"

- Gingko Biloba Compuesto, tomar 20 gotas en ½ vaso de agua antes de cada comida.
- Equinacea Compuesta, si hay infección. Siga las instrucciones.

CONSTIPACIÓN.   Véase "Estreñimiento".

CORAZÓN.   Este increíble músculo trabaja día y noche sin descanso; impulsa la sangre a todos los rincones del organismo, para que todas las células, sin excepción, reciban oxígeno y alimento. Su trabajo es tan importante que sus fallas más simples pueden ser fatales.

Las afecciones del corazón son variadas: debilidad con perturbaciones circulatorias, inflamación (miocarditis), asma del corazón, hipertrofia (corazón grande), angina de pecho, corazón graso, lesiones del corazón, pulso rápido o palpitaciones…

En cualesquiera de los casos hay que tener en cuenta que el funcionamiento del corazón depende del normal desempeño de otros órganos como los pulmones, riñones, sistema nervioso, hígado, arterias, etcétera.

* *Véase en la cuarta parte, "Tés de plantas medicinales".*

El corazón es un órgano muy fuerte y resistente, capaz de hacer frente a circunstancias extraordinarias; si enferma, no es por sí mismo, sino como consecuencia de las enfermedades de otros órganos, por sangre sucia, intoxicaciones, exceso de carnes y grasas saturadas, falta de ejercicio.

Hoy en día, está de moda sufrir y morir por problemas cardíacos, reflejo de una forma inadecuada de vida. Los culpables son los mismos de siempre: la dieta, basada en productos refinados y deficiente en nutrimentos; la tensión constante; el cigarro, alcohol, café, azúcares, refrescos, sal; falta de ejercicio; contaminación ambiental...

Algo que muchas veces ha intrigado a los investigadores es la diversidad de personas que sufren ataques cardíacos. Por un lado, está el clásico candidato: obeso, gran fumador, con presión arterial alta, con una dieta excesiva en grasas, y cuyas arterias coronarias se van tapando paulatinamente. Por el otro lado, están personas jóvenes, delgadas, que tienen un ataque cardíaco y caen muertas de modo repentino, días después de escuchar, de boca de su doctor, el diagnóstico favorable del estado de salud de su corazón.

Investigaciones meticulosas deducen la causa de este último percance descrito. Cada día son más las pruebas de que esos problemas resultan de la deficiencia de uno o más minerales, que si bien el organismo necesita en mínimas cantidades, muchas veces su ausencia o escasez puede acarrear problemas severos.

Un reporte, elaborado por los doctores Prasad, Turlapaty y Altura, de la ciudad de Nueva York, señala el peligro que subyace a la deficiencia del magnesio en particular. Estos médicos tomaron segmentos de arterias y los depositaron en diversas soluciones de magnesio, cuya concentración era variable. En la solución con una cantidad de magnesio adecuada, las arterias se relajaban en forma normal; cuando eran sacadas de ahí, o cuando se les depositaba en soluciones con baja o nula concentración de magnesio, las arterias se tensaban y contraían de súbito.

Más tarde, se repitió esta prueba con otros elementos que afectan los músculos y otras partes del cuerpo. En todos los casos la deficiencia de magnesio fue la que originó las contracciones más fuertes.

Otros estudios muestran cómo hay más incidencia de ataques y muertes del corazón en lugares geográficos en donde la tierra y el agua para beber son pobres en magnesio. Este mineral se ha encontrado en niveles más bajos de lo normal en los corazones de personas muertas por fallas cardíacas.

Las causas principales de la deficiencia de magnesio pueden ser muy variadas: comer muchos alimentos procesados; el uso de diuréticos; el consumo de bebidas alcohólicas; problemas de asimilación o de la glándula paratiroides; inadecuados ayunos prolongados; enfermedades crónicas; problemas renales...

Una correlación semejante a la descrita se desarrolla con la deficiencia de selenio. Lugares geográficos con deficiencias de este mineral presentan un alto porcentaje de ataques cardíacos.

El potasio también juega un papel primordial en la salud del corazón. Su deficiencia da lugar a la falta de coordinación del corazón, cuyo bombeo de sangre es desorganizado, con un palpitar rápido e irregular. Con frecuencia las personas sucumben a esto. El cardiólogo Robert Thompson y sus colegas descubrieron que las personas resucitadas (luego de un ataque) mostraban una gran deficiencia de potasio.

Los factores de esta deficiencia son similares a la del magnesio: la dieta, el consumo de bebidas alcohólicas, medicamentos, diuréticos, mala asimilación, etcétera.

La lista de minerales cuya deficiencia está asociada a los problemas cardíacos aumenta con frecuencia, por la sencilla razón de que al procesar los alimentos se les priva de muchísimos nutrimentos, cuya ausencia en el organismo tiene importantes repercusiones en la salud.* El consumo de alimentos refinados (empobrecidos) va en ascenso, al mismo ritmo que las enfermedades y el número de enfermos.

Otro factor involucrado es el colesterol. Recuérdese, como se explicó al tratar la arterioesclerosis, la existencia de dos tipos de colesterol: uno benéfico, las lipoproteínas de alta densidad (LAD), y otro perjudicial, las lipoproteínas de baja densidad (LBD). La abundancia de este último posibilita el surgimiento de un ataque cardíaco. El nivel de LBD se incrementa con el consumo de hidratos de carbono refinados (azúcar, pan blanco, dulces, refrescos), cigarros, etcétera.

Los esquimales, por ejemplo, comenta el Dr. Otto Schaefer, cuentan con niveles de LAD (benéfico) muy altos y, curioso, los ataques cardíacos entre los esquimales son prácticamente desconocidos. Pero una vez que vi-

---

* *Véanse en la tercera parte, "Harina blanca" y "Azúcar".*

ven en la ciudad o los pueblos y empiezan a consumir productos refinados, los problemas circulatorios y cardíacos se vuelven parte de su existencia.

El colesterol es necesario en el organismo, el mismo organismo lo elabora. En ciertos casos, o con ciertos alimentos, no se presenta una relación proporcional directa entre el colesterol consumido y su nivel en la sangre. El Dr. George Mann, del Departamento de Bioquímica de la Universidad de Vanderbilt, observó en una tribu africana, la masai, que se alimenta casi exclusivamente de la leche de su ganado, preparada de forma semejante al yogur, que entre más yogur consumía, más les bajaba el nivel de colesterol.

De regreso, en la Universidad de Tennessee, realizó el experimento con varios estudiantes y encontró los mismos resultados positivos.

La hidrogenización de las grasas o aceites, explica el Dr. Mann, produce un incremento de colesterol en la sangre. Este proceso de hidrogenización, usado en margarinas, mantecas vegetales, etc., fue desarrollado con la idea de utilizar dichos productos bajos en colesterol para evitar la presencia de éste en el torrente sanguíneo. Sin embargo, estos productos favorecen lo que pretendían evitar, es decir, un incremento **negativo** de colesterol en la sangre.

El monóxido de carbono es otro factor que se ha de considerar, pues éste interfiere en la conversión del colesterol, por parte de las enzimas, en ácidos biliosos que puedan así después ser excretados. De esta forma, el cigarro, los embotellamientos de tráfico, las fábricas cercanas, que abundan en monóxido de carbono, provocan mayores problemas de colesterol y, por consiguiente, acarrean mayores trastornos circulatorios y cardíacos.

Otros factores ligados a los daños ocasionados por el colesterol, en relación directa con el corazón, son **la falta de ejercicio,** de estados activos y la falta de fibra en la dieta.

La atención a los problemas cardíacos puede sintetizarse de la siguiente manera:

- Dieta integral, sin productos refinados.
- Consumo de yogur. De media a 1 taza al día.
- Uso moderado de mantequilla, en vez de margarina o productos hidrogenados.
- Tomar suplementos alimenticios, como vitamina B3 (niacina), que bloquea la sintetización de las LBD, forma perjudicial de colesterol.

- Ingerir vitaminas E, C y complejo B, además de minerales como magnesio, potasio, selenio, zinc, calcio, para restablecer sus niveles adecuados en el organismo, y consumir lecitina para ayudar a corregir problemas de colesterol.
- Tener una vida activa y hacer ejercicio (corredores y atletas en general tienen niveles altos de LAD, positivo) y bajos de LBD, perjudicial.
- Respirar aire puro.
- No fumar y evitar respirar monóxido de carbono (del cigarro de otras personas, de embotellamientos de tráfico…).
- Eliminar el consumo de alcohol, café, refrescos (sustituyéndolos por agua, jugos naturales y tés).
- Eiminar la sal, el azúcar (hidratos de carbono **vacíos**, desprovista, de nutrimentos) y las carnes en general.
- Evitar tensiones, ya de tiempo, económicas, emocionales y practicar una relajación diariamente de 10 a 15 minutos.*

Para concluir esta sección, considérense las sugerencias del psiquiatra, Dr. Aaron Katcher, de la Universidad de Pensilvania, quien señala las ventajas de tener un perro o gato para disminuir tensiones y problemas cardíacos. Es recomendable, sobre todo, para personas mayores, que muchas veces se encuentran muy solas, debido a las escasas visitas de familiares y amigos.

Las ventajas principales que reporta la compañía de un animal son: la actividad generada para jugar y atenderlo; el afecto creado entre la persona y el animal, cuyo efecto, a través de las caricias y el tacto, es calmante y relajante; la distracción que ofrece, lo cual aleja preocupaciones y problemas; y, en el caso de un perro, la protección y sentimiento de seguridad.

Terapia alimenticia

Para un tratamiento integral de las afecciones cardíacas, siga las instrucciones dadas en "Dietoterapia básica",** con las siguientes particularidades:

---

* *Véanse también: "Arterioesclerosis" y "Diabetes".*
** *Véase en la cuarta parte, "Dietoterapia básica".*

- En ayunas o durante el día: tomar el tónico de vida, muy provechoso en problemas circulatorios y, por tanto, del corazón.
- Comer una dieta rica en frutas y verduras, en especial: cereales integrales, semillas y nueces, ricas en vitamina E y en selenio, indispensables para la salud del corazón.
- Consumir miel, yogur, manzanas y ocra o angú, ricos en gomas vegetales, que ayudan a reducir los niveles de colesterol, además de espárragos, apio, perejil, berros, por su efecto diurético natural.
- Consumir papas, plátanos, jitomates y naranjas por su rico contenido de potasio, mineral esencial para el buen funcionamiento de los músculos y en este caso del cardíaco. También, el ajo, el limón y la cebolla son excelentes para esta afección.
- Tomar jugos de verduras y de frutas.
- Si hay obesidad es esencial combatirla. Evitar el alcohol, tabaco, azúcar y productos refinados e industrializados, así como la sal.
- No comer en exceso.

Ayuno*

Coma durante tres días y al cuarto haga un ayuno con cualesquiera de las siguientes opciones:

- Licuado de alfalfa, perejil, piña y miel.
- Jugo de apio, perejil, lechuga, zanahoria y betabel.

Alternar los ayunos.

Los ayunos con jugos ayudan a disminuir la viscosidad de la sangre y, por tanto, a reducir los riesgos de problemas cardíacos (infartos, trombosis, etcétera).

Bioterapias complementarias**

- Hacer caminatas o ejercicios al aire libre. Si no se tiene la costumbre, iniciar con 10 minutos y aumentar poco a poco.

---

* *Véase en la cuarta parte, "Ayunos".*
** *Véanse en la cuarta parte: "Ejercicio", "Cepillado de la piel", "Baño genital", "Baño de vapor", "Baño vital", "Sol" y "Lavado intestinal", que se mencionan en este apartado.*

- Las respiraciones profundas favorecen la circulación de la sangre.
- Realizar el cepillado de la piel en seco durante 15 minutos, de preferencia antes del baño. Tiene un efecto excelente sobre la circulación.
- Si hay taquicardia, ahogo o dolor en el pecho aplicar una compresa fría sobre la zona, igual que como se indica en "Compresa al vientre". También se puede aplicar cataplasma de yogur o de cuajada de leche, cambiándola cada hora.
- Baño genital o de vapor, o de sol, dos veces por semana. Si hay taquicardia no se realiza.
- Baño vital o genital, una o dos veces al día.
- Lavado intestinal, uno por semana.
- Descanso suficiente, procurando dormir temprano. Considérese que las mejores horas de sueño son las anteriores a las 12 de la noche.

Complementos nutricionales

- Lecitina   2 cápsulas, 3 veces al día con alimentos
- Vitamina B6   100 miligramos
- Levadura de cerveza   6 tabletas, 3 veces al día, o 1 cucharada, 3 veces al día, si es en polvo
- Vitamina C   1 gramo, 3 veces al día con alimentos
- Zinc (gluconato)   30 a 50 miligramos con el desayuno
- Complejo B   1 tableta con el desayuno
- Vitamina A   25 000 UI con el desayuno
- Vitamina E   400 UI con el desayuno
- Aceite de semilla de   1 cucharada dos veces al día
  uva extra virgen

En caso de problemas reumáticos de corazón e hipertensión, las dosis de vitamina E deberán ser de un máximo de 175 UI.

Complementos nutricionales de "Margarita Naturalmente"

- Lecitina   2 cápsulas, 3 veces al día con los alimentos
- Complejo B-100   1 cápsula con la comida principal

- Levadura de Cerveza   1 cucharada con jugo por la mañana
- Osteoplus   1 tableta con el desayuno y con la cena
- Super C Natural   1 tableta, 3 veces al día, con los alimentos
- Betazinc   1 tableta con desayuno y comida

Herbolaria*

Elija una de las siguientes combinaciones:

- Cola de caballo, raíz de valeriana, melisa y romero, mezclados en partes iguales.
- Muérdago, milenrama, levístico y espino blanco, mezclados en partes iguales.

Herbolaria con productos de "Margarita Naturalmente"

- Pasiflora Compuesta, 20 gotas en agua, 3 veces al día, y Hierbas Suecas.

DEBILIDAD. Véase "Anemia".

DEMENCIA. Véase "Enfermedades mentales".

DESCALCIFICACIÓN. Véase "Huesos".

DESPRENDIMIENTO DE LA RETINA. Véanse "Diabetes" y "Ojos".

DIABETES.
Esta enfermedad está íntimamente relacionada con la arterioesclerosis y otras enfermedades circulatorias, así como con la ceguera y desarreglos nerviosos y renales.

La diabetes, como otras enfermedades modernas, se ha incrementado en forma alarmante. Más de 300 000 personas mueren anualmente a causa de la diabetes tan sólo en los Estados Unidos. En este país, la diabetes ocupa el tercer lugar como causa de muerte.

---

* *Véase en la cuarta parte, "Tés de plantas medicinales".*

Los diabéticos tienen 25 veces más posibilidades de contraer ceguera, 17 veces más probabilidades de generar enfermedades renales, 5 veces más de contraer gangrena y 2 veces más de desarrollar enfermedades cardíacas (todo ello en comparación con los no diabéticos).

El consumo excesivo de azúcar es uno de los principales promotores
de enfermedades de todo tipo, entre ellas la diabetes. El Dr. Leo Sreebny,
director de una escuela dental en Nueva York, señala que el azúcar es no
sólo la causa principal de las caries y problemas dentales, sino también
de la obesidad, la diabetes y las enfermedades cardíacas y circulatorias. Él
sugiere que los paquetes de azúcar lleven escrita una advertencia sobre
los problemas de salud que pueden ocasionar.

El Dr. A. Cohen, profesor de medicina en la Universidad de Hadassah,
en Jerusalén, advirtió, en un congreso, que el azúcar de todo tipo (blanca,
fructosa, glucosa y aun la miel) pueden ser peligrosa para personas con
predisposición genética a la diabetes.*

Resaltó, asimismo, el caso de los yemenitas judíos que inmigraron
a Israel. Antes del cambio de residencia, no conocían ni habían usado el
azúcar blanca. De 6 000 examinados, hace unos 26 años, casi no se encontró ningún diabético. Ahora, el 15% de este grupo padece de diabetes.

El mismo Dr. Cohen adaptó este experimento en el laboratorio: a
un grupo de ratas las alimentó con una dieta similar a la de los yemenitas antes de la inmigración; a otro grupo le dio una dieta clásica israelí,
abundante en azúcar.

El primer grupo permaneció normal, mientras que el segundo, que
consumió azúcar en abundancia, desarrolló problemas característicos
de los diabéticos, en lo concerniente al nivel de azúcar en la sangre, el
metabolismo de las grasas y arterioesclerosis.

Tiempo después, sometió a dos grupos de personas voluntarias a la
misma prueba y los resultados fueron similares. El grupo que comía papas, cereales integrales, semillas, verduras, frutas, nueces, frijoles y nada
de azúcar, permaneció sano. El otro grupo, que incorporó mucha azúcar
en su dieta, mostró los trastornos antes descritos.

Otros investigadores, los doctores B. Pal y S. Mukherjee, de la Universidad de Calcuta, India, describen un interesante experimento realizado
con ratas y otros animales de laboratorio.

* *Véase en la tercera parte, "Azúcar".*

A esos animales en estado normal, les crearon una deficiencia completa de cromo y todos mostraron más tarde los síntomas de la diabetes: sed, alto nivel de azúcar en la sangre y en la orina. Posteriormente, se les dio de beber agua con 2 a 5 partes por millón de cromo y recuperaron su estado normal con rapidez.

El Dr. Henry Schoeder, de Darmoth, dio un miligramo de cromo diario, por 6 meses, a 12 pacientes; sólo 4 de ellos obtuvieron mejoría.

Estudios en África, en lugares donde el nivel de cromo en el agua es muy bajo, revelaron, en muchos niños, problemas de regulación de azúcar en la sangre. Existía además malnutrición de proteínas y calorías. En este caso, los niños reaccionaron muy rápida y positivamente al tratamiento de cromo, mientras que las personas mayores y los ancianos respondieron nula o lentamente al procedimiento.

El cromo no es considerado como agente hipoglucémico (para bajar el nivel de azúcar) ni un sustituto de la insulina ni una cura para la diabetes. Este mineral satisface simplemente esa deficiencia que de alguna manera está relacionada con la diabetes. La evidencia sugiere que el cromo ayuda al organismo a regular el metabolismo de las grasas.

El mencionado Dr. Schoeder alimentó a un grupo de animales en el laboratorio con azúcar blanca en su dieta, lo que propició altos niveles de colesterol. A otro grupo le incluyó cromo además de azúcar blanca, o bien azúcar mascabado; sus niveles de colesterol no se elevaron.

Otros experimentos muestran la gran aportación del cromo para corregir problemas de diabetes, pues aumenta la longevidad y mejora el crecimiento de los animales estudiados. Algunas de estas investigaciones sugieren la posibilidad de que el cromo sea aún más eficaz en los hombres que en las mujeres.

Es posible que el cromo en la levadura de cerveza sea la forma más efectiva para su absorción y utilización por el organismo. La acción del cromo se asemeja a la de una hormona. Tal parece que es lanzado al torrente sanguíneo como respuesta a la segregación de la insulina por el páncreas. El cromo es así enviado a todas las partes del cuerpo, donde colabora profundamente en muchas reacciones que, de otro modo, en su ausencia, se realizarían con mucha lentitud.

Otra interrelación se puede ver en los casos de enfermedades infecciosas, en las que los niveles de cromo bajan mucho y los niveles de azúcar en la sangre también se perturban. El cromo, también, parece ser esencial para la salud de los ojos. Animales sujetos a dietas bajas en proteínas y cromo desarrollaron una condición ocular que produce opacidad en la córnea y congestión de los vasos sanguíneos en el iris. Todo esto en relación con los múltiples problemas, incluso las cataratas, que afligen a los diabéticos.

Otra investigación sobre diabéticos y sus problemas, desarrollada en la Universidad de California, narra cómo un grupo de médicos midió la **adhesividad** de ciertas células de la sangre de 12 voluntarios, 6 diabéticos y 6 personas sanas. Las mediciones de la adhesividad se realizaron antes y después de **hacer ejercicio**.

Las muestras de sangre de las personas saludables no mostraron diferencia de adhesividad celular antes ni después de los ejercicios. Las muestras de los diabéticos, por el contrario, mostraron tendencia adhesiva antes de los ejercicios, pero después de ejercitarse, la adhesividad celular disminuyó considerablemente. En algunos casos, se mantuvo la baja adhesividad celular sanguínea por unas nueve horas; en otros casos continuó hasta por 24 horas, luego de concluidos los ejercicios.

Es bien conocida la estrecha relación entre la alta adhesividad de las células de la sangre y los problemas de la retina que aquejan a muchos diabéticos, ocasionando, en muchos casos, ceguera.

Este equipo de médicos considera que el ejercicio, practicado de forma sistemática y no de manera ocasional, puede contribuir con creces a la prevención de obstrucciones y problemas circulatorios. Otros experimentos llegan a las mismas conclusiones. El ejercicio debe ser, además, tan vigoroso como la edad y las condiciones personales lo permitan.*

Por otra parte, un reporte de Sudáfrica cuenta cómo un hombre fue llevado al hospital con un coma diabético. Cuando esta persona volvió en sí, comentó a los doctores cómo se controlaba los problemas de azúcar en la sangre con un antiguo remedio popular: **té de alfalfa**.

Los doctores permitieron que su nivel de azúcar en la sangre se elevara de nuevo, hasta alcanzar niveles peligrosos y le pidieron que preparara su té de alfalfa y lo tomara. La sorpresa fue enorme cuando el nivel de azúcar en la sangre bajó a su punto normal casi de inmediato.

Esto está relacionado, seguramente, con el alto contenido de manganeso de la alfalfa. Los doctores dieron luego una dosis de manganeso

* *Véase en la cuarta parte, "Ejercicio".*

a sus pacientes diabéticos y sus niveles de azúcar permanecieron normales mientras se les administró manganeso.

Nota: Le sugerimos hacerse anualmente la química sanguínea para
checar sus niveles de glucosa en sangre y poder tratar a tiempo algún
problema.

✢

Terapia alimenticia

Siga las instrucciones dadas en "Dietoterapia básica",* con las siguientes particularidades:

- El tratamiento de la diabetes debe comprender una estricta
  dieta integral, sin productos refinados, sin azúcar (si acaso
  poca miel de maguey, que tiene un índice glicémico bajo).
- Comer en abundancia verduras, sobre todo chícharos y ejotes,
  ricos en silicio y ciertas sustancias que actúan como la insulina.
- El consumo de pepino, ajo y cebolla reduce el nivel de azúcar
  en la sangre, ya que contienen sustancias naturales necesarias
  en el páncreas para producir insulina.
- El nopal contiene una sustancia similar a la insulina que el organismo la aprovecha como tal; se puede consumir en guisados pero, sobre todo, crudo, en ensalada, o asado.
- Antes del desayuno: tomar, todos los días, un licuado de nopal
  (la mitad o uno si es pequeño) con un xoconostle y un vaso de
  agua; se le puede agregar el jugo de un limón y un poquito de
  miel de maguey.
- La alfalfa es muy recomendable, ya sea tomada en licuados o
  combinada con jugo de zanahoria, apio, betabel o en té.
- Es importante consumir también el apio, los berros, perejil, alcachofas, espárragos.
- Comer, preferentemente, abundantes ensaladas de verduras
  crudas. De hecho, el diabético debería comer un 80% de alimentos crudos, de esta manera su recuperación es rápida y total.
- Consumir frutas. Contrario a lo que comúnmente se cree, al
  diabético no le están contraindicadas las frutas, pues éstas
  contienen la fructosa (azúcar de las frutas), la cual no necesita
  insulina para metabolizarse. La toronja y el plátano son muy

* *Véase en la cuarta parte, "Dietoterapia básica".*

recomendables por su alto contenido de potasio, esencial para el diabético.

- El diabético deberá hacer varias comidas pequeñas, cinco o seis, muy nutritivas, durante el día.
- Evitar los hidratos de carbono refinados de los pastelillos y dulces, y consumir los de fuentes integrales: cereales como avena o trigo; leguminosas: frijol, chícharo y, sobre todo, lentejas; frutas, semillas de girasol, ajonjolí, almendras.
- Tomar yogur, diariamente, queso *cottage*.
- Evitar los refrescos, café, alcohol y tabaco.

Como la diabetes está íntimamente relacionada con los problemas circulatorios, se sugiere que se lean también las secciones "Corazón" y "Arterioesclerosis". La gangrena y amputación de pies, piernas y/o dedos están también relacionadas con la diabetes, sus causas y trastornos son producto de una mala circulación.

Bioterapias complementarias*

- Hacer ejercicio diario tan riguroso como la situación personal lo permita. La actividad física fuerte disminuye la necesidad de insulina.
- Realizar el cepillado de la piel en seco durante 15 minutos. En el diabético mejorar la circulación es de vital importancia.
- Baño de vapor o de sol, diariamente si es posible.
- Aplicar por la noche barro al vientre o compresa fría al vientre.
- Lavado intestinal una vez por semana, durante un mes.

Complementos nutricionales

Si el paciente toma insulina, no deberá suspenderla bruscamente, sino poco a poco, conforme vaya mejorando y con la orientación de un especialista.

Como la insulina destruye la vitamina C, el diabético insulinodependiente necesita dosis extras de esta vitamina.

* *Véanse en la cuarta parte: "Ejercicio", "Cepillado de la piel", "Baño de vapor", "Sol", "Geoterapia", "Compresa al vientre" y "Lavado intestinal", respectivamente, y que se mencionan en este apartado.*

- Vitamina C   1 gramo, 3 veces al día con alimentos
- Manganeso   Hasta 50 miligramos
- Complejo B   1 tableta en la mañana y 1 en la tarde
- Potasio   300 miligramos
- Levadura de cerveza* 10 tabletas, 3 veces al día, o 3 cucharadas al día (distribuidas)
- Vitamina A**   25 000 UI con desayuno
- Vitamina E   400 UI al día
- Lecitina   1 cucharada, 3 veces al día, o 2 cápsulas, 3 veces al día
- Aceite de olivo extravirgen o, aún mejor, aceite de semillas de uva extravirgen   1 cucharadita con cada comida
- Zinc   30 miligramos

Complementos nutricionales de "Margarita Naturalmente"

- Super C Natural   2 tabletas, 3 veces al día con los alimentos
- Osteoplus   1 tableta con el desayuno y 1 con la cena
- Levadura de Cerveza 1 cucharada con jugo, mañana y tarde
- Complejo B-100   1 cápsula con la comida principal
- Lecitina de Soya   2 cápsulas, 3 veces al día con los alimentos

Herbolaria***

Elija una de las siguientes combinaciones:

- Alfalfa, diente de león y centaura.
- Vainas de chícharos, hinojo y tallos de alcachofa.
- Alfalfa y vainas de chícharo.

Tomar un litro al día.

Por ser muy rica en cromo trivalente (cromo orgánico), esencial para el diabético.
**El diabético es incapaz de convertir los betacarotenos en vitamina A, por eso, en este caso, se aconseja sea directamente vitamina A como tal.*
***Véase en la cuarta parte, "Tés de plantas medicinales".*

Herbolaria con productos de "Margarita Naturalmente"
- Tronadora Compuesta y Hierba del Sapo Compuesta, 20 gotas de cada una en medio vaso de agua, antes de cada comida.
- Arándano Compuesto, 20 gotas en agua, mañana y tarde.
- Hierbas Suecas, 1 cucharada en 1 taza de agua calientita, después de cada comida.

DIARREA. Es el síntoma más importante de los estados inflamatorios del intestino. Consiste en evacuaciones frecuentes de materias fecales líquidas o semilíquidas.

La diarrea, al igual que el vómito, el estornudo, las erupciones, el sudor, etc., es un eficaz medio de autodefensa del organismo para expulsar elementos nocivos o putrefactos. No debe, por tanto, tratar de interrumpirse abruptamente, sino dar oportunidad a que el organismo deseche lo que le está afectando. La terapia alimenticia expuesta más adelante ayudará a solucionar este problema.

Esta afección es propiciada también por estados emocionales como el miedo o el terror, que por impulso nervioso reflejo aceleran los movimientos del intestino delgado, el cual vacía su contenido sin ser digerido ni absorbido en el intestino grueso.

Este padecimiento es además resultado de tratamientos con drogas o medicamentos alópatas, en especial los antibióticos, que no sólo destruyen las bacterias patógenas, sino también las bacterias benignas del intestino. El Enterovioformo, comúnmente utilizado para combatir las diarreas, ha sido ya eliminado del mercado en países como Suecia y Japón, pues se ha comprobado el daño severo que ocasiona a los ojos y el sistema nervioso.

La diarrea puede ser originada asimismo por la inflamación intestinal, debido a los efectos tóxicos de los parásitos. Esta enfermedad es sólo un síntoma del que habrá que buscar la causa para atacarla de raíz. Se debe evitar que se prolongue, pues el paciente puede caer en un estado grave de desnutrición por la gran cantidad de sustancias nutritivas desechadas en las evacuaciones.

Un tratamiento adecuado, que combata la causa de la diarrea resolverá favorablemente este problema.

Terapia alimenticia

El primer paso será suspender los alimentos y ayunar durante 24 o 48 horas tomando sólo el siguiente té:

• Semillas de linaza, llantén, manzanilla, menta, gordolobo, salvia, mezclados en partes iguales.

Para su preparación consulte en la cuarta parte "Tés de plantas medicinales".

Si el paciente tiene apetito puede comer, además, manzana rallada cada tres horas, masticándola perfectamente.

Pasada esta etapa de ayuno, siga las indicaciones dadas en "Dietoterapia básica",* con las siguientes particularidades:

• Si la causa de la diarrea son parásitos, deberá seguirse el tratamiento indicado en "Parasitosis"; de lo contrario:

• Antes del desayuno: tomar el jugo de dos limones en medio vaso de agua o la siguiente preparación, sumamente efectiva: un limón verde con la cáscara bien lavada, se licúa con todo y ésta en un vaso de agua y un poco de miel. Se toma, si es posible, con un poco de bagazo del limón.

• En el desayuno: las frutas más recomendables son manzana, nísperos, papaya, membrillo. Comer un plátano al día para suplir los requerimientos de potasio.

• Entre comidas: tomar una cucharada de semilla de linaza licuada con un vaso de agua, endulzada con miel, de preferencia sin colar. Se puede también alternar por lechada de almendras preparada igual que la bebida de linaza.

• En la comida: poner énfasis en cereales integrales (arroz, trigo, etc.). Caldo de verduras con poro, ajo, hierbabuena. Ensaladas crudas sólo hasta que haya mejorado el paciente.

• Por la noche: comida ligera, puede ser una rebanada de pan integral tostado, media taza de yogur o una lechada de almendras y alguna fruta de las recomendadas para el desayuno. Si no se tiene mucho apetito tomar sólo un té o alguna fruta.

* Véase en la cuarta parte, "Dietoterapia básica".

- Evitar todos los productos refinados, los irritantes, como el picante y las especias, y los estimulantes, como el café, alcohol y cigarro.

Ayuno*

Coma durante tres días y al cuarto haga un ayuno con cualesquiera de las siguientes opciones:

- Manzanas ralladas, sin cáscara.
- Nísperos.
- Papaya.

Tome el té recomendado para el ayuno inicial. Los niños ayunarán una vez por semana.

Bioterapias complementarias**

Aplicar cataplasma de barro al vientre, cambiándola cada cuatro horas cuando la diarrea sea muy fuerte. Después se puede aplicar una vez durante el día y una por la noche, al acostarse. Durante el día:

- Realizar el cepillado de la piel en seco, seguida de frotación.
- Baño de sol, diariamente si es posible; de lo contrario, cada tres o cuatro días.
- Cuando no se cuente con barro, se puede aplicar la compresa al vientre que se habrá mojado en agua fría con un poco de vinagre de manzana.
- Baño vital, muy recomendable en este tratamiento, una o dos veces al día durante 15 minutos.
- Baño de asiento en agua caliente durante 15 minutos, si hay cólicos.
- Masaje, presionando en forma ligera y alternada sobre el vientre.

* *Véase en la cuarta parte, "Ayunos".*
** *Véanse en la cuarta parte: "Geoterapia", "Cepillado de la piel", "Frotación", "Sol", "Compresa al vientre", "Baño vital" y " Baño de asiento", que se mencionan en este apartado.*

Complementos nutricionales

- Complejo B   1 cápsula con el desayuno
  (alta potencia)
- Levadura de cerveza   4 tabletas con cada comida o 1 cucharada,
                             2 veces al día
- Vitamina C   1 000 miligramos, 3 veces al día
- Papaína   1 cápsula antes de cada comida

Complementos nutricionales de "Margarita Naturalmente"

- Complejo B-100   1 cápsula con la comida principal
- Levadura de Cerveza   1 cucharada con agua o jugo mañana y tarde
- Osteoplus   1 tableta con desayuno y cena
- Super C Natural   1 tableta, 3 veces al día

Herbolaria*

- Semillas de linaza, llantén, manzanilla, menta, gordolobo, salvia, mezclados en partes iguales.

Herbolaria con productos de "Margarita Naturalmente"

- Hierbas Suecas, 1 cucharada en 1 taza de agua, con 2 tabletas de Gastroplus, 3 veces al día.

DIGESTIÓN. El aparato digestivo del hombre moderno es sometido, día con día, a una serie de situaciones difíciles e inadecuadas a sus funciones. Al cabo de algunos años de este tipo de trato de baja calidad, se presentan desarreglos que van de lo más simple hasta una peritonitis, hepatitis... cáncer.

Las enfermedades digestivas ocupan el tercer lugar como causa de muerte en los países industrializados; compiten con las muertes ocasionadas por problemas cardíacos, violencia, accidente y envenenamientos.

El Dr. Jerome Kirsner, gastroenterólogo de la Universidad de Chicago, considera que las enfermedades digestivas son los desarreglos orgánicos

* *Véase en la cuarta parte, "Tés de plantas medicinales".*

con menor atención. La gente sufre náuseas, vómito, vagos dolores abdominales, diarrea, constipación, gases, etc. La diagnosis médica puede ser úlcera, pancreatitis, colitis, hernia, hepatitis, piedras biliares, parasitosis, cáncer y una miríada de más enfermedades.

La causa básica en este sinnúmero de enfermedades digestivas es el cambio de dieta experimentado en la sociedad industrializada, que ha tenido lugar a través de los años.

La falta de fibra en la dieta, debido al refinamiento de los alimentos, ha llevado a la constipación y a la pérdida de elementos nutricionales importantísimos para mantener una buena salud.

El actual tipo de régimen alimenticio, comenta el Dr. Ernst Wynder, presidente de la Fundación Americana de la Salud, no es el adecuado, desde un punto de vista evolutivo, para nuestro organismo. Por millones de años la dieta humana ha consistido, principalmente, de vegetales, frutas y cereales ricos en fibra. El cambio a una dieta alta en grasas, carnes, azúcar y productos refinados ha favorecido la aparición de nuevas enfermedades.

¿Consecuencias de todo eso? Arterioesclerosis, diabetes, ataques cardiacos, cáncer, hepatitis… su imaginación y su memoria son el límite de esta lista.

Las naciones cuya población continúa usando, en proporciones adecuadas, alimentos integrales y altos en fibra desconocen prácticamente esos problemas digestivos. La fibra, el laxante de la naturaleza, es esa parte no digerible presente en alimentos como las frutas, los vegetales, los cereales, las nueces, etcétera.

La Comisión Nacional de Enfermedades Digestivas de los Estados Unidos denota, en uno de sus reportes, el grave problema que representa la casi nula enseñanza de las enfermedades digestivas en las escuelas de medicina. Así, los doctores, en general, no están preparados para tratar a los millones de pacientes en esa área. Con frecuencia, los pacientes mismos se quejan de cómo toma algunos años sólo el diagnóstico correcto de su enfermedad.

La mencionada comisión ilustra su afirmación con el siguiente caso: a una mujer, que sufría de gases e inflamaciones, la operaron y le quitaron la vesícula; le suspendieron los riñones un poco más arriba y le extirparon los ovarios y el útero. Todo eso, con el fin de corregir el problema de los gases e inflamación. A fin de cuentas, fue obvio el diagnóstico erróneo de la pobre mujer. Todo lo que necesitaba era simplemente dejar de tomar leche, pues le producía gases. Ella habría también evitado los problemas de gases, si hubiera usado cápsulas de la enzima **lactasa*** para tratar la leche y tomarla un tanto **predigerida,** sin molestarle luego con gases. Soluciones pues un poco tardías, luego de tan innecesaria, perjudicial y desdichada operación.

Errores médicos lamentables de este y otro tipo podrían llenar libros; por desgracia para los pacientes siguen en aumento.

Las enfermedades digestivas van acompañadas con frecuencia por malnutrición, debilidad prolongada, desempleo, cirugía, ruptura de la vida familiar, ruina financiera (pagos a médicos, hospitales, farmacéuticos) y muerte, señala el reporte de la comisión.

Las muertes por enfermedades digestivas crónicas son atribuidas, con frecuencia, en los reportes médicos, al corazón, riñones, pulmones y otros órganos, efectos más bien secundarios de tales enfermedades digestivas.

Otro factor importante en los problemas digestivos son las tensiones del diario vivir, las cuales originan problemas tan comunes como la úlcera gástrica y colitis nerviosa.

La atención de estas enfermedades debe incorporar una dieta integral, sin productos procesados, abundante en frutas, verduras y cereales integrales; eliminar el alcohol, café, tabaco, azúcar y refrescos (sustitúyalos por jugos naturales y/o tés); disminuir al máximo el consumo de alimentos fritos; consumir yogur para fortalecer la flora intestinal; tomar enzimas que ayuden a mejorar la digestión; controlar los hábitos, a través de una relajación cotidiana, para evitar tensiones; hacer ejercicio para favorecer los movimientos peristálticos intestinales.

Otros aspectos importantes para mejorar los problemas digestivos es no comer en exceso; no mezclar una gran variedad de alimentos; masticar y ensalivar adecuadamente los alimentos; no mezclar fruta y verduras en la misma comida, pues cada grupo requiere de enzimas muy diferentes para su digestión.

Un punto de muchas controversias, basado en un planteamiento muy lógico, es el de que gran parte de los problemas digestivos se debe al orden equivocado en que se ingieren los alimentos. Nos referimos a la costumbre de comer **primero** la fruta o la ensalada y **después** los alimen-

* *Véase en la cuarta parte, "Lactosa".*

tos más pesados, los proteicos. La contraindicación para esto estriba en el hecho de que al iniciar la comida, por acción refleja, nuestro estómago empieza a segregar una abundante cantidad de ácido clorhídrico, indispensable para la digestión de las proteínas, no así para la de los hidratos de carbono y las grasas. Por lo tanto, si en nuestra comida empezamos ingiriendo estos últimos, para el momento en que la comida fuerte (las proteínas) llegue al estómago ya no dispondremos de la cantidad suficiente de ácido clorhídrico y el resultado será que una buena cantidad de proteínas quedarán sin digerir causando, por consiguiente, desarreglos digestivos.

Si usted tiene mala digestión, pruebe esta alternativa de ingerir primero los alimentos proteicos (pesados) y después los más ligeros.

Una enzima muy eficaz para mejorar la digestión es la papaína. Como su nombre lo indica, se extrae de la papaya. Más que una enzima es un grupo de enzimas, como lo analizaremos en seguida:

Por una parte, contiene las enzimas proteolíticas, las cuales tienen la función especial de desdoblar las proteínas:

- Papaína alfa.
- Papaína beta.
- Quimopapaína.

Por otra parte, la papaína contiene las enzimas suplementarias, la amilasa y la pectasa, que trabajan principalmente sobre los almidones, y la lipasa, especializada en desdoblar el tejido graso.

De esto concluimos el potente auxiliar que la papaya, por su contenido de papaína, representa en la corrección de los problemas digestivos. Por supuesto, además de comer papaya, resulta muy práctico tomar una tableta o cápsula de papaína, después de cada comida, para aprovechar sus excelentes beneficios.

Terapia alimenticia

Siga las instrucciones dadas en "Dietoterapia básica",* con las siguientes particularidades:

* *Véase en la cuarta parte, "Dietoterapia básica".*

- Antes del desayuno: tomar una taza del siguiente té:* ajenjo, cáscara de naranja agria, menta, raíz de angélica, hinojo, mezclados en partes iguales.
- En el desayuno: las frutas idóneas serán la papaya, manzana, nísperos o mangos. Consumir media o una taza de yogur bajo en grasa, diariamente.

Ayuno**

Coma durante tres días y al cuarto haga un ayuno con papaya, tomando el té indicado al principio.

Evite el consumo de azúcar y cereales refinados, dulces, alcohol, café, tabaco.

Bioterapias complementarias***

- Compresa fría al vientre, después de cada comida.
- Baño de sol diario, si es posible, o con la mayor frecuencia.
- Practicar yoga o relajación para evitar y controlar las tensiones.
- Hacer ejercicio.
- Caminar después de las comidas.
- Baño vital de 15 minutos, 2 veces al día.
- Masaje en el vientre.

Complementos nutricionales

• Levadura de cerveza	6 tabletas, después de cada comida; 1 cucharada si es en polvo
• Papaína	1 tableta, después de cada comida
• Ajo	1 cápsula con cada comida
• Polen	1 cucharada con el desayuno

---

* Véase en la cuarta parte, "Cómo preparar sus tés".
** Véase en la cuarta parte, "Ayunos".
*** Véanse en la cuarta parte: "Compresa al vientre", "Sol", "Relajación", "Ejercicio", "Baño vital" y "Masaje alrededor de las costillas" que se mencionan en este apartado.

Complementos nutricionales de "Margarita Naturalmente"

- Levadura de Cerveza   1 cucharada con jugo por la mañana
- Linaza Canadiense   1 cucharada con agua o jugo

Herbolaria*

- Ajenjo, cáscara de naranja agria, menta, raíz de angélica, hinojo, mezclados en partes iguales.

Herbolaria con productos de "Margarita Naturalmente"

- Hepatonic, 20 gotas en agua antes de cada comida.
- Hierbas Suecas, 1 cucharada en 1 taza de agua, con 2 tabletas de Gastroplus, después de cada comida.

DIVERTICULOSIS.   Consiste en la inflamación de los divertículos, pequeños sacos o protuberancias a lo largo del intestino, debido a la acumulación de partículas y/o bacterias que dan origen a infecciones.

Cuando los intestinos contienen suficientes residuos, tal como sucede entre los pueblos primitivos y las personas que consumen dietas ricas en fibra, los movimientos peristálticos son suaves y armónicos; el intestino, incluidos los divertículos, es vaciado plenamente.

En cambio, cuando las dietas son pobres en fibra, como son las resultantes de los alimentos cárnicos, procesados, refinados, azúcares, los residuos son escasos y compactos, lo cual dificulta y retrasa el movimiento intestinal. Muchos de estos residuos quedarán **atrapados** en los divertículos por días, meses e incluso años.

Resulta muy fácil deducir de esta acumulación de residuos y bacterias, además de inflamación y dolor, un continuo autoenvenenamiento, pues nuestro organismo absorbe líquidos a través del colon y como esa zona se convierte en un verdadero **"pozo negro"**, estamos prácticamente absorbiendo aguas negras, causa de muchos problemas de salud: dolores de cabeza, depresión, halitosis, manchas o granos de la piel, etcétera.

Si no se corrige el problema a tiempo podemos llegar hasta el cáncer del colon.

* *Véase en la cuarta parte, "Tés de plantas medicinales".*

Para el tratamiento de esta enfermedad siga las instrucciones dadas en "Estreñimiento".

DOLOR DE CABEZA.   Éste es un síntoma más que una enfermedad en sí. Hay en general tres categorías:

1. Tensionales, como resultado de contracción del cuello, frente, cuero cabelludo.
2. Vasculares, causado por dilatación desigual de los vasos sanguíneos cerebrales.
3. De las fosas nasales, cuando las membranas mucosas de la nariz se inflaman.

Las causas del dolor de cabeza son muchísimas, entre ellas: tensión, polución, problemas digestivos, estreñimiento, infecciones o problemas de ojos, garganta, nariz, anemia, fiebre, hipoglucemia, deficiencia de niacina o ácido pantoténico, alergias, sobredosis de vitamina A, exceso de sal, de hidratos de carbono, de carnes ricas en nitratos, los cuales dilatan los vasos sanguíneos.

Los anticonceptivos orales destruyen la vitamina B6, lo que ocasiona retención de agua en los tejidos cerebrales dando lugar al dolor de cabeza, sobre todo los días previos a la menstruación.

La migraña, mucho más severa que el dolor de cabeza, se debe a la alterna constricción y dilatación de los vasos sanguíneos del cerebro. Siempre se debe buscar la causa principal del dolor de cabeza o la migraña. Tomemos en cuenta lo que dice Lezaeta Acharán al respecto:

"Hay personas que son víctimas de dolor de cabeza y viven tomando aspirina u otros tóxicos análogos, con lo que arruinan su sistema nervioso, intestinos, riñones y corazón, sin conseguir verse libres de su mal. Estos dolores tienen por causa impurificación de la sangre, generalmente como consecuencia de putrefacciones intestinales y el remedio más eficaz para combatirlos es el baño genital de media hora de duración, diariamente y aun cada vez que se presente el dolor."*

Una solución es ubicar la causa exacta del padecimiento y seguir el tratamiento específico (consulte el índice). Otra es el tratamiento que a continuación damos, el cual por ser depurativo siempre será benéfico.

* Manuel Lezaeta Acharán, La medicina al alcance de todos, p. 247.

Terapia alimenticia

Siga las indicaciones dadas en "Dietoterapia básica",* con las siguientes particularidades:

- Poner énfasis en el consumo de frutas, germinados, pero sobre todo en verduras verdes crudas.
- Comer abundantes ensaladas. La alimentación cruda debería 70 u 80% de la dieta total.
- Hacer varias comidas pequeñas, sanas y nutritivas al día (cinco o seis); nunca comer en exceso.
- Tomar jugos, sobre todo de verduras.
- Tomar yogur para mejorar la flora intestinal.
- Evitar carnes frías, embutidos y carnes en general, que contienen nitratos, los cuales dilatan los vasos sanguíneos y producen dolor de cabeza.
- Evitar licores, chocolate, quesos añejos, dado que contienen la sustancia tiramina, la cual ocasiona el dolor de cabeza.
- Disminuir el consumo de sal al máximo.

Ayuno**

Ayune de tres a ocho días a base de jugos, preferentemente de verduras. Es una excelente terapia para erradicar el dolor de cabeza. Después, coma durante tres días la dieta indicada en "Dietoterapia básica", y al cuarto haga un ayuno a base de jugos o ensaladas. Continué así por lo menos durante un mes.

Bioterapias complementarias***

Iniciar el tratamiento con un enema o lavado intestinal. Es excelente, ya que así empezamos con una limpieza profunda del aparato digestivo.

---

* *Véase en la cuarta parte, "Dietoterapia básica".*
** *Véanse en la cuarta parte: "Ayunos" y "Jugos naturales", respectivamente.*
*** *Véanse en la cuarta parte: "Lavado intestinal", "Baño genital", "Compresa al cuello", "Ejercicio", "Relajación" y "Vaporizaciones", que se mencionan en este apartado.*

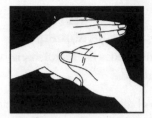

- Baño genital de 20 minutos, diariamente, y cuando haya dolor.
- Compresa fría al cuello, cuando haya dolor.
- El ejercicio libera la tensión, previene y ayuda a corregir el problema.
- Dormir y descansar lo suficiente.
- Relajación, respiración profunda.
- Acupresión en la unión entre el dedo índice y pulgar, durante 3 minutos; descansar y repetir.
- Dejar de fumar.
- Hacer vaporizaciones de eucalipto, cuando el dolor de cabeza se deba a la constipación.

Complementos nutricionales

- Complejo B (alta potencia)   1 cápsula con el desayuno
- Vitamina C   1 gramo, 3 veces al día con los alimentos
- Zinc   30 miligramos
- Vitamina E   400 UI con el desayuno
- Levadura de cerveza   1 cucharada u 8 tabletas

Si el dolor de cabeza es premenstrual, agregar:

- Vitamina B6   50 miligramos

Complementos nutricionales de "Margarita Naturalmente"

- Complejo B-100   1 cápsula con la comida principal
- Super C Natural   1 tableta con desayuno y comida
- Betazinc   1 tableta con el desayuno y la comida
- Osteoplus   1 tableta con la cena

PROBLEMAS DE LA SALUD

Herbolaria*

- Milenrama, manzanilla, menta y valeriana.
- Raíz de angélica, hojas de melisa y trébol, mezclados en partes iguales.

Herbolaria con productos de "Margarita Naturalmente"

- Hepatonic, 20 gotas en medio vaso de agua antes de cada comida.
- Hierbas Suecas, 1 cucharada en 1 taza de agua después de cada comida.
- Angélica Compuesta. Si el dolor de cabeza es premenstrual, 20 gotas en medio vaso de agua, 3 veces al día.

DOLOR DE OÍDOS.   El dolor es un síntoma, al igual que la fiebre, que nos indica un problema, en este caso puede ser una infección del oído externo, interno o medio.

A continuación, transcribo lo que Lezaeta Acharán dice acerca del dolor: "Dolor es el grito de la naturaleza animal que reclama auxilio y atención y él se debe a la excitación de los nervios sensitivos que nos avisan de la existencia de un desarreglo funcional, irritación o lesión en el sitio donde se localiza. El dolor no es, pues, cosa mala que deba combatirse con calmantes, sino que es absurdo atender un dolor de cabeza, neurálgico o reumático con drogas calmantes que, lejos de suprimir la causa del mal lo agravan, intoxicando la sangre".**

Terapia alimenticia***

Ayunar a base de jugos naturales. De preferencia, los que apetezca el enfermo.

- Empezar con ensaladas crudas, cuando haya apetito y se pueda masticar; después, seguir las indicaciones dadas en "Dietoterapia básica".

---

* *Véase en la cuarta parte, "Tés de plantas medicinales".*
** *Manuel Lezaeta Achará La medicina al alcance de todos, p. 297.*
*** *Véanse en la cuarta parte: "Jugos naturales" y "Dietoterapia básica".*

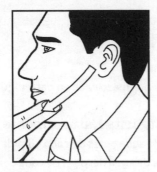
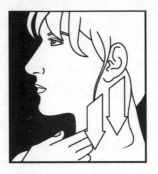

Bioterapias complementarias*

- Aplicar un enema o lavado intestinal es el primer tratamiento que, como por arte de magia, calma el dolor de oídos pues refresca y limpia el intestino, causa principal de este dolor y prácticamente de todos los dolores.
- Dar masaje al cuello y masaje del oído a la mandíbula, con suavidad pero con persistencia hasta calmar el dolor y deshacer la serie de nódulos que se perciben en esa área.
- Hacer una vaporización de eucalipto. Se hierven cinco hojas de eucalipto en una taza de agua; se hace un cucurucho; se coloca sobre el recipiente para que por la punta penetre el calor al oído. Esto debe hacerse con cuidado para no quemarse. Después se pone un algodoncito para evitar el enfriamiento. Se recomienda hacer esto por la noche o cuando no se va a salir.
- Baño vital 1 o 2 veces al día.
- Aplicar un algodón humedecido con aceite de castor calientito, directamente en el oído, y dejarlo ahí el tiempo deseado.
- Aplicar un algodón humedecido con Hierbas Suecas,** directamente en el oído; dejarlo ahí el tiempo deseado.

Complementos nutricionales

- Vitamina A   25 000 UI al día
- Vitamina C   1 gramo, 3 veces al día
- Complejo B   1 cápsula por la mañana

* Véanse en la cuarta parte: "Lavado intestinal", "Masaje en el cuello", "Vaporizaciones", "Baño vital" y "Baño frío de pies", que se mencionan en este apartado.
** Productos de "Margarita Naturalmente".

Complementos nutricionales de "Margarita Naturalmente"

- Super C Natural — 1 tableta cada 3 horas
- Betazinc — 1 tableta con el desayuno y la comida
- Complejo B-100 — 1 cápsula con la comida principal
- Semilla de Uva — 2 cápsulas, 3 veces al día, con los alimentos
- Fibra Natural si hay estreñimiento — 1 cucharada con agua o jugo, 1 o 2 veces al día

Herbolaria con productos de "Margarita Naturalmente"*

- Hierbas Suecas, 1 cucharada en 1 taza de agua, 2 veces al día.
- Equinacea Compuesta, si hay infección. Siga las instrucciones.

DROGADICCIÓN. La drogadicción es un problema que ha ido creciendo al mismo ritmo que la industrialización, la sociedad y la competencia económica. Es una combinación de una falta de educación y guía, aunada a presiones socioeconómicas, intereses económicos irresponsables, etcétera.

Usted se sorprenderá al saber que los dos principales problemas de salud relacionados con drogas tienen que ver con sustancias legales en la mayoría de las naciones: el alcohol y el tabaco. No sólo es legal su consumo sino que los medios de comunicación, debido a intereses creados, estimulan continuamente su ingestión, creando esto un verdadero **"cáncer"** social.**

Por lo general, el drogadicto busca la enajenación y evadir la difícil realidad a través de un refugio más siniestro que la realidad más cruda. Cae en una situación de la que es muy complicado escapar y que lo convierte en un verdadero esclavo. Desde el punto de vista nutricional, su abandono le causa más estragos y lo predispone más al uso y abuso de las drogas.

El humo de la mariguana contiene un 50% más de sustancias carcinógenas que el humo del tabaco. El uso consuetudinario de ella reduce la producción de esperma y de los impulsos sexuales. También la habilidad del organismo para desechar bacterias y otros agentes extraños a los pulmones. Algunos de los componentes de la mariguana son solubles en grasas y no en agua, lo cual provoca que el cuerpo los retenga durante semanas.

* *Véase en la cuarta parte, "Tés de plantas medicinales".*
** *Véase en la primera parte, "La publicidad engañosa".*

El tetrahidrocanabino (THC), uno de los elementos que generan la euforia, es uno de los componentes solubles en grasas; se concentra y deposita por largos períodos en órganos tales como el cerebro, los ovarios y los testículos, entre otros. Además, estimula el sistema nervioso simpático, causando palpitaciones cardíacas rápidas y un ritmo cardíaco irregular; daña, además, el sistema de inmunización del cuerpo y los cromosomas (aunque la magnitud de este último, en seres humanos, no ha sido aún determinada).

En ocasiones se ha pretendido presentar a la mariguana como algo inofensivo, sin chiste, a lo que el Dr. Robert DuPont comenta: "Me enferma oír decir que la mariguana es inofensiva, ya que ésta es un agente muy poderoso que afecta al cuerpo en formas muy variadas".

Entre los procedimientos usados, normalmente, con los drogadictos, está la metadona, la cual es a su vez otra droga.

Se utiliza sobre todo para tratar a los adictos a la heroína; sin embargo, algunos pacientes se quejan de la posterior adicción a la metadona, sin perder su adicción a la heroína. La efectividad de la metadona se ha puesto en tela de duda en muchos casos.

Los doctores Alfred Libby e Irwin Stone han encontrado tratamientos poco ortodoxos y muy exitosos, presentados ante el Seminario de la Academia Internacional de Medicina Preventiva.

Estos doctores revelaron cómo sus pacientes drogadictos han sido atendidos satisfactoriamente con megadosis de vitamina C. A pacientes que consumían sobredosis de heroína, por ejemplo, los trataron con un total diario de 30 a 50 gramos de vitamina C, aplicada en forma intravenosa o disuelta en un vaso de leche. El resultado fue romper con la adicción a dicha droga.

El tratamiento con base en vitaminas es muy rápido y efectivo para liberar a adictos a las drogas y restablecerles un buen estado de salud. Las dosis necesitan ser elevadas, pues las vitaminas son destruidas en el proceso de desintoxicación. El Dr. Stone afirma que este tratamiento es efectivo para combatir cualesquiera de las drogas adictivas.

Las dosis aplicadas por estos doctores son, a veces, de hasta 75 gramos de vitamina C al día; la dosis inicial más común es la de 30 a 50 gramos diarios. Ésta se toma dividida en cantidades iguales a diferentes horas del día; es mucho mejor, para evitar la irritación, que sea de origen natural (pétalos de rosa, pimiento morrón, cereza acerola o, aún mejor, el escaramujo, que es el fruto de la rosa de Castilla), y no químico. Se puede tomar disuelta en agua o en leche. La dosis se va reduciendo gradualmente a 10 o 30 gramos diarios; en una semana se reduce paulatinamente hasta 10 gramos diarios, cantidad que todo el mundo debería tomar, comenta el Dr. Stone.

Varios médicos consideran la toma diaria de vitamina C, en dosis adecuadas (de 6 a 10 gramos diarios), como esencial para mantener una buena salud, pues protege al organismo contra virus, toxinas, drogas.

En el tratamiento citado, la gran cantidad de vitamina C en el tracto digestivo produce diarrea, que ayuda a eliminar las moléculas de morfina del sistema, además de actuar como un antibiótico natural.

Es necesario también brindar al paciente, para ayudarlo en su recuperación, una dieta altamente nutritiva, libre, sobre todo, de azúcar refinada, alimentos enlatados y procesados, alcohol, café y tabaco. Por supuesto, no olvidar el trabajo en el aspecto mental y emocional. La meditación, la yoga, la oración, taichi, las Flores de Bach, etc. Serán un gran apoyo para estas personas.

Terapia alimenticia.*

Siga las indicaciones dadas en "Dietoterapia básica", con especial atención en los jugos, sobre todo de verduras:

a) Zanahoria, apio y betabel.

b) Alfalfa, perejil, piña y miel, licuados con agua.

c) Lechuga, perejil, apio y zanahoria.

d) Zanahoria, apio, betabel, pepino, lechuga, perejil, tomate, alfalfa, etcétera.

- Tomar diariamente una o dos tazas de yogur para regenerar la flora intestinal dañada por las drogas; es muy nutritivo.
- Comer semillas y oleaginosas: almendras, cacahuates, nueces, semillas de girasol, de ajonjolí o de calabaza, 50 gramos al día, de preferencia, sólo un tipo de éstas.
- Comer ensalada cruda abundante con muchos germinados.
- Tomar tónico cerebral.
- Consumir cereales integrales, leguminosas, etcétera.

---

* *Véanse en la cuarta parte: "Dietoterapia básica" y "Tónico cerebral", respectivamente, y que se mencionan en este apartado.*

Ayuno*

El ayuno dos veces por semana favorecerá el proceso curativo y de desintoxicación.

Coma durante tres días y al cuarto haga un ayuno con cualesquiera de las siguientes opciones:

- Licuado de alfalfa, perejil, piña y miel.
- Jugo de lechuga, apio, perejil y zanahoria o cualesquiera de los jugos ya indicados.

Alternar los ayunos.**

Bioterapias complementarias***

- El baño de sol diariamente tonifica el sistema nervioso y la circulación, además de estimular la eliminación de tóxicos a través de la piel; es de gran importancia en este tratamiento.
- Si no se puede tomar el baño de sol, suplirlo por baño de vapor.
- Baño vital de 15 minutos, 2 veces al día.
- Aplicar compresa dorsal si el paciente está muy nervioso.
- Lavado intestinal de café 2 veces por semana el primer mes, después, el segundo mes, 1 vez por semana (se hierve 1 litro de agua con una cucharada de café; se deja reposar 10 minutos y se cuela; se aplica tibio o frío).
- Aplicar barro al vientre o compresa fría al vientre para dormir.
- Realizar el cepillado de la piel en seco durante 15 minutos, antes de la ducha que deberá ser fría de preferencia.
- Hacer ejercicio: natación, correr, caminar, etcétera.
- Practicar meditación, yoga, karate, taichi o alguna disciplina que ayude a un trabajo interno para resolver y canalizar los problemas que indujeron a la drogadicción.

---

* Véase, en la cuarta parte, "Ayunos".
** Véase para más opciones, "Ayunos".
*** Véanse en la cuarta parte: "Sol", "Baño vital", "Compresa dorsal", "Lavado intestinal", "Baño de vapor", "Geoterapia", "Cepillado de la piel", "Compresa al vientre", "Ejercicio" y "Meditación", que se mencionan en este apartado.

Complementos nutricionales

- Vitamina C   1 gramo con cada comida
- Complejo B   1 tableta por la mañana
- Levadura de cerveza 6 tabletas, 3 veces al día
- Alfalfa   6 tabletas, 3 veces al día

Complementos nutricionales de "Margarita Naturalmente"

- Super C Natural   1 tableta cada 2 horas
- Complejo B-100   1 cápsula con el desayuno
- Levadura de Cerveza 1 cucharada con jugo, mañana y tarde
- Betazinc   1 tableta con el desayuno y la comida
- Semilla de Uva   2 cápsulas, 3 veces al día, con los alimentos
- Linaza Canadiense   1 cucharada en agua o jugo, 2 veces al día

Herbolaria*

- Doradilla, cola de caballo, cabello de elote, mezclados en partes iguales, durante el primer mes.
- Menta, manzanilla, melisa, diente de león, anís, durante el segundo mes. Alternar una vez más.**

Herbolaria con productos de "Margarita Naturalmente"

- Hepatonic, 20 gotas en agua o jugo, 3 veces al día. Muy importante para depurar el hígado, indispensable en el proceso de desintoxicación.
- Arándano Compuesto, 20 gotas en agua o jugo, 2 o 3 veces al día. Muy importante para depurar el organismo a través de los riñones.
- Hipericum, 20 gotas en agua o jugo, 2 o 3 veces al día, si el paciente está deprimido.
- Pasiflora Compuesta, 20 gotas en agua o jugo, 2 o 3 veces al día, si el paciente está muy nervioso y alterado.

DISPEPSIA. Véanse "Digestión" y "Gases".

* *Véase en la cuarta parte, "Tés de plantas medicinales".*
** *Véanse: "Alcoholismo" y, en la tercera parte, "Tabaco" y "Medicamentos".*

ENCÍAS.   La boca, junto con los dientes y encías, sufren también los estragos de los cambios alimenticios de la sociedad; entre los problemas más comunes citemos las caries y encías sangrantes e inflamadas.

El proceso es el siguiente: las bacterias alojadas en la boca forman colonias en los dientes, conocidas como placas. Estas sustancias gomosas deshacen el tejido de las encías y producen enzimas que destruyen el esmalte de los dientes, originando las caries. El tejido alrededor de los dientes es también destruido, propiciando la formación de bolsas peridentales, en las que se depositan las bacterias. Las encías ceden y las bolsas de las bacterias se agrandan. La falta de aseo y los malos hábitos dietéticos son los principales responsables de estas afecciones.

El Dr. Weston Price, motivado por la observación, en la mayoría de sus pacientes, de una dentadura y estructura de la boca deforme e inadecuada, viajó por diversos países y continentes del mundo examinando, estudiando y fotografiando bocas, dientes y encías.

Después de arduos trabajos concluyó que: **sin excepción**, los pueblos primitivos, que comían alimentos tradicionales, presentaban una estructura perfecta, arcos dentales amplios, dientes brillantes, libres de caries y encías, en perfectas condiciones. **Sin excepción**, miembros de los mismos grupos que habían abandonado sus dietas ancestrales y consumían ahora dietas occidentales (azúcar, productos refinados, etc.) mostraban arcos dentales angostos, dientes apilados, caries y enfermedades de las encías.

Las fibras y asperezas de los alimentos integrales dan masaje y limpian de bacterias los dientes y las encías; además, el esfuerzo, ejercicio y trabajo de masticación, generado por los alimentos integrales, fortalecen la estructura de la boca. Los alimentos deben tener una consistencia que provea de estimulación a los tejidos de la boca durante la masticación.

Los alimentos procesados, por otra parte, constituyen la mayoría o totalidad de los alimentos de muchas personas; son muy suaves y casi no requieren de masticación, proceso este último que parece ser esencial para la preservación del buen estado de los tejidos de la boca.

La vitamina C es un factor primordial en la salud de las encías; su deficiencia ocasiona, entre otros problemas, sangría de las mismas. Varios experimentos han demostrado cómo tal deficiencia genera la destrucción de los tejidos de las encías.

Gran cantidad de artículos en diversas publicaciones médicas señalan a la dieta, sobre todo que incluye azúcar e hidratos de carbono refinados, como responsable de todo tipo de problemas bucales.

En cuanto a la forma más adecuada para el tratamiento de estos padecimientos, deberá primero taparse toda caries, o afección similar, para eliminar focos de infección y asear la boca diario, al levantarse, antes de acostarse y después de cada comida, además de comer una dieta integral, sin productos refinados, azúcar, helados, refrescos... cigarro (el monóxido de carbono destruye la vitamina C). La alimentación debe ser sana y nutritiva, abundante en jugos, sobre todo de verduras, frutas, cereales, oleaginosas, nueces y semillas, yogur.*

Complementos nutricionales

Como siempre, los complementos nutricionales juegan aquí un papel muy importante para evitar las caries y tener unas encías saludables.

- Complejo B (necesario   1 cápsula con el desayuno
  para la formación y
  restauración ósea)
- Vitamina C (evita la   1 gramo, 3 veces al día
  destrucción del tejido
  de las encías, sangrado
  e infecciones de las
  mismas)
- Vitamina A   25 000 UI con el desayuno
- Vitamina D   de 800 a 1 500 UI

Cuando hay problemas de encías, ayuda frotarlas, por las mañanas y las noches, con vitamina E (se extrae de las cápsulas).

Complementos nutricionales de "Margarita Naturalmente"

- Complejo B-100   1 cápsula con el desayuno
- Super C Natural   1 tableta, de 3 a 5 veces al día
- Betazinc   1 tableta con el desayuno y la comida
- Osteoplus   1 tableta con la cena

* *Véase en la cuarta parte, para mayor información, "Dietoterapia básica".*

Herbolaria con productos de "Margarita Naturalmente"

- Hierbas Suecas, 1 cucharada en 1 taza de agua caliente, tomar 2 o 3 veces al día y hacer buches con ellas varias veces al día.

ENFERMEDADES MENTALES. Muchas veces es difícil, para la gente en general, entender y aceptar que las enfermedades están directamente relacionadas con una alimentación deficiente, sobre todo cuando el problema no es del aparato digestivo. Se preguntan ¿cómo los pulmones, por ejemplo, pueden sufrir a causa de una alimentación deficiente?

En el caso de las enfermedades mentales es quizá aún más difícil ver esa interrelación. Recuérdese la famosa frase: "mente sana en cuerpo sano". Un edificio sin buenos cimientos corre el peligro de derrumbarse.

En esta ocasión presentamos, fundamentalmente, pruebas de la interrelación **salud-nutrición** basadas en estudios científicos.

La salud mental está en estrecha relación con la salud física y, por ende, con la nutrición y alimentación de la persona.

Las deficiencias de nutrimentos específicos están vinculadas, de manera íntima y directa, con las enfermedades mentales. A continuación se mencionan los principales nutrimentos:

- Vitamina B1 (tiamina): su deficiencia conduce a la depresión, irritabilidad, falta de apetito, pérdida de la memoria, confusión, incapacidad para concentrarse, miedo e hipersensibilidad al ruido.
- Vitamina B3 (niacina): la falta de ésta provoca ansiedad, fatiga, insomnio, depresión, dolor de cabeza; si la deficiencia es muy aguda, hay problemas en la visión, alucinaciones, vértigo y un sabor salado en la boca.
- Vitamina B5 (ácido pantoténico): si es escasa provoca irritabilidad, depresión, tensión, mareos.
- Vitamina B6 (piridoxina): es esencial para el metabolismo de los aminoácidos y para fortalecer el sistema inmunológico.
- Vitamina B9 (ácido fólico): como veremos más adelante, es sumamente importante; en los pacientes con enfermedades mentales se ha detectado deficiencia de esta vitamina.
- Vitamina B12 (cianocobalamina): la falta de ésta produce depresión, poca capacidad de concentración, agitación y alucinaciones.

- Vitamina B15 (ácido pangámico): es requerida para un adecuado funcionamiento cerebral, pues mejora la respiración del mismo.
- Vitamina C: es indispensable para la conversión y utilización del ácido fólico (B9); su deficiencia puede ocasionar una gran susceptibilidad a la tensión arterial, así como apatía, incapacidad de concentración.
- Minerales, en especial zinc y manganeso: cuando son escasos provocan fatiga, debilidad muscular, apatía, indiferencia, incapacidad para coordinar movimientos y falta de equilibrio.
- Proteínas: si no se proporcionan en cantidad y calidad adecuadas (con los aminoácidos esenciales necesarios), causan depresión, irritabilidad, apatía, deseo de estar solo.

Consideremos además que los tratamientos con medicamentos (L-dopa, dilantin, penicilamina) vienen a agravar más las deficiencias nutricionales de estos pacientes, pues estas drogas destruyen estos nutrimentos o interfieren con su absorción y utilización, y hacen más delicado el cuadro clínico si no se atiende en forma adecuada.

El psiquiatra L. Kotkas, de Lethbridge, Canadá, quien ha usado durante 22 años terapia con base en megadosis vitamínicas, remarcó la importancia de dos vitaminas, B12 y ácido fólico (B9), para atender enfermedades mentales y otros desarreglos fisiológicos.

Al hacer su presentación, en un simposio de la Fundación Canadiense de la Esquizofrenia, relataba cómo hace algunos años, al estudiar la falta de absorción de vitaminas, decidió revisar el nivel de ácido fólico (B9) en la sangre de cada uno de sus pacientes. Encontró que de un 25 a un 50% de sus pacientes tenían niveles muy bajos y que éstos tendían a estar más enfermos, desde el punto de vista psiquiátrico.

Más tarde aplicó una combinación de vitaminas B12 y ácido fólico (B9) de resultados muy positivos, sobre todo en el área de enfermos depresivos. Notó además cómo antes de darles el ácido fólico (B9), los niveles de vitamina B12 eran poco más altos de lo normal. Después de suministrar ácido fólico (B9), los niveles de vitamina B12 bajaron a su punto normal, pues actuaban únicamente como sustituto del ácido fólico (B9) faltante; una vez que la deficiencia de este último fue corregida, ambos se nivelaron en su punto normal.

En otras palabras, descubrió la íntima relación de esas dos vitaminas B. La deficiencia de una en el organismo trata de ser superada por la sobreacumulación de la otra. Al mismo tiempo, si hay niveles muy bajos de una de ellas, esto interfiere con la absorción adecuada de la otra: actúan como una mancuerna.

Ésta es la razón, señala el Dr. Kotkas, de que algunos investigadores no obtengan resultados positivos al usar sólo una de ellas, pues no entienden que deben proporcionar ambas vitaminas (B12 y B9) de modo simultáneo.

La falta de esas dos vitaminas puede presentar problemas y reacciones muy variadas. Las principales, destaca el investigador, son:

- Enfermedades mentales en personas mayores o ancianos, cuyo organismo puede estar más ávido que nunca por asimilar dichas vitaminas. En esta etapa de la vida, casi todas las personas presentan situaciones orgánicas inadecuadas, que afectan el funcionamiento cerebral.
- Depresión neurótica, que muchas veces tan sólo es un estado de fatiga. Psicoterapia y terapia nutricional son la solución.
- Condiciones relativas a la mujer y a su ciclo reproductivo; embarazo, menstruación y, en gran parte, la acción de los anticonceptivos orales promueven la escasez de las vitaminas en cuestión. La psicosis de posparto, en ocasiones presente, puede resolverse con tales vitaminas.
- Otros trastornos glandulares, como la hipoactividad de la tiroides y bajo nivel de azúcar en la sangre (hipoglucemia) pueden también responder a esa terapia vitamínica.
- Cuando el cuerpo absorbe grandes cantidades de químicos extraños, alcohol, drogas, ciertos medicamentos, pueden presentarse desarreglos mentales, los que también pueden ser tratados con las vitaminas mencionadas.
- Anemia por deficiencia de hierro. La absorción adecuada de este último está en íntima relación con esas vitaminas. La deficiencia se manifiesta en palidez, tensión muscular, espasmos musculares, ojeras, dolores de cabeza, cambios en las uñas, etcétera.*

El ácido fólico (B9) y la vitamina B12 ayudan en la producción de dos sustancias esenciales en el cerebro, que transmiten mensajes a través de los nervios. Dichas sustancias son la noradrenalina y la serotonina.

* *Véase "Anemia".*

Debido a la dificultad de absorción, en algunas ocasiones, sobre todo en ancianos o en personas con problemas digestivos, el Dr. Kotkas generalmente inyecta las vitaminas. La B12 la provee en dosis de 10 miligramos diarios, en la mañana para evitar insomnio. El ácido fólico (B9) lo administra en dosis de 10 a 20 miligramos diarios.

Otros experimentos y estudios realizados en Inglaterra, los Estados Unidos y otros países llegan a la misma conclusión: la relación de desórdenes nerviosos, mentales, y las deficiencias de las vitaminas B12 y ácido fólico (B9).

Otro factor primordial en las enfermedades mentales es la baja actividad de la glándula tiroides. De acuerdo con el Dr. H. Newbold de Nueva York, varios desórdenes de la tiroides afectan los nervios y por consecuencia las emociones. La inactividad de esa glándula puede originar falta de oxigenación en las células, lo cual ocasiona depresión. En los ancianos y adultos mayores la inactividad de la tiroides puede ser diagnosticada erróneamente como senilidad. El mal funcionamiento de la tiroides puede abarcar aspectos muy amplios: enojo, depresión, paranoia, etcétera.*

En lo que a nosotros concierne, debemos mencionar dos aspectos en el tratamiento de cualquier tipo de enfermedad mental: uno, ya mencionado, referente a la terapia nutricional —de la cual proporcionaremos dosis específicas—; y el segundo aspecto, igual o más importante, modificar los hábitos de vida erróneos que llevaron al paciente a su estado actual.

La alimentación deberá ser por completo sana y natural, libre de tóxicos, drogas, productos químicos, enlatados e industrializados: se eliminarán de manera definitiva el azúcar y la harina blanca, así como el alcohol, café y tabaco.

No se deben consumir proteínas animales (con excepción del yogur), ya que éstas roban al cuerpo la niacina, la piridoxina y el manganeso, nutrimentos esenciales para la salud mental. Por supuesto, las proteínas son muy importantes en este tratamiento, pero se obtendrán de fuentes vegetales.

Aquí, como en todas las enfermedades, habrá que tener en cuenta los factores psicosomáticos. A este respecto, el yoga, la meditación, las artes marciales, entre otras disciplinas, son de gran utilidad, así como la ayuda profesional de un psiquiatra o psicólogo, en caso necesario. También, las Flores de Bach son de gran ayuda en este tratamiento.

* *Véanse "Tiroides" y "Senilidad".*

Terapia alimenticia*

Siga las indicaciones dadas en "Dietoterapia básica". Tome en cuenta que la esquizofrenia está casi siempre relacionada con la hipoglucemia, la cual se debe evitar a toda costa con 5 o 6 comidas pequeñas, pero altamente nutritivas, al día.

• Para este propósito habrán de incluirse alimentos que nos proporcionen hidratos de carbono complejos (que se digieran lentamente), como cereales integrales: avena, cebada, trigo, centeno, arroz integral.

• Consumir semillas y nueces, almendras, cacahuates, ajonjolí, semillas de girasol y de calabaza, que además de tener ácidos grasas esenciales para nuestro organismo nos proporcionan otros nutrimentos muy importantes: vitaminas, proteínas, minerales, etcétera.

• Los germinados en general, el yogur, las leguminosas: soya, amaranto, frijoles, lentejas, brindarán las proteínas vegetales requeridas por el paciente.

• Abundantes ensaladas crudas y frutas en general, que además de contener propiedades curativas, nos brindan vitaminas y minerales esenciales para la salud.

• Tomar el tónico cerebral una o dos veces al día.

• Tomar jugos de frutas o verduras en abundancia; son sumamente nutritivos y curativos.

Ayuno**

A través de numerosos estudios clínicos se sabe que los ayunos con jugos son la terapia más efectiva en el tratamiento de las enfermedades mentales. Incluso cuando muchos otros tratamientos han tenido resultados insatisfactorios, el ayuno con jugos ha brindado una rápida y efectiva recuperación, debido

---

* Véanse en la cuarta parte: "Dietoterapia básica", "Tónico cerebral" y "Jugos naturales", que se mencionan en este apartado.
** Véase en la cuarta parte, "Ayunos", para las opciones de jugos que se deberán tomar cada dos horas.

al proceso de desintoxicación que libera al cerebro y a todo el organismo de muchos elementos nocivos, además de brindar nutrimentos esenciales para la recuperación total del paciente.

Para iniciar el tratamiento se puede hacer un ayuno con jugos, de 3 días a una semana —será de gran beneficio para el paciente— y después continuar con la dieta antes indicada.

Coma 2 días y ayune con jugos 1.

Los días que coma, tome los complementos nutricionales indicados.

Bioterapias complementarias*

- Baño de sol, diariamente si es posible, ya que es un gran depurador y tónico del sistema nervioso.
- Baño vital, de 15 minutos, 3 veces al día para tonificar el sistema nervioso y el aparato digestivo.
- Hacer ejercicio al aire libre, especialmente caminar descalzo sobre el pasto, sobre todo temprano cuando está húmedo del rocío.
- Aplicar compresa fría al vientre después de comer y/o al acostarse.
- Realizar el cepillado de la piel en seco durante 15 minutos, de preferencia antes del baño, que se aconseja sea con agua fría o por lo menos templada.
- Aplicar la compresa dorsal cuando haya irritación, nerviosismo y excitación resulta muy benéfico.

Complementos nutricionales

• Levadura de cerveza	6 tabletas, 3 veces al día, o 1 cucharada, 3 veces al día
• Complejo B (de alta potencia)	1 cápsula con el desayuno
• Zinc y manganeso	De preferencia en una fórmula donde haya otros minerales
• Algas marinas	2 tabletas, 3 veces al día

* Véanse en la cuarta parte: "Sol", "Baño vital", "Ejercicio", "Compresa al vientre", "Cepillado de la piel" y "Compresa dorsal", que se mencionan en este apartado.

- Vitamina E   400 UI
- Vitamina C   1 gramo, 3 veces al día
- Vitamina A   10 000 UI con el desayuno
- Aceite de semillas de   1 cucharada, 3 veces al día, con los alimentos
  uva extravirgen

Complementos nutricionales de "Margarita Naturalmente"

- Complejo B-100   1 cápsula con el desayuno
- Levadura de Cerveza   1 cucharada en jugo mañana y tarde
- Betazinc   1 tableta con el desayuno y la comida
- Super C Natural   1 tableta, de 3 a 5 veces al día
- Osteoplus   1 tableta con el desayuno y la cena
- Linaza Canadiense   1 cucharada en agua o jugo, mañana y tarde
- Lecitina de Soya   3 cápsulas, 3 veces al día

Herbolaria*

Aquí damos varias opciones, según el estado del paciente.

- Raíz de angélica, salvia, cilantro, menta, anís —si hay depresión—, mezclado por partes iguales. Agregar 2 cucharadas de la mezcla por litro. Tomar un litro al día y una taza una hora antes de dormir.
- Valeriana, tila, manzanilla, hojas de boldo, lúpulo, si hay insomnio. Agregar una cucharada de la mezcla a una taza. Tomar un litro durante el día y una taza una hora antes de dormir.
- Hojas de naranjo, flores de azahar, tila, si hay excitación. Un litro al día, con dos cucharadas de la mezcla en partes iguales.

Herbolaria con productos de "Margarita Naturalmente"

- Pasiflora Compuesta, 20 gotas en agua o jugo, 3 veces al día, si el paciente está alterado o nervioso.
- Hipericum, 20 gotas en agua o jugo, 3 veces al día, si el paciente está deprimido.
- Hierbas Suecas, 1 cucharada en 1 taza de agua, después de cada comida, 3 veces al día.

* *Véase en la cuarta parte, "Tés de plantas medicinales".*

ENTERITIS.   Véase "Colitis".

ENTEROCOLITIS.   Véase "Colitis".

EPILEPSIA.   Es una enfermedad que afecta a los nervios y al cerebro; va acompañada por la pérdida de conciencia y convulsiones en el momento de las crisis.

Un grupo de investigadores de Montreal informó ante la Reunión de la Asociación Americana de Neurólogos y el Congreso Canadiense de las Ciencias Neurológicas, cómo los resultados de sus trabajos muestran una fuerte relación entre la epilepsia y la deficiencia de zinc y un aminoácido llamado taurina.

El proceso en el que estos dos elementos están envueltos no está aún plenamente clarificado. El aminoácido taurina no es un aminoácido esencial, lo cual significa que el mismo organismo lo puede manufacturar (los aminoácidos esenciales son aquellos que nuestro organismo no puede fabricar y que deben entonces estar presentes en la dieta).*

¿Cómo puede haber entonces deficiencia de tal aminoácido, si el cuerpo puede fabricar el suyo propio? Por alguna razón, aún no bien entendida, se presenta un bloqueo fisiológico y/o mental, que no permite la elaboración de la taurina. En este caso, al proveer al organismo con dicho aminoácido se repara el daño que su deficiencia crea. Ese elemento, taurina, tendría entonces que ser administrado prácticamente de por vida.

Basados en esta hipótesis, los doctores John Donaldson y André Barbeau, de la Clínica del Instituto de Investigaciones de Montreal, suministraron el aminoácido taurina a 12 de sus pacientes epilépticos, que sufrían al menos 3 crisis diarias, y que tenían ya tiempo tomando, sin resultado, grandes dosis de medicinas convencionales. Después de tan sólo 24 horas de administrarles taurina, la frecuencia de las crisis decreció y tiempo después fueron por completo eliminadas. Los mencionados médicos no están aún seguros sobre cuál es el nivel adecuado en que este aminoácido debe ser administrado; no sugieren ninguna dosis en particular; es un poco temprano para decidir.

* Véase "Proteínas".

El otro elemento considerado básico por estos investigadores es el zinc, mineral involucrado en muchísimos procesos orgánicos. Su relación directa con la epilepsia es muy difícil de entender para el lego. El zinc parece estar envuelto en la captura de otra sustancia en determinada parte del cerebro, en donde ella tiene que desarrollar sus funciones.

El análisis de sus pacientes reveló que 32 de ellos tenían 15% menos zinc en la sangre, en comparación con personas no epilépticas. La de zinc, acompañada por el aminoácido taurina, debe traer todavía mejores resultados.

Otros estudios en el Hospital de Niños de Montreal señalan cómo los médicos descubrieron que varios niños epilépticos tenían sólo un 50% del manganeso normal en la sangre. Esta deficiencia y sus consecuencias pueden ser producto de una dieta inadecuada, o por problemas hereditarios y/o digestivos.

El manganeso está involucrado en el uso de los azúcares en el cuerpo; ha sido aplicado en ocasiones para controlar los niveles de insulina (y azúcar) en la sangre, en ciertos casos de diabetes.

Se sabe además de la estrecha relación entre las convulsiones y una deficiencia de manganeso, vitamina B6 y magnesio.

Como se puede observar, las deficiencias nutricionales derivadas principalmente de una alimentación inadecuada deben corregirse con el fin de lograr la recuperación del paciente.

Debe evitarse totalmente el alcohol, harina y azúcar refinadas, todos los alimentos enlatados e industrializados, café y tabaco. Tampoco conviene al paciente epiléptico comer en exceso ni antes de acostarse, pues esto puede provocar convulsiones. No se deben consumir proteínas animales, ya que éstas roban al cuerpo niacina, piridoxina y manganeso, esenciales para el epiléptico.

También es primordial evitar tensiones y preocupaciones; se debe procurar un sueño reparador, dormir temprano y descansar lo suficiente.

Terapia alimenticia*

Siga las indicaciones dadas en "Dietoterapia básica", con las siguientes particularidades:

---

* *Véanse en la cuarta parte: "Dietoterapia básica" y "Tónico cerebral", respectivamente, y que se mencionan en este apartado.*

- Las nueces y semillas en general, germinados, yogur, queso *cottage*, betabel, higos, abundantes ensaladas crudas, especialmente verduras de hojas verdes (espinacas, perejil, lechuga, berros, apio, escarola), son alimentos muy importantes para el paciente epiléptico.
- Poner énfasis en los jugos de verduras y, en especial, la alfalfa, licuada con agua, un trozo de piña o una guayaba y miel, o en jugos combinados con otras verduras como: lechuga, zanahoria, alfalfa, perejil, apio, betabel. Se pueden hacer otras combinaciones.
- Una hora antes de acostarse, hacer jugo (en el extractor) de lechuga orejona, ya que contiene un sedante natural muy benéfico en este caso; lo puede combinar con manzana y zanahoria.
- Hacer 5 o 6 comidas pequeñas pero muy nutritivas durante el día, en lugar de 2 o 3 fuertes. Esto ayuda a asimilar mejor los nutrimentos y a evitar la hipoglucemia, aspectos fundamentales en la recuperación del paciente.
- Tomar tónico cerebral, 1 o 2 veces al día.
- Evitar a toda costa el estreñimiento. Si se presenta, tomar todas las mañanas una cucharada de linaza y dos ciruelas pasas deshuesadas, previamente remojadas, desde la noche anterior, en medio vaso de agua. Se puede endulzar con miel o melaza (se consumen tanto las semillas como el líquido).

Ayuno*

Los ayunos deberán seguir las indicaciones dadas en "Enfermedades mentales", pues también en este caso es vital liberar al cerebro en especial y al organismo en general de las toxinas acumuladas.

---

* *Véase en la cuarta parte, "Ayunos".*

Bioterapias complementarias*

En esta enfermedad, estas terapias juegan un papel muy importante en la curación del paciente.

- Baño de sol, o baño de vapor, diariamente.
- Cataplasma de barro, cubriendo toda la cabeza, 2 o 3 veces al día.
- Caminar descalzo sobre el pasto, de preferencia temprano cuando haya rocío. El contacto con el magnetismo de la tierra, el estímulo del pasto bajo la planta de los pies y la humedad del rocío promueven la rápida recuperación del paciente.
- Baño vital, 2 veces al día.
- Aplicar compresas al vientre después de comer y/o al acostarse. También se deberá aplicar durante las convulsiones.
- Realizar el cepillado de la piel en seco 15 minutos antes del baño, de preferencia con agua fría.
- Hacer caminatas y/o ejercicio al aire libre.
- Aplicar compresa dorsal; es muy benéfica para estos pacientes.
- Procurar dormir temprano y donde haya suficiente ventilación (ventanas abiertas); el aire puro y fresco es muy importante. El clima templado es el ideal.
- Lavado intestinal, una vez por semana durante 2 meses.
- Flores de Bach, muy importantes.

Complementos nutricionales

- Levadura de cerveza   6 tabletas, 3 veces al día, o 1 cucharada, 3 veces al día
- Vitamina E   400 UI con el desayuno
- Vitamina A   10 000 UI con el desayuno
- Vitamina D   1 000 UI con el desayuno
- Vitamina C   1 000 miligramos, 3 veces al día

* *Véanse en la cuarta parte: "Sol", "Baño de vapor", "Baño vital", "Compresa al vientre", "Cepillado de la piel", "Ejercicio", "Compresa dorsal" y "Lavado intestinal", que se mencionan en este apartado.*

- Manganeso   hasta 50 miligramos al día
- Zinc   30 miligramos al día
- Complejo B   1 cápsula al día
- Vitamina B6   100 miligramos al día
- Aceite de semillas de   Una cucharada, 3 veces al día, con los alimentos
  uva extravirgen
- Lecitina   2 cápsulas, 3 veces al día

Complementos nutricionales de "Margarita Naturalmente"

- Complejo B-100   1 cápsula con el desayuno
- Levadura de Cerveza   1 cucharada en jugo, 1 o 2 veces al día
- Super C Natural   1 tableta, 3 veces al día, con los alimentos
- Betazinc   1 tableta con el desayuno y la comida
- Osteoplus   1 tableta con el desayuno y la cena
- Linaza Canadiense   1 cucharada en agua o jugo, mañana y tarde
- Lecitina de Soya   2 cápsulas, 3 veces al día, con los alimentos

Herbolaria*

- Hojas de naranjo, flores de azahar y tila, mezclados en partes iguales. Tomar un litro al día.

Herbolaria con productos de "Margarita Naturalmente"

- Pasiflora Compuesta, 20 gotas en agua o jugo, antes de los alimentos.
- Hierbas Suecas, 1 cucharada en 1 taza de agua calientita, después de los alimentos, 2 o 3 veces al día.

ESCLEROSIS MÚLTIPLE.   Se le considera una enfermedad autoinmune, es decir, el propio cuerpo se ataca a sí mismo debido a algún tipo de mensaje erróneo. Esto ocasiona el endurecimiento de diversas áreas del sistema nervioso y el desarrollo de cicatrices o lesiones en los nervios.

Es una enfermedad crónica, no mortal que ocasiona el deterioro de la cubierta protectora (las capas de mielina) de las células nerviosas en el cerebro y la espina dorsal. Es uno de los más comunes desórdenes

---

* *Véase en la cuarta parte, "Tés de plantas medicinales".*

neurológicos entre adultos jóvenes (entre los 20 y los 40 años), aunque también los niños y ancianos pueden padecerlo. Más mujeres que hombres sufren este padecimiento y las personas caucásicas son más vulnerables al mismo.

Se ha comprobado que la malnutrición, deficiencias de varios nutrimentos esenciales, el estrés e infecciones están muy relacionados con la esclerosis múltiple. En las autopsias realizadas en estos enfermos se ha encontrado una gran deficiencia de lecitina en el cerebro y las capas de mielina que cubren los nervios.

Entre más temprano se inicie el tratamiento mejores resultados se obtendrán, pudiendo llegar a mantener la enfermedad casi por completo en remisión y sin afectar prácticamente al paciente por muchos años, 20 o más según los registros al respecto.

Por supuesto que no importa en qué fase del padecimiento se encuentre el paciente, siempre se va a beneficiar al seguir los consejos aquí dados.

Debe evitarse el cigarro y el alcohol, pues interfieren con la absorción de los ácidos grasos esenciales, necesarios para nutrir el cerebro, la espina dorsal y el recubrimiento de los nervios, destruyen además vitaminas B y C y empeoran en general los síntomas de la enfermedad.

Es muy importante descansar bien y a la vez hacer ejercicio físico moderado que permita al paciente aliviar la fatiga y no empeorarla. El yoga es particularmente benéfico pues ayuda a mantener la flexibilidad de los músculos y brinda una actitud positiva, esencial en cualquier enfermedad.

Se han demostrado resultados exitosos cuando se observa una dieta sana, rica en semillas, vegetales, frutas, cereales integrales; además, suplementos de alta potencia de vitaminas y minerales. El consumo de lecitina y ácidos grasos esenciales a través de los aceites de semillas de uva y linaza, son esenciales para la nutrición del cerebro y de las células nerviosas.

Hay que consumir muy pocas grasas saturadas, máximo 15 gramos al día. Evitar el chocolate, los alimentos condimentados, café, sal y productos chatarra en general.

Siga el tratamiento indicado en "Nervios" con las siguientes particularidades:

Complementos nutricionales

- Lecitina — 3 cápsulas, 3 veces al día con los alimentos
- Aceite de semillas de uva extravirgen o aceite de linaza extravirgen o aceite de canola — 1 cucharada, 3 veces al día con los alimentos
- Complejo B de alta potencia — 1 tableta con el desayuno
- Vitamina B6 — 50 mg con el desayuno
- Vitamina C — 1000 mg, 1 tableta, 3 veces al día, con los alimentos.
- Magnesio — 50 mg con el desayuno
- Zinc — 15 mg con el desayuno

Complementos nutricionales de "Margarita Naturalmente"

- Lecitina — 3 cápsulas, 3 veces al día con los alimentos
- Osteoplus — 1 tableta con desayuno y cena
- Complejo B-100 — 1 tableta con desayuno y comida
- Levadura de cerveza — 1 cucharada con jugo, mañana y tarde
- Betazinc — 1 tableta con desayuno y comida
- Super C Natural — 1 tableta, 3 veces al día con los alimentos

Herbolaria*

Tomar tés de una o varias de las siguientes plantas:

- Pasiflora, valeriana, tila, tumbavaquero, aceitilla, azahares.

También son recomendables los baños de tina en agua tibia o caliente con alguna o varias de las siguientes plantas:

* *Véase en la cuarta parte, "Tés de plantas medicinales".*

• Manzanilla, salvia, romero, árnica.

Herbolaria con productos de "Margarita Naturalmente"

• Ginkgo Biloba Compuesto, tomar 20 gotas en medio vaso de agua, tres veces al día, antes de los alimentos.
• Hierbas Suecas, mezclar una cucharada de este líquido en una taza de agua tibia y tomar después de los alimentos, tres veces al día.
• Pasiflora Compuesta, tomar 20 gotas en medio vaso de agua, tres veces al día.

ESPINILLAS.   Véase "Acné".

ESQUIZOFRENIA.   Véase "Enfermedades mentales".

ESTERILIDAD.   Véase "Impotencia".

ESTREÑIMIENTO.   Con este nombre se designa el atraso o insuficiencia de las materias fecales a su paso por el intestino

La gran mayoría de las personas no sabe o no acepta que sufre estreñimiento; se cree que una evacuación o semievacuaciones diarias son suficientes y normales; sin embargo, lo natural es que existan tantas evacuaciones como comidas se realizan en el día, pues cada defecación son los residuos de una comida. De esto deducimos los distintos grados de estreñimiento:

• Cuando se realiza sólo una evacuación plena o una semievacuación al día. Esto representa un principio de estreñimiento.
• Los casos en los que se evacúa sólo una vez cada dos, tres o más días.
• Los casos más graves, cuando se evacúa cada 8 y hasta 15 días.

El estreñimiento debe combatirse de inmediato, dado que la retención prolongada de las heces en el intestino produce un continuo autoenvenenamiento, pues los tóxicos y venenos producidos pasan al torrente sanguíneo llevando intoxicación al organismo en general y principalmente al sistema nervioso. Todo esto origina problemas de salud tales como: depresión, pereza, irritabilidad, dolor de cabeza, incluso migrañas, debilidad nerviosa y todo tipo de complicaciones relacionadas con los riñones, el hígado, la piel, etcétera.

Podemos asegurar que combatir el estreñimiento equivale a combatir de raíz cualquier problema de salud y viceversa. En la base de cualquier enfermedad existe estreñimiento en mayor o menor grado.

Las causas más comunes de este padecimiento son:

- Una alimentación antinatural, carente de fibras vegetales y alimentos integrales, abundante en harinas y azúcares refinados, carnes, huevos, café y otros.
- No hacer ejercicio, costumbre propia de la vida sedentaria y que dificulta los movimientos peristálticos del intestino.
- La falta de líquidos, es decir, no ingerir suficiente agua para que las heces adquieran volumen.
- La nociva costumbre de resistir y posponer los deseos de evacuar.
- Las tensiones y las emociones perjudiciales.
- El uso excesivo de laxantes, pues crean un círculo vicioso que hace perezoso al intestino.
- El exceso de proteína animal en la dieta; al no ser utilizada por el organismo, conduce a putrefacciones intestinales.
- Carencias nutricionales como falta de algunas vitaminas del complejo B, como la tiamina, la niacina, inositol, y minerales, como el potasio y el calcio.
- La falta de fibra en la dieta* (la fibra es exclusiva de los productos vegetales).
- La diarrea prolongada, pues sucede que por el cansancio consiguiente a la excitación repetida produce atonía en los músculos intestinales.
- Drogas y medicamentos que contienen tanino, plomo, hierro, bis-

_____
* Véase "Fibra".

muto y otros metales.

Terapia alimenticia

Siga las instrucciones dadas en "Dietoterapia básica",* con las siguientes particularidades:

- Antes del desayuno: tomar una cucharada de linaza y dos o tres ciruelas pasas, previamente lavadas y remojadas en medio vaso de agua desde la noche anterior. Se puede agregar un poco de miel si se desea. Se deben masticar perfectamente y tomar también el líquido donde se remojan. Utilizar la melaza para endulzar es especialmente benéfico para combatir el estreñimiento.
- En el desayuno: elegir las frutas laxantes y más ricas en fibra, por ejemplo: papaya, pera, guayabas maduras, mangos, plátanos, uvas, etc. De preferencia no mezclar varias frutas a la vez para evitar problemas digestivos.
- Entre comidas: tomar un jugo de zanahoria, apio y betabel.
- En la comida: poner énfasis en las verduras crudas (ensaladas y en los guisados de verduras ricas en fibras como los nopales, acelgas, verdolagas, espinacas, quelites, betabeles cocidos, poro).
- Cena: tomar una taza de yogur, con fruta o solo, para mejorar la flora intestinal.
- Evitar cereales y harinas refinados, dulces e irritantes.

Ayuno**

Coma durante tres días y al cuarto haga un ayuno con cualesquiera de las siguientes opciones:

- Papaya.
- Mangos.
- Jugo de zanahoria, apio y betabel.

---

*   *Véase en la cuarta parte, "Dietoterapia básica".*
**   *Véase en la cuarta parte, "Ayunos".*

• Cualquier fruta o jugo de su elección.

Bioterapias complementarias*

• Aplicar compresa fría al vientre después de cada comida y/o al acostarse.
• Baño vital, de 15 a 20 minutos, una o dos veces al día.
• Realizar el cepillado de la piel con frotación al final.
• Ejercicio: nadar, correr, caminatas, escalar, brincar.
• Masaje, sobre el vientre, con el estómago vacío, empezando en círculo del lado derecho inferior hacia el lado opuesto, 10 minutos.
• Baño de vapor o de sol dos o tres veces por semana.
• Lavado intestinal dos veces por semana durante un mes. Después disminuir a un lavado semanal durante uno o dos meses más hasta que el estreñimiento se haya erradicado. Se realiza con el té de: centaura, llnaza y dlente de león, un litro .
• La posición a la hora de evacuar es muy importante y lo ideal sería colocarse en cuclillas para facilitar la defecación. Si ésta no es posible, se colocará un banquito de unos 20 centímetros

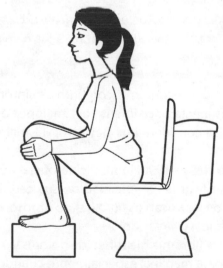

---

* *Véanse en la cuarta parte: "Compresa al vientre", "Baño vital", "Cepillado de la piel", "Frotación", "Ejercicio", "Baño de vapor", "Sol" y "Lavado intestinal, que se mencionan en este apartado.*

de alto, debajo de los pies a la hora de sentarse en el retrete para elevar las piernas y ayudar a los movimientos del intestino.

Complementos nutricionales

• Levadura de cerveza	6 tabletas o 1 cucharada entre cada comida, con el jugo indicado a esa hora
• Polen de flores	1 cucharada con el desayuno
• Complejo B	1 cápsula al día

Complementos nutricionales de "Margarita Naturalmente"

• Linaza Canadiense	1 cucharada en agua o jugo, 2 o 3 veces al día
• Levadura de Cerveza	1 cucharada en jugo por la mañana
• Complejo B	1 cápsula con la comida principal
• Fibra Natural	1 cucharada en 1 vaso de agua o jugo, 1 o 2 veces al día

Herbolaria*

• Centaura, achicoria, diente de león, raíz de genciana, semilla de anís, mezclados por partes iguales.

Herbolaria con productos de "Margarita Naturalmente"

• Hierbas Suecas, 1 cucharada en 1 taza de agua, después de los alimentos.

FIBROMIALGIA.   Es un síndrome (conjunto de síntomas) que tan sólo en Estados Unidos afecta oficialmente a 4 millones de personas, pero extraoficialmente se considera que hay otros 11 millones de personas que lo padecen.

Diagnosticado desde 1990, la medicina oficial aún no termina de comprender ni clasificar la complejidad de sus causas y síntomas. Su nombre se deriva de los vocablos *fibro* (tejido fibroso, ligamentos y tendones), *my* (músculos) y *algia* (dolor).

Los pacientes de fibromialgia sufren de dolores y rigidez generalizados, sobre todo por la mañana, especialmente cuando no se ha dormi-

---

* *Véase en la cuarta parte, "Tés de plantas medicinales".*

do bien. Dolores quemantes y ardorosos como si los nervios estuvieran a flor de piel. La mayoría de las personas con este padecimiento sufren también de fatiga, disturbios del sueño, síndrome del colon irritable (estreñimiento, diarrea, dolor e inflamación abdominal), cefaleas crónicas, dolor de los músculos y ligamentos de las quijadas, hipersensibles a los olores, la luz, el ruido y los cambios del clima.

Otros síntomas Incluyen depresión, ansiedad, problemas de la memoria, volubilidad de carácter, dificultad para concentrarse, adormecimiento y hormigueo en las extremidades (manos y pies), vejiga irritable, ojos y boca secos, mareos.

El padecimiento se asocia con niveles bajos de serotonina, puede presentarse posterior a sufrir heridas, accidentes o traumas, así como enfermedades virales, situaciones de estrés severo y crisis familiares y emocionales.

En las medicinas alternativas se considera que el dolor de los músculos, tendones y ligamentos viene de los materiales de desecho, oxígeno y nutrimentos no asimilados ni eliminados adecuadamente y atrapados debido a un congestionamiento (intoxicación) de los sistemas digestivo y linfático.

Como normalmente se trata a estos pacientes con una gran cantidad de calmantes y antiinflamatorios, a fin de cuentas, esto sólo viene a dar alivio momentáneo y a aumentar la Intoxicación que existe ya en el organismo y que es la causa original del padecimiento.

Como en todas las enfermedades es esencial realizar un tratamiento integral, holístico. Hacer cambios en los hábitos de vida. Cambiar a una dieta sana y depurativa, tener una actitud positiva, una disposición a superarnos y encontrar la alegría de la vida. Cuando está sufriendo tanto pensará que cómo va a encontrar la alegría de la vida bajo tanto sufrimiento, pero se sorprenderá de que cuando empiece a trabajar desintoxicándose, su cuerpo y su espíritu empezarán a reaccionar, a mejorar y a cambiar para bien.

Como éste es un padecimiento muy relacionado con intoxicación del organismo puede realizar el tratamiento indicado para el "Hígado", por ser el órgano esencial para la depuración del organismo en general.

A ese tratamiento conviene agregar la ingesta de Aceite de semillas de uvas extravirgen, una cucharada tres veces al día con los alimentos.

FIBROSIS QUÍSTICA.

FIBROSIS QUÍSTICA.   Ésta es una enfermedad que afecta a diferentes órganos a la vez: el páncreas, el sistema respiratorio, las glándulas sudoríparas. Por lo común, se presenta en el nacimiento o en los primeros años de vida. Se caracteriza por varios problemas respiratorios, ausencia de actividad pancreática y susceptibilidad al calor.

El páncreas, que regula el uso de almidones y azúcares en la sangre, se llena de mucus, al igual que otras glándulas, en el intestino, los ductos biliares, la vejiga de la bilis y las glándulas salivales. Las glándulas sudoríparas segregan muchísimo cloruro de potasio y de sodio. El duodeno también segrega mucho mucus.

Los pulmones sufren de bronquitis crónica y acumulación de mucus. Eventualmente, éstos se llenan de pus, de infecciones varias. La muerte puede ocurrir más tarde, debido a obstrucciones del paso del aire o por agrandamiento del corazón, el cual trata de compensar la falta de oxígeno. Estos pacientes tosen constantemente. La sinusitis y otros problemas nasales pueden complicar la situación aún más.

El sudor excesivo en climas calientes puede causar una pérdida severa de sodio y potasio, produciendo desequilibrios en el sistema circulatorio. Muchas víctimas de la fibrosis quística mueren en la infancia; 50% de los enfermos, antes de los 20 años. Los otros logran vivir más con mucha atención médica, dietas especiales, combatiendo infecciones… Se considera que la obstrucción de las glándulas que segregan mucus es el principal problema, pues eso puede afectar a cualquier glándula.

La fibrosis quística ha sido considerada, las más de las veces, como una enfermedad hereditaria; no obstante, el Dr. Joel Wallach ha presentado pruebas de que esta enfermedad resulta más bien de la inadecuada nutrición de la madre durante el embarazo.

El Dr. Wallach encontró al practicar la autopsia a un mono, en el Centro de Investigaciones de Primates, en Atlanta, cambios en sus órganos y tejidos, característicos de la fibrosis quística en los niños. Al poco tiempo, otros cinco monos, que vivían en la misma sección que el otro, ya muerto, desarrollaron problemas similares. Como ninguno de ellos estaba emparentado, se descartó la herencia como causa. Tres de ellos sobrevivieron poco tiempo; los otros dos se recuperaron parcialmente y su pelo encaneció; un macho presentaba además genitales subdesarrollados.

Tiempo después, el Dr. Wallach trató el aspecto humano de lo que había descubierto. En un hospital de la misma ciudad, estudió el caso de 15 señoras que habían tenido conjuntamente 48 embarazos, muchos de ellos difíciles y complicados. De los 48, 10 resultaron en aborto y un niño nació con defectos múltiples; más de la mitad produjeron bebés con fibrosis quística, abortos o defectos congénitos; una sexta parte trajo pérdida considerable de cabello en la madre, deficiencias de zinc y selenio, producto del uso generalizado de alimentos refinados, carentes de estos componentes, y de muchísimos otros nutrimentos básicos para la salud. Estas mujeres tenían trabajos muy absorbentes y disponían de poco tiempo para preocuparse de su buena alimentación (lo que se ve claramente en sus resultados).

Las dietas bajas en selenio han sido asociadas a enfermedades de las membranas pulmonares de los recién nacidos. Algunas enzimas en el organismo contienen selenio, entre ellas, una que protege las membranas del feto en desarrollo. La deficiencia en selenio puede también ocasionar problemas cardíacos y desarreglos pancreáticos, incluso cáncer.

El buen cuidado de la madre durante el embarazo parece ser la manera adecuada de evitar esos problemas: llevar una dieta integral, olvidándose de productos refinados, cigarro, alcohol, café, refrescos, azúcar; realizar ejercicios adecuados a su estado; tomar complementos de zinc, vitaminas E, C, complejo B, selenio, proteínas; practicar la relajación diariamente, la comunicación afectiva con el feto, etcétera.

Terapia alimenticia

Siga las indicaciones dadas en "Dietoterapia básica",* con las siguientes particularidades:

Para el paciente de fibrosis quística, su tratamiento debe estar enfocado a corregir la malnutrición que lo caracteriza.

- La dieta debe ser 25% más alta en calorías, provenientes, sobre todo, de las proteínas, en este caso más fáciles de asimilar que los almidones o las grasas.
- Eliminar los alimentos chatarra, refinados e industrializados.
- Incluir en la alimentación: nueces, semillas, yogur, queso *cottage*, frijoles, lentejas, cereales integrales como arroz, trigo, cebada, etcétera.

* *Véanse en la cuarta parte: "Dietoterapia básica", "Tónico de vida" y "Tónico cerebral", que se mencionan en este apartado.*

- Las verduras verdes (berros, alfalfa, lechuga, apio, espinacas, acelga, hojas de betabel y rábanos —en abundantes ensaladas crudas o en jugos con diferentes combinaciones—) son especialmente benéficas en este tratamiento, gracias a su alto contenido en minerales y su capacidad desintoxicante y limpiadora de todo el sistema, lo cual contrarresta o elimina las mucosidades características del caso.

- Los jugos, además de proporcionar un mayor aporte de líquidos que este paciente necesita, mineralizan y limpian el organismo. Algunos ejemplos de jugos son:

a) Lechuga, apio, hojas de betabel, betabel, rábano y zanahoria.

b) Zanahoria, apio y betabel.

c) Licuado de alfalfa con piña y/o guayaba y miel.

d) Jugo de jitomate (tomate), lechuga, zanahoria, apio, rábano (con sus hojas).

e) Jugo de naranja licuado con guayaba y miel (se cuela).

f) Lechuga, berros, zanahoria, rábano (el jugo de éste es muy benéfico).

El tónico de vida y el tónico cerebral son muy recomendables.

Ayuno*

Iniciar el tratamiento con un ayuno de 3 a 7 días con los jugos indicados muy aconsejables, como mencionamos, por su capacidad depuradora, limpiadora de mucosidades y mineralizante. Después, continuar el tratamiento comiendo tres días y ayunando uno; seguir así.

Bioterapias complementarias**

- Baño de sol o de vapor diariamente si es posible.
- Aplicar compresa fría al pecho (igual que compresa al vientre), cuando se presenten problemas para respirar.

---

* *Véase en la cuarta parte, "Ayunos".*
** *Véanse en la cuarta parte: "Sol", "Baño de vapor", "Compresa al vientre", "Lavado intestinal", "Cepillado de la piel", "Frotación" y "Vaporizaciones", que se mencionan en este apartado.*

- Lavado intestinal, uno por semana, durante dos meses.
- Realizar el cepillado de la piel en seco, durante 15 minutos seguidos de frotación de agua fría. Es muy importante.
- Correr, caminar y el ejercicio en general ayudan al paciente a mantener los pulmones limpios de mucosidades.
- Hacer vaporizaciones de eucalipto. También se puede mantener en la habitación un recipiente con el té de eucalipto hirviendo constantemente.

Complementos nutricionales

- Vitamina A   25 000 UI
- Vitamina E   400 UI
- Vitamina D   1 000 UI
- Vitamina C   1 gramo, 3 veces al día
- Complejo B   1 tableta con el desayuno
- Zinc   30 miligramos
- Papaína   1 tableta, después de cada comida
- Lecitina   2 cápsulas, 3 veces al día, o 2 cucharadas al día
- Levadura de cerveza   4 tabletas, 3 veces al día, o 3 cucharadas al día

Una fórmula multiminerales es también aconsejable.

Complementos nutricionales de "Margarita Naturalmente"

- Betazinc   1 tableta con el desayuno y la comida
- Super C Natural   1 tableta, 3 veces al día, con los alimentos
- Complejo B-100   1 cápsula con el desayuno
- Lecitina   2 cápsulas, 3 veces al día, con los alimentos
- Levadura de Cerveza   1 cucharada con jugo, 2 veces al día
- Osteoplus   1 tableta con la cena
- Semilla de Uva   2 cápsulas, 3 veces al día, con los alimentos

Herbolaria*

Elija una de las siguientes combinaciones.

- Gordolobo y eucalipto.

* *Véase en la cuarta parte, "Tés de plantas medicinales".*

• Cola de caballo, llantén y pulmonaria.

• Angélica, eucalipto y gordolobo.

Mezclar por partes iguales. Tomar un litro de infusión durante el día.

• Tónico de bronquios:
A un guaje cirial o cuatecomate se le hace un orificio lo suficientemente grande como para que quepa una cuchara. Se llena de vino jerez, se tapa y se deja reposar mínimo 3 días. Se toma 1 cucharada cada 2 horas, 5 al día; 1 cucharadita para niños. Se pueden preparar varios guajes, entre más se añeje el tónico es mejor. Es un auxiliar excelente para eliminar mucosidades de los pulmones.

Herbolaria con productos de "Margarita Naturalmente"
• Eucalipto Compuesto, 20 gotas en agua o jugo, 3 veces al día.
• Tónico de Bronquios, 1 cucharada, cada 2 horas.
• Hierbas Suecas, 1 cucharada en 1 taza de agua, 2 o 3 veces al día.

Para este caso, resulta muy interesante la obra *Sistema Curativo por dieta Amucosa,* del Profesor Arnold Ehret.

FRIBROSIS QUÍSTICA MAMARIA.   Son los nódulos que se presentan en las glándulas mamarias, de los cuales se considera que 75% son benignos y sólo 25% pueden ser cancerígenos.

Es importante si tiene quistes en los senos, hacer un estudio médico para descartar su malignidad.

Una vez realizado lo anterior, se aconseja seguir el tratamiento indicado en las secciones de "Menstruación" o "Menopausia", según la etapa en que se encuentre. Al depurar su organismo y equilibrarse hormonalmente de una forma natural, verá la mejoría de su problema.

FIEBRE.   Más que una enfermedad, la fiebre* es un síntoma y un mecanismo de defensa del organismo contra infecciones. Tiene una finalidad

* *Véanse en la cuarta parte: "Lavado intestinal", Hidroterapia", "Paquete completo", "Baño caliente de pies", "Vaporizaciones" y "Dietoterapia básica", que se mencionan en este capítulo.*

depurativa, por tanto, no se debe combatir con medicamentos, sino dejar que siga su curso natural ayudando al cuerpo a sacar lo malsano de su interior.

Los siguientes tratamientos auxiliarán al cuerpo realmente a liberarse de la fiebre y sobre todo de las causas de ésta. Por supuesto, se recomienda descansar y guardar cama.

El primer paso a seguir es la aplicación de un enema o lavado intestinal, pues la causa principal siempre se encuentra en el aparato digestivo. Esto hará que la temperatura se normalice inmediatamente aunque, muchas veces, vuelve a subir más tarde.

Si la fiebre sube de nuevo, continuar entonces con baños de agua fría, ya sea en tina o en la regadera, mojando especialmente las axilas y los genitales; la cabeza no se moja.

El baño dura el tiempo necesario para que el cuerpo esté fresco. Es necesario que el paciente se seque y arrope muy bien para provocar la reacción y sacar así el calor interno. Esto se repite cada vez que la temperatura sube llegando, en el caso de fiebres muy altas, a requerirlo cada 30 minutos. Los baños se repiten hasta que la temperatura del paciente se normaliza por lo general, bastará un máximo de cinco a seis baños.

Estos baños no implican ningún riesgo y son una manera sana de erradicar la fiebre y provocar su acción depuradora. Como se indica en la sección de "Hidroterapia", se mojan primero los pies, piernas y así sucesivamente, en forma ascendente, para evitar un impacto fuerte al corazón.

Cuando el enfermo está muy agotado y no quiere lavarse continuamente, se pueden sustituir estos baños por el "Paquete completo".

Si hay escalofríos se aconsejan los baños de pies en agua caliente o vaporizaciones de eucalipto. Al finalizar, el paciente debe arroparse muy bien.

Mientras la fiebre persista, el enfermo deberá ayunar con cualesquiera de las siguientes opciones:

• Agua de limón con miel.
• Jugo de naranja o de lima.
• Jugo de piña.
• Licuado de alfalfa con piña y miel.
• Jugo de zanahoria con apio y betabel.

Se pueden alternar, según la apetencia del paciente.

Cuando la temperatura se normalice y haya apetito se deben seguir las indicaciones dadas en "Dietoterapia básica".

Complementos nutricionales

- Vitamina C (muy   1 gramo cada 3 horas
  importante para
  combatir la infección)

- Linaza (para ayudar a   1 cucharada remojada en agua, si es semilla
  la limpieza intestinal) entera. Si es molida, mezclarla en 1 vaso de
                           agua o jugo

Complementos nutricionales de "Margarita Naturalmente"

- Super C Natural   1 tableta cada 3 horas
- Betazinc   1 tableta con el desayuno y la comida
- Semilla de Uva   2 cápsulas, 3 veces al día, con los alimentos
- Linaza Canadiense   1 cucharada en agua o jugo, mañana y tarde

Herbolaria*

Elija una de las siguientes combinaciones:

- Manzanilla, tila y tomillo.
- Cabellos de elote, achicoria, menta, saúco y raíz de genciana, mezclados en partes iguales. Tomar un litro al día.

Herbolaria con productos de "Margarita Naturalmente"

- Equinacea Compuesta. El antibiótico natural por excelencia. Tomar 20 gotas en agua o jugo, 3 veces al día.
- Hierbas Suecas, 1 cucharada en 1 taza de agua, 2 o 3 veces al día.

* *Véase en la cuarta parte, "Tés de plantas medicinales".*

FLEBITIS.   Dado que es una enfermedad de las venas, habrá de seguirse el tratamiento de "Venas varicosas".

Antes, cabe hacer un comentario particular: nunca permanezca inactivo por más de una hora. Haga ejercicios o caminatas para impedir que su circulación se vuelva lenta, lo cual puede dar origen a un coágulo.

En este padecimiento habrá que estar bajo la guía muy cercana de un especialista en salud para evitar un posible coágulo y la consecuente embolia.

El ajo crudo tiene propiedades anticoagulantes, por tanto, se recomienda agregarlo en las ensaladas con los aderezos, etcétera.

Tome en ayunas el jugo de 10 limones **licuado** con 2 dientes de ajo y 1 trocito de cebolla. Agregue un poco de sal si desea. Tómelo con popote para no dañar el esmalte de los dientes.

Si las medias elásticas le proporcionan alivio, úselas por períodos cortos (una o dos horas).

FRACTURAS.   Pueden ser simples, si la piel permanece intacta a pesar del hueso fracturado, o compuestas, cuando el hueso rompe también la piel.

La mayoría de las veces es el resultado de un accidente, pero en ocasiones ocurren por graves deficiencias nutricionales, sobre todo, de calcio, magnesio y vitamina D, o por tumores que destruyen el tejido óseo. En estos casos, habrá que atender el problema que originó la fractura, al mismo tiempo que la fractura misma.

Cuando la fractura ocurre por accidente, hay que acudir también al especialista. La nutrición tiene aquí un papel muy importante en el proceso de curación.

Por supuesto, se debe suministrar al paciente una dieta además de sana (libre de alimentos chatarra, azúcar refinada y las toxinas como el tabaco, café, alcohol, etc.), altamente nutritiva, que incluya yogur, nueces, semillas, cereales, leguminosas, además de frutas y verduras en abundancia, jugos, etcétera.

Complementos nutricionales

- Vitamina A   25 000 UI con el desayuno
- Vitamina C   1 gramo, 3 veces al día

- Vitamina D   1 500 UI
- Vitamina E   400 UI
- Complejo B   1 cápsula con el desayuno

Alrededor de la zona afectada, si hay inflamación y/o dolor, se pueden aplicar cataplasmas de barro,* amasado con té de árnica o cuajada de leche, cambiándola cada 2 horas.

Complementos nutricionales de "Margarita Naturalmente"

- Osteoplus   1 tableta con el desayuno y la cena
- Betazinc   1 tableta con el desayuno y la comida
- Super C Natural   1 tableta, 3 veces al día, con los alimentos
- Complejo B-100   1 cápsula con el desayuno

Alrededor de la zona afectada, si hay inflamación y/o dolor, se pueden aplicar cataplasmas de barro,* amasado con té de árnica o cuajada de leche, cambiándola cada 2 horas.

Herbolaria* *

- Consuelda, hojas y raíces. Contienen alantoina, sustancia que estimula el crecimiento de las células, ayuda a que los huesos suelden con más rapidez. Si hay golpes, se puede combinar con árnica.***

GASES. Es uno de los malestares digestivos más comunes. Es muy perjudicial ya que irrita, además de los intestinos, el sistema nervioso; provoca trastornos digestivos, dolor en el vientre y sensación de opresión e incluso dolores de cabeza.

Recuerde que nuestro organismo absorbe las sustancias nutritivas y líquidos a través de los intestinos y si en ellos hay una constante putrefacción, estos venenos serán también absorbidos, llevando tóxicos a todo nuestro cuerpo y propiciarán un sinnúmero de enfermedades.

---

* *Véase en la cuarta parte, "Geoterapia".*
** *Véase en la cuarta parte, "Tés de plantas medicinales".*
*** *Véase también "Huesos".*

Se debe corregir este problema de inmediato, pues si no se vuelve crónico y acarrea después severas consecuencias. No olvide que la calidad de nuestra digestión será la calidad de nuestra sangre y por consiguiente de nuestra salud.

Debemos evitar los alimentos antinaturales, los azúcares refinados y todos aquellos irritantes que favorezcan la formación de gases y putrefacciones intestinales.

Terapia alimenticia

Siga las instrucciones dadas en "Dietoterapia básica",* con las siguientes particularidades:

- Antes del desayuno: tomar una o dos tazas del siguiente compuesto para té:**
- a) Anís de estrella, comino rústico, nuez moscada, hinojo, cáscara de naranja agria y raíz de angélica; mezclarlos en partes iguales. Agregar dos cucharadas de la mezcla por litro de infusión.
- En el desayuno: las frutas más recomendables son la papaya, manzana, mango o nísperos, además de yogur, etcétera.
- Entre comidas: tomar una limonada endulzada con miel.

Ayuno***

Coma durante tres días y al cuarto haga un ayuno con cualesquiera de las siguientes opciones:

- Papaya
- Manzanas
- Mangos
- Nísperos

Se pueden alternar los ayunos.

---

* Véase en la cuarta parte, "Dietoterapia básica".
** Véase en la cuarta parte, "Tés de plantas medicinales".
*** Véase en la cuarta parte, "Ayunos".

Bioterapias complementarias*

- Aplicar compresa fría al vientre después de cada comida.
- Baño vital, de 15 minutos, dos veces al día.
- Baño de sol frecuente, si es posible diariamente.
- Cuando se tengan gases, colocarse boca arriba con las rodillas flexionadas sobre el vientre y sostenidas con los brazos, durante 5 o 10 minutos. Después relajarse durante el mismo tiempo.
- Con el estómago vacío, dar masaje presionando alternadamente sobre el vientre durante cinco minutos.
- Lavado intestinal cada semana durante un mes con las siguientes plantas: hierbabuena, manzanilla, hinojo. Agregar dos cucharadas soperas de la mezcla por litro de infusión.

Complementos nutricionales

• Levadura de cerveza	6 tabletas después de cada comida, 1 cucharada si es en polvo
• Papaína	1 tableta después de cada comida
• Polen	1 cucharada con el desayuno
• Ajo	1 cápsula con cada comida

Para los niños es media dosis

Herbolaria**

- Anís de estrella, comino rústico, nuez moscada, hinojo, cáscara de naranja agria, raíz de angélica; mezclarlos en partes iguales. Agregar dos cucharadas de la mezcla por litro de infusión.

Herbolaria con productos de "Margarita Naturalmente"

- Hierbas Suecas, 1 cucharada en 1 taza de agua, después de cada comida, con Gastroplus, 2 tabletas, después de cada comida.

Véanse en la cuarta parte: "Compresa al vientre", "Baño vital", "Sol", y "Lavado intestinal", que se mencionan en este apartado,

**Véase en la cuarta parte, "Tés de plantas medicinales".*

GASTRITIS.   Véase "Acidez estomacal".

GASTROENTERITIS.   Véase "Colitis".

GINGIVITIS.   Véase "Encías".

GOLPES.   Cualesquiera de las siguientes opciones ayudarán en la recuperación:

- Compresas calientitas de té de flores de árnica.
- Compresas calientitas de agua de sal.
- Hielo.
- Compresas calientitas de té de flores de árnica, caléndula y centaura.
- Cataplasma de barro, de preferencia amasado con té de flores de árnica. Se puede aplicar caliente o frío.
- Sábila asada. Se corta el trozo adecuado, se retira la corteza de un lado, se asa por el lado de la corteza y se aplica directamente la pulpa calientita sobre la piel.
- Miel.

GOTA.   Se caracteriza por un exceso de ácido úrico en la sangre y depósitos de estas sales en los tejidos alrededor de las articulaciones, sobre todo, en los dedos, en especial, el dedo gordo del pie; aunque puede presentarse en cualquier articulación.

La gota es el resultado del metabolismo inadecuado de las proteínas. Deben eliminarse de la dieta todas las proteínas animales, los chícharos, el trigo (sólo comerlo germinado) y la sal. Aun las proteínas vegetales deben comerse con mucha moderación.

Se debe poner énfasis en el consumo de líquidos que previenen la formación de cristales de ácido úrico en los riñones. Tomar los tés indicados, jugos de frutas y verduras en abundancia.

En general, se deberán seguir las instrucciones dadas en el tratamiento de la "Artritis", tanto en lo que respecta a alimentación como en lo que se refiere a "Bioterapias complementarias" y "Complementos nutricionales", pues la atención de estos aspectos es vital para la recuperación del paciente.

Un médico de Michigan, con problemas de gota por unos 40 años, en una carta al *Journal of the American Medical Association*, comenta cómo luego de sufrir esos problemas por tan largo tiempo, se decidió a seguir el consejo de un colega.

Tal recomendación consistía en tomar una combinación de varias vitaminas, incluidas la vitamina C, vitamina E y complejo B. Atendió el consejo y encontró con felicidad cómo le ayudaban a bajar el nivel de ácido úrico en la sangre. De 13 miligramos por decilitro, le bajó a un nivel normal. "En cinco meses (reporta el médico) no he tenido ningún problema de gota."

La vitamina C fue probablemente la que más le ayudó a controlar y bajar el nivel de ácido úrico (principal factor de la gota), desechándolo en la orina.

Además, el ácido pantoténico (vitamina B9) es necesario para la conversión de ácido úrico en sustancias no dañinas (urea y amonia), por tanto la deficiencia de esta vitamina permite la acumulación de ácido úrico con sus sabidas consecuencias. Asimismo la falta de vitamina E en el cuerpo permite la formación excesiva de ácido úrico.

Herbolaria*

Los tés más recomendables son:
- Vainas de chícharo.
- Cola de caballo, sanguinaria y cedrón.
- Alfalfa y zarzaparrilla.

Herbolaria con productos de "Margarita Naturalmente"
- Harpagofito Compuesto, 20 gotas en agua o jugo, 3 veces al día, antes de cada comida.
- Hierbas Suecas, 1 cucharada en 1 taza de agua calientita, con 2 tabletas de Artifree después de cada comida.

---

* *Véase en la cuarta parte, "Tés de plantas medicinales".*

GRIPE.   Este padecimiento, tratado adecuadamente, resulta ser una crisis favorable del organismo para deshacerse de tóxicos que dificultan su funcionamiento.

De aquí la importancia de no atacar la enfermedad con fármacos y químicos sino darle la oportunidad al sistema de que la gripe cumpla su función desintoxicante. Nosotros podemos, a través de una dieta 100% saludable y apropiada, además de los tratamientos naturales, ayudar para que esta crisis nos brinde los máximos beneficios. De ser así, al final de la misma nuestra salud se verá fortalecida.

Los síntomas característicos son: fiebre y escalofríos, dolor de cabeza y ojos, tos, pérdida del apetito, malestar general, catarro de nariz y bronquios.

De ser posible, el paciente guardará cama al menos durante la crisis inicial, pues el descanso es muy importante para la recuperación.

Terapia alimenticia

La pérdida del apetito y la mayor necesidad de líquidos en el organismo facilita el ayuno a base de jugos, los que, por su gran contenido de vitaminas y minerales, serán el alimento-medicamento idóneo.

El enfermo deberá tomar jugo cada dos horas, en la cantidad deseada y variándolo según su apetencia. Los más recomendables en este caso son los cítricos:

• Jugo de naranja.

• Jugo de lima.

• Agua de limón endulzada con miel.

• Jugo de naranja licuada con guayaba, perejil y miel (colado).

• Jugo de naranja licuada con papaya y miel.

Aquí el apetito será un termómetro perfecto, pues éste volverá en cuanto haya mejoría; entonces, se iniciará la alimentación con ensaladas de verduras crudas variadas y frutas, y cuando ya haya más apetito se podrán incluir verduras al vapor, caldos de verduras, etc.

• Deberán evitarse las féculas (pastas, panes, etc.) y los lácteos completamente.

- En general, seguir las indicaciones dadas en "Dietoterapia básica",* hasta la total recuperación.

Bioterapias complementarias**

- Respirar aire fresco.
- Descansar.
- Cepillar la piel en seco, si hay frío; luego abrigar bien. Una vez que la temperatura sea normal, dar una frotación con agua fría, abrigando muy bien en seguida para provocar la reacción de calor.
- Dar frotación con agua fría, cada hora, si hay fiebre. Después, abrigarse bien.
- Barro al vientre o compresa fría al vientre, si hay fiebre.
- Baño de pies con agua caliente, si hay frío.

Complementos nutricionales

• Vitamina E	400 UI
• Vitamina B6 (muy importante en la producción de anticuerpos)	100 miligramos al día
• Vitamina A (muy importante en la salud de las membranas mucosas)	25 000 UI con el desayuno
• Vitamina C (de fuente natural, actúa como antibiótico)	1 gramo con cada comida, 3 veces al día
• Zinc	30 miligramos al día
• Levadura de cerveza	1 cucharada, 2 veces al día
• Ajo (antibiótico natural)	1 cápsula, 3 veces al día, después de las comidas

* *Véase en la cuarta parte, "Dietoterapia básica".*
** *Véanse en la cuarta parte: "Cepillado de la piel", "Frotación", "Geoterapia", "Compresa al vientre" y "Baño caliente de pies", respectivamente, y que se mencionan en este apartado.*

Complementos nutricionales de "Margarita Naturalmente"

- Complejo B-100   1 cápsula con el desayuno
- Betazinc   1 tableta con el desayuno y la comida
- Super C Natural   1 tableta, 3 o 4 veces al día
- Levadura de Cerveza   1 cucharada en jugo, 1 o 2 veces al día
- Semilla de Uva   2 cápsulas, 3 veces al día, con los alimentos

Herbolaria*

Elija una de las siguientes combinaciones:

- Anís verde, hinojo, malva y centaura.
- Gordolobo, malva y tusílago.
- Cardo bendito, flor de saúco y estigmas de maíz (cabellos de elote).
- Cola de caballo, flores de saúco y ortigas.
- Rosa de Castilla, menta, manzanilla y jengibre.

Tomar una taza cada hora durante la fase aguda; después, una cada dos, tres o cuatro horas, según la mejoría del enfermo.

Herbolaria con productos de "Margarita Naturalmente"

- Equinacea Compuesta, 20 gotas en agua o jugo, 3 veces al día.
- Eucalipto Compuesto, 20 gotas en agua o jugo, 3 veces al día.

Se aconseja tomar ambos, Eucalipto y Equinacea, distribuidos durante el día.

HALITOSIS.   Véase "Mal aliento".

HEMORROIDES (ALMORRANAS).   Se les llama así a las várices, inflamación o dilatación de las venas del recto y del ano. La gravedad impone una carga constante sobre las venas de la región anal. Como en las venas del abdomen no existen válvulas de control para mantener la sangre en movimiento, entonces, cuando la presión produce un flujo de sangre excesivo, los canales normales no son suficientes para transportar-

---

* *Véase en la cuarta parte, "Tés de plantas medicinales".*

la; el sistema alternativo, o sea las venas más pequeñas, debe soportar el exceso de flujo. Por este exceso, las venas alternativas pueden perder su elasticidad, llegando a extravararse y a producir lo que conocemos como hemorroides externas.

Ocasionalmente pueden romperse y sangrar, lo cual debe controlarse de inmediato, pues un sangrado persistente nos conduciría a una anemia.

Hay que combatir el estreñimiento, una de las causas principales de este padecimiento; evitar el sedentarismo es también muy importante; evitar los alimentos refinados, procesados e industrializados y consumir los alimentos integrales y naturales, ricos en fibra; y, por supuesto, la calidad de nuestra dieta: tomar muchos líquidos (agua, jugos de frutas, tisanas).

Existen investigaciones muy interesantes, realizadas en el Hospital Civil de Estrasburgo por el Dr. P. Muller,* en las que se informa del claro alivio que experimentaron mujeres con hemorroides después de administrarles compuestos de flavona (bioflavonoides o vitamina P). También en Suiza se obtuvo una asombrosa recuperación en los pacientes de hemorroides con la administración de un bioflavonoide (el P4) por vía oral.**

La administración de rutina (otra bioflavonoide) realizada a 250 pacientes por el Dr. A. L. Wissmer de la Universidad de Ginebra, Suiza, con el fin de fortalecer las paredes capilares brindó excelentes resultados y rápido alivio en el tratamiento de las hemorroides.

Asimismo, el Dr. W. E. Shute, jefe de Cardiología de la Fundación Shute para la Investigación Médica de Toronto, recomienda la ingesta de vitamina E para el tratamiento de hemorroides, ya que en realidad son venas varicosas y deben ser tratadas como tales.***

Cabe mencionar que el someterse a una cirugía de hemorroides no significa en absoluto la curación del paciente, pues sólo se está extirpando el efecto y no la causa, que al continuar presente en el organismo tarde o temprano volverá a hacer estragos. Se debe hacer conciencia, siguiendo nuestras orientaciones, de la importancia de erradicar el mal de raíz.

* *Family Practice News, 15 de marzo de 1974.*
** *Current Therapeutic Research, agosto de 1963.*
*** *Vitamin E for Ailing and Health Hearts.*

Terapia alimenticia

Será la misma que para "Estreñimiento".

Bioterapias complementarias*

- Aplicar compresa fría sobre vientre y riñones, después de la comida y/o al acostarse. En casos de mucho malestar la compresa puede también aplicarse como caballete cubriendo la parte afectada.
- Baño de asiento en té de tomillo o té de heno calientito, durante 15 minutos, caliente 5 y termine con frío otros 5 minutos.
- Durante el día, cataplasma de barro sobre las hemorroides (amasada con té de cola de caballo) y/o árnica retirarla cuando ya esté seca. Aplicarla con la mayor frecuencia posible.
- Baño de sol o baño de vapor diariamente, si es posible, si no dos o tres veces por semana.
- Hacer ejercicio es vital: correr, nadar, trotar, caminar, etcétera.
- El aseo local es muy importante.
- Aplicar como ungüento el contenido de una cápsula de vitaminas A, D y E, para aliviar al dolor y desinflamar. Pueden ser combinadas o sólo una de ellas.
- Supositorio de sábila. Un trocito de sábila sin corteza.

Complementos nutricionales

- Levadura de cerveza   4 tabletas después de cada comida o 1 cucharada con el desayuno
- Vitamina C   1 000 miligramos, 3 veces al día
- Rutina   100 miligramos al día
- Bioflavonoides   600 miligramos distribuidos en las comidas
- Vitamina E   400 UI al día
- Vitamina B6   25 miligramos después de cada comida

---

* *Véanse en la cuarta parte: "Compresa al vientre", "Baño de asiento", "Geoterapia", "Sol", "Baño de vapor" y "Ejercicio", que se mencionan en este apartado.*

Complementos nutricionales de "Margarita Naturalmente"
- Super C Natural
- Betazinc
- Complejo B-100
- Levadura de Cerveza
- Lecitina de Soya

1 tableta, 3 veces al día, con los alimentos
1 tableta con el desayuno y la comida
1 cápsula con la comida principal
1 cucharada con jugo, por la mañana
2 cápsulas con cada comida

Herbolaria*
- Cola de caballo, diente de león, milenrama, muérdago, centaura y menta, mezclados en partes iguales.

Herbolaria con productos de "Margarita Naturalmente"
- Castaña de Indias Compuesto, 20 gotas en agua, antes de cada comida.
- Hierbas Suecas, 1 cucharada en 1 taza de agua calientita, después de cada comida.

HERIDAS

Terapia alimenticia
- Es necesario vigilar que la alimentación sea sana, natural, libre de tóxicos y químicos, además de seguir las indicaciones dadas en "Dietoterapia básica".**

Bioterapias complementarias***
- El baño de sol, seguido de frotación cubriendo la parte afectada con barro u hojas verdes, acelera y promueve la curación.
- Dormir con cataplasma de barro o compresa fría al vientre ayuda al proceso de curación.
- La cataplasma de barro, gran restaurador de tejidos, ayuda a la cicatrización, evita infecciones y controla la hemorragia; hay

* *Véase en la cuarta parte, "Tés de plantas medicinales".*
** *Véase en la cuarta parte, "Dietoterapia básica".*
*** *Véanse en la cuarta parte: "Sol", "Frotación", "Geoterapia" y "Compresa al vientre", que se mencionan en este apartado.*

que cambiarla cada vez que el barro se seque.

La cataplasma mejora su efecto si se amasa con té de árnica o cola de caballo. Es excelente para cicatrizar y detener hemorragias.

- También se pueden poner compresas o, aún mejor, vaporizaciones de tés de flores de árnica y cola de caballo combinados.
- Una alternativa es aplicar la sábila. Ésta se corta en uno o varios trozos del tamaño requerido, se retira la corteza de un lado y se asa por el lado donde hay cáscara. Se pone la parte gelatinosa, calientita, directamente sobre la herida.
- La miel es también un gran auxiliar en la cicatrización y para evitar infecciones.
- Si la herida está infectada y hay pus se harán vaporizaciones sobre ella con té de flores de árnica y cola de caballo. En este caso, se recomienda también aplicar cataplasma de fenogreco, cambiándola cada cuatro o seis horas.
- La cataplasma se prepara como sigue: se muele el fenogreco; luego se hierve en poca agua y se cuela. Se aplica calientito formando una capa de un dedo de grueso.
- Contra las hemorragias se aconsejan las compresas o vaporizaciones de té de corteza de encino y cola de caballo.

Complementos nutricionales

Las vitaminas recomendadas para evitar infecciones, promover una buena cicatrización y restaurar tejidos son las siguientes:

- Vitamina C   1 gramo con cada comida
- Vitamina A   25 000 UI con la comida
- Vitamina E   400 UI con el desayuno
- Complejo B (alta potencia)   1 cápsula con el desayuno

Complementos nutricionales de "Margarita Naturalmente"
- Super C Natural   1 tableta cada 3 horas
- Betazinc   1 tableta con el desayuno y la comida
- Complejo B-100   1 cápsula con la comida principal
- Semilla de Uva   2 cápsulas, 3 veces al día, con las comidas

🌿

Herbolaria con productos de "Margarita Naturalmente"

- Equinacea Compuesta, 20 gotas en agua, 3 veces al día, para evitar infecciones.
- Hierbas Suecas, 1 cucharada en 1 taza de agua tibia, 2 o 3 veces al día. También se puede aplicar con algodón sobre las heridas. Promueve la cicatrización y evita infecciones. Siga las instrucciones.

HÍGADO. Es la glándula más voluminosa del organismo y la más versátil, además del cerebro. Se le reconocen unas quinientas funciones científica y claramente identificadas.

Se le considera el laboratorio principal del organismo: filtra la sangre removiendo sustancias tóxicas y neutraliza las materias residuales;* almacena nutrimentos como las vitaminas A, D y los minerales zinc, hierro y cobre, y luego las devuelve a la circulación cuando el organismo los necesita; elabora compuestos orgánicos como la bilis, necesaria para la digestión, así como diversas enzimas que actúan como catalizadores orgánicos.

El hígado asimismo interviene en la coagulación sanguínea y, en sentido inverso, ayuda a evitar el espesamiento de la sangre arterial produciendo dos anticoagulantes: la heparina y antitrombina.

Este órgano es indispensable en la regulación del equilibrio sal-agua en el cuerpo. También transforma en urea los sobrantes de nitrógeno en el organismo y la envía a los riñones para su eliminación.

Al hacer ejercicio o cualquier trabajo, en el cual se requiere mayor energía, el hígado transforma el glucógeno, que ha almacenado, en glucosa y la envía a la circulación sanguínea para que pueda ser utilizada. A su vez, cuando los músculos expulsan el ácido láctico, el hígado lo recupera y lo convierte en glucógeno. El hígado también equilibra las hormonas sexuales para impedir que el estímulo sexual aumente o disminuya. Además destruye el exceso de la hormona tiroxina que produciría un descontrol en el proceso de crecimiento.

Otra fase sumamente importante de la función hepática es la de extraer de la sangre, para filtrarla, sustancias tóxicas (como el alcohol, nico-

---

* E. Ogden, The abused liver, pp. 130-134

tina, drogas, cafeína, fármacos y venenos en general) antes de que llegue a los demás órganos.

Asimismo sirve de guardián del corazón, pues retiene cualquier exceso de sangre que pueda afectar la actividad cardíaca de bombeo. Como el hígado es sumamente elástico, puede dilatarse lo suficiente para contener en un momento dado hasta un litro de sangre.

Éstas son sólo algunas de las funciones de este órgano, pero no podemos dejar de mencionar la estrecha relación entre salud física y mental, particularmente importante en lo que se refiere al hígado.

Como ya hemos visto, el hígado es responsable de filtrar la sangre y remover impurezas, contaminantes, pesticidas, insecticidas, ingeridos junto con los alimentos y que pueden dañar las células o interferir en sus funciones.

Por tanto, si el hígado no funciona bien, la sangre no es filtrada por completo y muchas sustancias tóxicas permanecen en ella circulando por todo el organismo y provocando malestar general, pesadez, tristeza, así como una inadecuada distribución de nutrimentos, con todas las consecuencias que esto implica.

En el aspecto psicológico, es particularmente importante remediar este tipo de problemas, por los efectos que tienen sobre el sistema nervioso central, creando sentimientos de apatía, letargo y muy frecuentemente, depresión.

Muchos autores aseguran que la principal causa de la depresión es la disfunción hepática.* Al subsanar esta deficiencia, removiendo tóxicos a través de una dieta depurativa y no sobrecargando el hígado con alimentos químicos ni tóxicos, éste recobrará su capacidad de trabajo y la depresión y pesadez desaparecerán.

La sobrealimentación y el consumo de productos químicos, drogas, fármacos, hacen que el hígado trabaje en exceso y se debilite. Sobrecargar al hígado provoca en este órgano un pobre funcionamiento y la pérdida de la capacidad para la adecuada distribución de nutrimentos, lo que ocasiona, en algunas circunstancias, la saturación del organismo con nutrimentos que el hígado no puede almacenar y que entran al torrente sanguíneo en exceso. Entre comidas, habrá deficiencias en la distribución de nutrimentos, sobre todo, de energía (glucosa).

* *E. Ogden. The Abused Liver, pp. 130-134.*

El sistema nervioso, en especial, estará continuamente afectado por las materias tóxicas que no son removidas de la sangre por la incapacidad hepática. Existe pues una relación bien definida entre la nutrición y la mente, donde el hígado, en este sentido, juega un papel muy importante.

De hecho se plantea que dado que el hígado es el principal laboratorio del organismo y que desempeña tantas y tan importantes funciones, todo tratamiento de curación, no importa cuál sea el problema de salud, debería comenzar por una desintoxicación o depuración de este órgano. Desde otro ángulo, una dieta depurativa de hígado será benéfica, sin importar cuál sea la enfermedad tratada.

Es importante tomar en cuenta, no obstante, que el hígado tarda tiempo en recuperarse por entero, por lo cual el tratamiento debe ser constante y repetir los métodos de curación durante un mínimo de tres meses.

Por supuesto, que por corto que sea nuestro **tratamiento natural**, siempre va a ser benéfico, pero aquí nos estamos refiriendo a una depuración total.

Terapia alimenticia

Siga las instrucciones dadas en "Dietoterapia básica",* con las siguientes particularidades:

- En ayunas: sin colar, jugo de toronja licuado con un trozo de pulpa de sábila, un xoconostle, un trozo de piña y un nopal chico. Este jugo es excelente para eliminar las manchas de paño, así como para depurar hígado y vesícula.
- Antes del desayuno: tomar jugo de 4 zanahorias, 1 vara de apio y betabel (1/4 parte) con todo y sus hojas.
  Debe tomarse lentamente.
- En el desayuno: las frutas más recomendables son papaya, mango, uva.
- Entre comidas: tónico de vida o jugo de piña o licuado de alfalfa con limón y miel.

---

* *Véanse en la cuarta parte: "Dietoterapia básica" y "Tónico de vida", que se mencionan en este apartado.*

- En la comida: se recomienda comer 70% como mínimo de ensalada cruda, a la que se le puede agregar además del aderezo al gusto, queso *cottage* y ajonjolí tostado o almendras sin cáscara. Caldo de verduras o verduras al vapor. Los berros son muy recomendables en este tratamiento.
- En la cena: tomar jugo de verduras en el que se incluye el betabel y sus hojas.
- Definitivamente deberán evitarse la sal, los condimentos, las drogas, el café, el cigarro, las grasas, el alcohol, el picante, los dulces y los alimentos refinados, procesados e industrializados, en general.

Ayuno*

En un caso agudo de congestión hepática con dolor, se ayunará de uno a tres días con jugo de zanahoria, apio, betabel con sus hojas, ajo y pepino.

Continuar después con la dieta aquí indicada, además de lo especificado aquí en "Bioterapias complementarias" y "Complementos nutricionales".

En un tratamiento normal de desintoxicación hepática, coma durante tres días y al cuarto haga un ayuno con cualesquiera de las siguientes opciones:

- Jugo de zanahoria, apio, betabel con hojas, ajo y pepino.
- Jugo de piña.
- Licuado de alfalfa y piña con limón y miel.
- Licuado de berros con limón y miel.
- Papaya.

Se pueden alternar los ayunos.

A continuación describimos algunos tratamientos muy efectivos para depurar el hígado.

---

* *Véase en la cuarta parte, "Ayunos".*

Cura de limón integral

Tanto el jugo de limón como su cáscara tienen muchas propiedades curativas para las enfermedades del hígado y de la vesícula.

Este tratamiento consiste en tomar, en ayunas, el zumo, pulpa y cáscara rallada del limón verde, iniciando con un limón el primer día, dos el segundo día y así sucesivamente hasta llegar a cinco limones, al día siguiente disminuir a cuatro, luego a tres limones... hasta llegar otra vez a uno y luego volver a repetir el tratamiento aumentando y disminuyendo durante un mes.

Si se quiere disimular el sabor fuerte del limón rallado, se puede mezclar con plátano, puré de manzana, melón, zanahoria rallada o papaya.

Cura de ruibarbo

Se diluyen 20 gramos de ruibarbo en un vaso de jugo de naranja y se toma en ayunas. Ayunar todo el día con jugo de naranja.

Al día siguiente continuar con la dieta aquí indicada.

Bioterapias complementarias*

• Aplicar sobre la parte afectada (el lado derecho del vientre), si hay dolor, compresas calientes alternándolas cada cinco minutos con una compresa fría, terminando con esta última (30 minutos en total).

La compresa caliente deberá aplicarse lo más caliente que el enfermo la soporte; a la fría se le puede agregar al agua cubitos de hielo para que el contraste sea fuerte y más efectivo.

Durante todo el tiempo se mantendrá encima una toalla o manta gruesa y seca que cubra toda el área para mantener mejor el frío o el calor. Una vez retirada la última compresa, mantener la toalla seca durante unos 15 o 20 minutos más.

* *Véanse en la cuarta parte: "Compresas al vientre", "Geoterapia", "Baño vital", "Cepillado de la piel", "Frotación", "Baño de vapor", "Sol" y "Masaje alrededor de las costillas", respectivamente, y que se mencionan en este apartado.*

En caso de que la inflamación y el dolor continúen se puede repetir la operación dos o tres veces al día.

Recuerde que esto es sólo una parte del tratamiento, y que la calidad de la alimentación es vital para la recuperación total del enfermo.

- Aplicar compresa fría al vientre, o barro al vientre, después de cada comida y/o al acostarse.
- Baño vital, de 15 a 20 minutos, dos veces al día.
- Realizar el cepillado de la piel con frotación al final.
- Baño de vapor o de sol, diario si es posible.
- Masaje alrededor de las costillas.

Complementos nutricionales

Estas vitaminas ayudan al hígado en la desintoxicación de drogas y químicos nocivos.

• Levadura de cerveza	4 tabletas después de cada comida o 1 cucharada después de cada comida
• Complejo B	1 cápsula con el desayuno
• Vitamina C	1 000 miligramos, 3 veces al día
• Lecitina	2 cápsulas con cada comida
• Vitamina E	400 UI, 1 cápsula con desayuno

Complementos nutricionales de "Margarita Naturalmente"

• Levadura de cerveza	1 cucharada con jugo, 1 o 2 veces al día
• Complejo B-100	1 cápsula con el desayuno
• Lecitina	2 cápsulas, 3 veces al día, antes de los alimentos
• Super C Natural	1 tableta, 3 veces al día, con los alimentos

Herbolaria*

- Diente de león, zarzaparrilla, perejil, alfalfa, centaura, cola de caballo y alcachofa, mezclados en partes iguales. Agregar dos cucharadas de la mezcla por litro de agua.

* *Véase en la cuarta parte, "Tés de plantas medicinales".*

Herbolaria con productos de "Margarita Naturalmente"

- Hepatonic, tomar 20 gotas en agua o jugo, 3 veces al día, antes de cada alimento.
- Hierbas Suecas, 1 cucharada en 1 taza de agua, después de los alimentos.
- Fibra Natural, 1 cucharada en 1 vaso de agua o jugo. Además de ayudar a la limpieza intestinal, es muy digestiva.

HIPERTENSIÓN ARTERIAL.   No es una enfermedad en sí misma, sino una manifestación de diferentes afecciones orgánicas.

El estrés es una de las causas más comunes de la hipertensión. Aunque puede haber muchas otras, como problemas renales, ateroesclerosis, obesidad, el uso de drogas o estimulantes (café, tabaco, sal, té, anticonceptivos), así como el consumo de alimentos altos en grasas y colesterol.

Por tanto, antes de seguir cualquier programa nutricional, habrá que buscar la causa del padecimiento.

Le sugerimos checar su presión arterial cada mes si usted no es hipertenso, a fin de detectar alteraciones a tiempo. Asimismo, realizarse anualmente una química sanguínea para checar su colesterol y triglicéridos.

Terapia alimenticia

Siga las indicaciones dadas en "Dietoterapia básica",* con las siguientes particularidades:

- En ayunas: tomar tónico de vida; es especialmente benéfico en este tratamiento.
- En la comida: abundantes caldos de verduras y ensaladas verdes crudas por su rico contenido en sales minerales.
- Cereales integrales.
- Entre comidas: licuado de alfalfa con piña y miel. La sandía, uvas y naranjas son frutas muy recomendables.
- Incluir en la dieta plátano y naranja, por su rico contenido en potasio, muy importante en este padecimiento.

* *Véanse en la cuarta parte: "Dietoterapia básica" y "Tónico de vida", que se mencionan en este apartado.*

- Evitar carnes, café, cigarro, sal, productos lácteos en general, si acaso incluir media taza de yogur light al día.
- Comer con moderación.

Ayuno*

Es excelente hacer un ayuno de tres días a base de sandía o licuado de alfalfa con piña y miel.

Bioterapias complementarias**

- Baño genital.
- Realizar el cepillado de la piel, antes de dormir o durante la crisis, en seguida dar una frotación con agua fría.
- Hacer ejercicio moderado, caminatas al aire libre.
- Baño frío de pies, una o dos veces al día o durante las crisis (mareo, dolor de cabeza, zumbido de oídos, etcétera).

Complementos nutricionales

- Ajo   2 cápsulas después de cada comida
- Vitamina C   1 gramo después de cada comida
- Lecitina   2 cápsulas antes de cada alimento
- Complejo B   1 cápsula con la comida
  (alta potencia)
- Vitamina E   400 UI al día
- Potasio   De preferencia en alguna fórmula con multiminerales

Complementos nutricionales de "Margarita Naturalmente"

- Super C Natural   1 tableta, 3 veces al día, con los alimentos
- Lecitina de Soya   2 cápsulas, 3 veces al día, antes de cada comida
- Complejo B-100   1 cápsula con la comida
- Osteoplus   1 tableta con el desayuno y 1 con la cena

* Véase en la cuarta parte, "Ayunos".
** Véanse en la cuarta parte: "Baño genital", "Cepillado de la piel", "Ejercicio" y "Baño frío de pies", que se mencionan en este apartado.

Herbolaria*

Elija una de las siguientes combinaciones:

- Muérdago, diente de león, cola de caballo y sanguinaria.
- Alpiste, 1 cucharada; trigo, 1 cucharada, y 8 hojas de zapote blanco hervidos en 1 litro de agua.

Herbolaria con productos de "Margarita Naturalmente"

- Zapote Blanco Compuesto, 20 gotas en agua o jugo, 3 veces al día.
- Arándano Compuesto, 20 gotas en agua o jugo, 3 veces al día.

HIPOGLUCEMIA. Consiste en un nivel demasiado bajo de glucosa en la sangre.

Existen tres tipos de hipoglucemia, sin embargo, dos de ellos son muy raros y están relacionados con tumores en el páncreas y crecimiento excesivo de las Islas de Langerhans.** El tercer tipo, el más común, puede incluir un factor hereditario, aunque, por lo común, es ocasionado por una ingesta excesiva de hidratos de carbono refinados y/o una inadecuada asimilación y absorción de los nutrimentos. También influyen factores como alcoholismo, esquizofrenia, drogadicción, obesidad, hiperactividad. El abuso en el consumo de hidratos de carbono refinados ocasiona que los niveles de azúcar en la sangre se eleven con demasiada rapidez provocando que el páncreas segregue insulina en exceso, la cual remueve demasiada azúcar de la sangre dando como consecuencia una baja muy fuerte de la misma de ahí la hipoglucemia.

Este padecimiento puede dar lugar a otros: alergias, asma, epilepsia, úlceras, artritis, impotencia y desórdenes mentales.

Los síntomas más comunes son fatiga, debilidad en las piernas, opresión en el pecho, apetito excesivo, dolor generalizado, insomnio, nerviosismo.

---

* *Véase en la cuarta parte, "Tés de plantas medicinales".*
** *Corpúsculos situados en la cavidad abdominal cerca del estómago, intestinos e hígado. Su función es segregar la insulina. Deben su nombre al médico que las descubrió.*

▨ Terapia alimenticia

Tradicionalmente, se ha recomendado una dieta alta en proteína animal, no obstante, este tipo de dieta a la larga puede ocasionar serios daños renales y al corazón, así como artritis, cáncer e incluso envejecimiento prematuro.

Por tanto, habrá que seguir los lineamientos dados en "Dietoterapia básica",* con énfasis en los hidratos de carbono complejos, los cuales son absorbidos lentamente, ayudando así a que los niveles de azúcar en la sangre se mantengan estables. Por ello, es muy importante:

- Incluir cereales integrales, semillas, oleaginosas, frutas y verduras y aceite de oliva extravirgen (de primera extracción en frío) para aderezar ensaladas.
- Deberán hacerse de seis a ocho comidas moderadas al día, siempre observando lo expuesto anteriormente. De esta manera se evita el descenso de azúcar en la sangre.
- Consumir poca proteína animal, la cual debe consistir en: yogur, queso fresco o *cottage*. Consumir, a lo sumo, dos raciones al día.
- Los jugos son muy recomendables a cualquier hora, sobre todo, los de verduras. Los de fruta no deberán ser muy dulces.
- Evitar todos los alimentos refinados, procesados, industrializados: azúcar blanca, refrescos, pastelillos, helados, harinas, cereales refinados, galletas.
- Eliminar, en definitiva, el café, alcohol, tabaco, estimulantes, en general, porque pueden precipitar un ataque de hipoglucemia, al igual que la sal, pues ésta provoca pérdida de potasio y, como consecuencia, una baja del nivel de azúcar.

Bioterapias complementarias**

- Baño vital de 15 minutos, dos veces al día, promueve afluencia

---

* Véase en la cuarta parte, "Dietoterapia básica".
** Véanse en la cuarta parte: "Baño vital" y "Cepillado de la piel", que se mencionan en este apartado.

de sangre al aparato digestivo y favorece una mejor digestión y asimilación.
- Realizar el cepillado de la piel en seco.

Complementos nutricionales

- Vitamina C   1 gramo, 3 veces al día, con los alimentos
- Complejo B (alta potencia)   1 cápsula con el desayuno
  (las vitaminas B y C ayudan
  a normalizar el metabolismo de los azúcares)
- Vitamina E (ayuda al alma-   400 UI, con el desayuno
  cenamiento del glucógeno
  en músculos y tejidos)
- Fórmula multivitamínica   1 tableta al día
  y multiminerales
- Levadura de cerveza   1 cucharada u 8 tabletas
- Papaína (promueve la   1 tableta después de cada comida
  digestión y asimilación)
- Vitamina A   25 000 UI con el desayuno

Complementos nutricionales de "Margarita Naturalmente"

- Super C Natural   1 tableta, 3 veces al día, con los alimentos
- Complejo B-100   1 cápsula con la comida principal
- Osteoplus   1 tableta con el desayuno y la cena
- Levadura de Cerveza   1 cucharada con jugo, 1 o 2 veces al día
- Betazinc   1 tableta con el desayuno y la comida

Herbolaria con productos de "Margarita Naturalmente"

- Hierbas Suecas, 1 cucharada en 1 taza de agua, después de cada comida.
- Hepatonic, 20 gotas en agua, antes de cada comida.

HIPOTENSIÓN (PRESIÓN ARTERIAL BAJA).

En este padecimiento, el sistema circulatorio carece de la presión necesaria para hacer que el oxígeno y los nutrimentos lleguen adecuadamente a los tejidos, ocasionando debilidad, fatiga, hipersensibilidad al calor y al frío, disminución de la libido, pulso rápido al hacer esfuerzo.

Con frecuencia la hipotensión va acompañada de hipoglucemia, hipotiroidismo o anemia.

Terapia alimenticia

Siga las indicaciones dadas en "Dietoterapia básica".*

• Poner énfasis en proteínas como: yogur, queso *cottage* o queso fresco, semillas y oleaginosas, cereales integrales.

• Comer cada tres horas.

La deficiencia de ácido pantoténico hace que se excrete mucha sal del organismo; por tanto, la comida debe estar un poco salada, hasta que la presión se normalice. Existen deficiencias proteicas, calóricas, de vitamina C y complejo B, especialmente el ácido pantoténico (B5).

• Los jugos más apropiados para la hipotensión son:

a) piña, apio y perejil.;

b) zanahoria, apio y betabel.

• Uvas.

• Ajo: es un regulador natural de la presión arterial.

Complementos nutricionales

• Ajo	2 cápsulas antes de cada comida (3 veces al día)
• Levadura de cerveza	1 cucharada después de cada comida (3 veces al día)
• Complejo B (alta potencia)	1 cápsula con el desayuno
• Vitamina C	1 gramo, 3 veces al día, con los alimentos
• Vitamina E	400 UI con el desayuno

Complementos nutricionales de "Margarita Naturalmente"

• Complejo B-100	1 cápsula con la comida principal
• Levadura de Cerveza	1 cucharada con jugo, mañana y tarde
• Super C Natural	1 tableta, 3 veces al día, con los alimentos

* *Véase en la cuarta parte, "Dietoterapia básica".*

Herbolaria
* Té de canela con miel.

Herbolaria con productos de "Margarita Naturalmente"
* Castaña de Indias, 20 gotas en agua, 3 veces al día, antes de los alimentos.
* Hierbas Suecas, 1 cucharada en 1 taza de agua, 2 o 3 veces al día, después de los alimentos.
* Ginkgo Biloba Compuesto, 20 gotas en agua, 3 veces al día.

HUESOS.   Entre los elementos más importantes de las enfermedades óseas están el calcio, la vitamina D, el magnesio y el fósforo.

Cuando por razones dietéticas no se consumen alimentos con suficiente cantidad de calcio, o cuando por diversos problemas no se absorbe adecuadamente, los resultados pueden ser catastróficos en los dientes, huesos y hasta en la sangre.

Muchas veces se piensa que los adultos casi no requieren ya de calcio; se cree que como ya crecieron y se desarrollaron, sus necesidades de tal nutriente son nulas o mínimas. Tal creencia, muy generalizada por cierto, los lleva a despreocuparse por consumir productos que satisfagan las demandas de calcio de su organismo.

Los huesos requieren calcio para la constante renovación de sus tejidos. Además, hay una pérdida diaria de calcio en la orina, heces fecales y sudor. El consumo de azúcar trae también consigo una pérdida de calcio, pues éste es excretado en la orina al incrementarse la ingestión de azúcar. La deficiencia de calcio y otros minerales trae consigo la osteoporosis, o porosidad ósea, ablandamiento de los huesos, que puede presentarse también en la estructura ósea alrededor de los dientes, generando la peridoncia. Combinada con otras deficiencias genera la osteomalacia.

La osteomalacia, reblandecimiento de los huesos que se registra con relativa frecuencia después de varios embarazos consecutivos, la cual se debe a una carencia de vitamina D (fijadora del calcio), puede presentarse a veces aun cuando se consuma suficiente calcio en la dieta, pues como requiere la vitamina D para su absorción, si ésta no está presente, pasa de largo, por así decirlo, sin su aprovechamiento.

La vitamina D es casi inexistente en los alimentos, y tal parece que la naturaleza diseñó el cuerpo para que la formara a partir de los rayos solares. Así, en lugares geográficos en donde el invierno es muy frío y los días cortos, es difícil exponerse al sol, lo cual incrementa los riesgos de desarrollar una deficiencia en vitamina D.

Tomar el sol a través de una ventana (vidrio) no promueve la formación de la vitamina D, pues la luz del sol debe caer directamente sobre la piel para formar esta vitamina.

El esmog y la polución del aire forman también una barrera a estos benéficos rayos solares. De esta manera, una vez que la vitamina D es formada en la piel, pasa al hígado y riñones y luego al intestino, en donde ayuda grandemente a facilitar la absorción de calcio.

Ciertas afecciones del hígado y riñones pueden interferir indirectamente con el metabolismo del calcio. Así, pacientes cuyos riñones no trabajan de forma adecuada y que toman con regularidad ciertos medicamentos (de la familia de la cortisona —para alergias, artritis— y otras usadas para la epilepsia, convulsiones, etc.) son más susceptibles a sufrir fracturas.

El Dr. Masud Anwar señala diversas circunstancias que pueden conducir a la deficiencia de vitamina D:

- Pacientes con problemas cardíacos, artritis y enfermedades serias, que no les permitan pasar tiempo afuera, bajo el sol.
- Personas mayores, que viven solas, situación que los lleva, por lo común, a comer menos, salir poco y desatenderse en muchos sentidos.
- Personas con poco o ningún conocimiento de nutrición que tienden a comer alimentos fáciles de preparar y/o de sabor agradable, sin tomar en consideración su valor nutricional.
- Alcohólicos, cuya deficiencia de varios nutrimentos puede ser marcada, ya que llegan al punto de sustituir la comida por el alcohol.

El magnesio y el fósforo son también otros minerales que existen en el organismo en una forma un tanto balanceada con el calcio; es decir, la abundancia de uno de ellos requiere de la abundancia de otro para evitar su desequilibrio. Un dato interesante al respecto que usted debe tomar en cuenta es que la carne, especialmente la de res, contiene 25 veces más fósforo que calcio; por tanto, un elevado consumo de ella le conducirá sin duda a una deficiencia de calcio y magnesio.

Varios casos de osteomalacia sucedidos en Inglaterra reportan cómo se mejoró notablemente la situación de los pacientes, al proveerlos de suplementos de calcio y vitamina D, principalmente; además de un cambio en su dieta, lo cual provocó que desaparecieran los dolores y se restableciera su capacidad de caminar y así moverse con mayor libertad, gracias a la recuperación e independencia que esto trae consigo.

La mayoría de estos casos sucedió con ancianos que, como ya se comentó, son los más susceptibles a sufrir esta y otras enfermedades.

Las enfermedades de los huesos se deben enfrentar con una dieta integral, que incluya productos con calcio, sobre todo, leche, yogur y sus derivados, almendras, algas, harina de frijol de soya, etc. Suplementos de calcio con magnesio, fósforo, vitamina D, zinc. Tomar baños de sol con cierta frecuencia, alternándolos con agua fría. Ejercitarse de acuerdo con la condición física y salud; eliminar el uso de alcohol, tabaco, azúcar, café, alimentos enlatados y procesados, etcétera.*

ICTERICIA.
Un síntoma inequívoco de esta patología es el color amarillo que se presenta en el blanco de los ojos, la piel, las mucosas de la boca, incluso las uñas y la orina. El color puede variar entre amarillo verdoso claro u oscuro, quedando en cambio los excrementos descoloridos por la falta de la bilis lo que les da un olor putrefacto, pues el contenido del intestino sin la bilis se descompone.

La causa de este padecimiento es el funcionamiento anormal del hígado por males digestivos y una dieta muy elevada en grasas, colesterol, productos refinados, café, alcohol, tabaco, etcétera.

La obstrucción causada por cálculos en los conductos biliares impide que la bilis pase al intestino, retornando entonces al hígado y al torrente sanguíneo, lo cual puede traer graves consecuencias.**

Terapia alimenticia
En condiciones agudas no se deberán ingerir alimentos sólidos, y por el contrario, se someterá al paciente a ayunos de jugos y

---

* *Véanse, para problemas específicos de huesos: "Caries", "Fracturas" y "Osteoporosis".*
** *Véanse, para más información al respecto, "Vesícula biliar" e "Hígado".*

tés medicinales durante un mínimo de tres días; lo ideal serán siete días para que la recuperación sea rápida y total.

Los jugos más recomendables son:

• Zanahoria, apio, betabel, rábano, diente de león y alfalfa.
• Manzana o pera.
• Licuado de alfalfa con limón o piña y miel.
• Licuado de berros con limón o piña y miel.
• Jugo de piña.

Pueden alternarse los jugos en diferentes horas del día (cada dos horas) o tomar un solo tipo de jugo durante todo el día, cambiándolo por otro al día siguiente.

Una vez concluidos los ayunos se continuará con las indicaciones dadas en "Dietoterapia básica",* con las siguientes particularidades:

• En ayunas: tomar dos cucharadas de linaza con miel, previamente remojada en un vaso de agua desde la noche anterior. Si la linaza ya está molida, no es necesario remojarla. Esto ayuda a la eliminación de la bilis y a tener buenas evacuaciones. La linaza deberá tomarse desde el primer día de tratamiento, esto es, desde que se inician los ayunos.
• Antes del desayuno: tomar jugo (cualesquiera de los indicados para los ayunos antes mencionados).
• En el desayuno: la fruta idónea será papaya, pera o mangos.
• Entre comidas: tomar jugo de piña o licuado de alfalfa con piña y miel.
• En la comida: ensalada abundante (de 50 a 70% del total de la comida) con énfasis en rábanos, diente de león, berros. Las alcachofas en caldo o al vapor son especialmente benéficas.
• En la cena: tomar sólo algunos de los jugos indicados; se puede incluir además la linaza como se tomó por la mañana.

Ayuno

Se seguirá esta dieta durante tres días, y al cuarto, ayunar con los jugos indicados al principio, eligiendo uno a la vez para todo un día.

---

* *Véase en la cuarta parte, "Dietoterapia básica".*

Evitar definitivamente las grasas y los alimentos fritos, refinados, industrializados, café, tabaco, alcohol, etcétera.

Bioterapias complementarias*

- Aplicar compresa fría al vientre, o barro al vientre, y sobre los riñones, después de cada comida y/o al acostarse.
- Baño vital, o de asiento, de 15 a 20 minutos, dos veces al día.
- Realizar el cepillado de la piel con frotación al final.
- Baño de vapor o de sol diariamente. Esto es muy importante, pues a través de la transpiración ayudamos a eliminar la bilis de la sangre, donde produce intoxicación.
- Si hay prurito (comezón) en la piel, aplicar lociones con agua y vinagre al 50% o frotar con gajos de limón.

Complementos nutricionales

- Levadura de cerveza   4 tabletas, 3 veces al día
- Complejo B   1 cápsula por la mañana
- Vitamina C   1 gramo, 3 veces al día
- Lecitina   2 cápsulas, 3 veces al día
- Alfalfa   6 tabletas, 3 veces al día
- Vitamina A   25 000 UI al día con el desayuno
- Vitamina E   400 UI al día con el desayuno

Complementos nutricionales de "Margarita Naturalmente"

- Levadura de Cerveza   1 cucharada en jugo, mañana y tarde
- Complejo B-100   1 cápsula con la comida principal
- Super C Natural   1 tableta, de 3 a 5 veces al día, según si la enfermedad está en su fase crónica o aguda
- Lecitina   2 cápsulas, 3 veces al día, con los alimentos
- Betazinc   1 tableta con el desayuno y la comida

Los complementos nutricionales deberán tomarse aun los días en que se hace ayuno a base de jugos.

---

* *Véanse en la cuarta parte: "Compresa al vientre", "Geoterapia", "Baño vital", "Cepillado de la piel", "Baño de vapor" y "Sol", que se mencionan en este apartado.*

Herbolaria*

• Ajenjo, tlanchalagua, naranja agria, menta, boldo, cardo bendito. Agregar dos cucharadas de la mezcla por litro de agua.

Herbolaria con productos de "Margarita Naturalmente"

• Hepatonic, 20 gotas en agua o jugo, 5 veces al día, antes de los alimentos.

• Hierba del Sapo Compuesta, 20 gotas en agua, 3 veces al día.

• Hierbas Suecas, 1 cucharada en 1 taza de agua, 3 veces al día, después de los alimentos.

IMPOTENCIA.   La impotencia y/o la esterilidad resultan, por lo general, de problemas glandulares. Las glándulas a su vez no funcionan bien debido a un sistema de vida perjudicial, en el cual pueden estar involucrados los medicamentos, el alcohol, los químicos (DDT, pesticidas, mariguana, tabaco) y las deficiencias en nutrimentos, como el zinc.

El Dr. Timothy Johnson declara que muchas medicinas pueden disturbar las funciones sexuales en el hombre y en la mujer.

Entre los problemas que pueden acarrear están la pérdida de la libido; en el hombre, dificultades para lograr la erección; y en la mujer, la inhabilidad para alcanzar el orgasmo. Las posibilidades de que un medicamento afecte esta área humana son muy grandes, por lo cualquier fármaco debe considerarse como una causa potencial.

Las medicinas que afectan más el funcionamiento sexual son todas las usadas para tratar la presión arterial alta, las recetadas para atender las enfermedades de Parkinson, algunos tranquilizantes, antidrepresivos, antihistamínicos (para el tratamiento de alergias, asma, urticarias, etcétera).**

El alcohol es, quizá, el principal responsable de los problemas sexuales funcionales en el mundo occidental. Por lo general, se cree que el alcohol incrementa y motiva la actividad sexual, pero no es así, al contrario, el beber en exceso hace difícil, si no imposible, la actividad sexual. Esto origina, en ocasiones, un círculo vicioso, pues el desempeño sexual pobre puede traer una frustración, la cual hace a la persona retornar a la bebida.***

* *Véase en la cuarta parte, "Tés de plantas medicinales".*
** *Véase también en la tercera parte, "Medicamentos".*
*** *Véase también, "Alcoholismo".*

Los pesticidas, entre ellos el DDT, son también responsables de este y otros muchos problemas más, como el cáncer. En un estudio realizado por la Universidad de Florida, se encontraron, en la orina de casi todos los habitantes del sur de dicho estado, residuos de pesticidas carcinógenos que dañan la producción de esperma en el hombre; 25% de los analizados tenía una cantidad de esperma muy baja, razón por la cual se les consideró estériles. Además, todas las muestras de esperma contenían pesticidas potencialmente perjudiciales. A la acción de los pesticidas, se han asociado muchos nacimientos de niños deformes.*

El zinc es uno de los nutrimentos importantes para el buen funcionamiento en el área sexual. Un reporte de tres médicos europeos relata cómo fueron atendidos 10 hombres que sufrían de baja producción de esperma y otras hormonas masculinas. Los doctores les dieron 220 miligramos de sulfato de zinc, 3 veces al día, en un lapso de 4 a 8 semanas. Los niveles de zinc en el cuerpo se recuperaron, al mismo tiempo que se elevó la producción de hormonas y esperma. Estos resultados se obtuvieron, luego, con 15 pacientes tratados de la misma manera. La razón de esto es que el zinc juega un papel importante en las funciones de los testículos, la próstata y el epidídimo.

Los estudios han mostrado, también, que cuanto más altos sean los niveles de histamina en la sangre (en los varones), la eyaculación será más rápida. El calcio y la metionina (un aminoácido esencial) ayudan a disminuir el nivel de histamina (sustancia que aumenta la permeabilidad de los capilares) y, por tanto, son importantes en los casos de eyaculación precoz. En cambio, las mujeres con muy bajos niveles de histamina en la sangre no tienen orgasmos. En este caso, la niacina (B3) y el ácido fólico (B9) son importantes para elevar el nivel de esta sustancia.

Se sabe, también, que los niveles de testosterona (hormonas masculinas) disminuyen en proporción a la cantidad de mariguana consumida.

La impotencia se relaciona, además, con una deficiencia de magnesio y vitamina B6; aunque también son factores importantes enfermedades como: la diabetes, el estrés, los problemas emocionales y las drogas, en general. La tiroides es otra glándula que tiene una influencia decisiva en este renglón.

* *Véase también, "Cáncer".*

Cuando la producción de hormonas es baja, la vida sexual del hombre y de la mujer puede verse afectada seriamente. En el hombre origina impotencia y la imposibilidad de procrear. En la mujer acarrea menstruaciones irregulares y con flujo excesivo. Si esta situación se alarga, la mujer puede dejar de ovular, perder casi el impulso sexual y llegar hasta la esterilidad.*

La mejor forma de afrontar este problema será, sin duda, poner en acción todos los frentes: olvidarse de consumir alcohol drogas, (medicamentos, mariguana, etc.), tabaco, café, azúcar. Evitar el contacto o uso de DDT, pesticidas, químicos, carcinógenos, etcétera.

Una vida sexual satisfactoria es el resultado de una nutrición sana, completa y adecuada, además de suficiente ejercicio y descanso.

Terapia alimenticia

Siga las indicaciones dadas en "Dietoterapia básica",** con las siguientes particularidades:

• Poner énfasis en los siguientes alimentos, especialmente importantes para este caso: nueces y las semillas en general, sobre todo, de calabaza, girasol, ajonjolí, almendras y cacahuates; son muy ricos en zinc, mineral que como ya dijimos es fundamental.

• Los cereales integrales como el arroz, el trigo, la avena y el centeno también son ricos en zinc.

• El yogur y el queso *cottage*, además de los germinados y, principalmente, el aguacate y la cebolla. Jugos de verduras, básicamente y, en especial, de alfalfa, la cual se puede licuar con agua, perejil (opcional), piña o guayaba y miel.

• Evitar, por completo, los alimentos enlatados, refinados, químicos, etc., las carnes y las aves que, como nos indica el eminente nutriólogo norteamericano Paavo Airola, contienen la hormona dietilestilbestrol, que destruye definitivamente la virilidad masculina.***

• La obesidad es también un factor muy negativo, ya que obstruye el funcionamiento normal de los órganos.

* *Véase "Tiroides".*
** *Véanse en la cuarta parte: "Dietoterapia básica", "Tónico cerebral" y "Tónico de vida", que se mencionan en este apartado.*
*** *Paavo Airola, How to Get Well, p. 125, Health Plus Publishers.*

- El tónico de vida y el tónico cerebral son, también, muy recomendables.
- Evitar el estreñimiento, a toda costa. Si existe este problema, se puede tomar 1 cucharada de fibra natural,* en agua o jugo para ayudar al intestino a regularizar sus funciones.
- Las ensaladas de verduras crudas, en abundancia, nos aportan no sólo los minerales necesarios en nuestro tratamiento, sino la fibra requerida para el adecuado movimiento intestinal.**

Bioterapias complementarias***

- Baño genital de 15 minutos, dos veces al día.
- Hacer ejercicio al aire libre (evitar el esmog).
- Cepillarse la piel en seco de 10 a 15 minutos, antes del baño.
- Aplicarse compresa fría al vientre para dormir y/o después de comer.
- Baño de sol o de vapor, mínimo 2 veces por semana. Se puede hacer diariamente. Libera al cuerpo de químicos y tóxicos que, como ya vimos, le afectan.

Complementos nutricionales

• Ginseng	1 toma, según presentación
• Zinc	50 miligramos al día
• Levadura de cerveza	6 tabletas, 3 veces al día, o 1 cucharada, 3 veces al día
• Lecitina	4 tabletas, 3 veces al día, o 1 cucharada, 3 veces al día
• Algas marinas (*kelp*)	2 cucharadas al día, o 3 cápsulas, 3 veces al día
• Vitamina E	400 UI con el desayuno
• Paba	100 miligramos al día
• Vitamina C	1 gramo, 3 veces al día

* Productos de "Margarita Naturalmente".
** Véase también, "Estreñimiento".
*** Véanse en la cuarta parte: "Baño genital", "Ejercicio", "Cepillado de la piel", "Baño de vapor" y "Sol", que se mencionan en este apartado.

- Complejo B   1 cápsula al día
  (alta potencia)
- Vitamina A   25 000 UI con el desayuno
- Ácido fólico (B9)   1.0 miligramo al día
- Aceite de germen de   2 cucharadas al día
  trigo o aceite de ajonjolí

Es recomendable que los aceites estén, de preferencia, prensados en frío y no rancios.

Complementos nutricionales de "Margarita Naturalmente"

- Levadura de Cerveza   1 cucharada en jugo, mañana y tarde
- Complejo B-100   1 cápsula con el desayuno
- Lecitina   2 cápsulas, 3 veces al día, con los alimentos
- Super C Natural   1 tableta, 3 veces al día, con los alimentos
- Betazinc   1 tableta con el desayuno y la comida
- Linaza Canadiense   1 cucharada en agua o jugo, mañana y tarde

Herbolaria*

Elija una de las siguientes opciones:
- Damiana de California.
- Zarzaparrilla.

Herbolaria con productos de "Margarita Naturalmente"

- Angélica Compuesta para las mujeres, 20 gotas en agua, 3 veces al día.
- Sabal para los hombres, 20 gotas en agua, 3 veces al día.
- Ginkgo Biloba Compuesto, 20 gotas en agua, 3 veces al día para uno y otro sexo.
- Crema de Camote Silvestre, para ambos sexos. Muy importante para el equilibrio hormonal y la salud sexual. Siga las instrucciones allí indicadas.

INFECCIONES INTESTINALES.   Véase "Diarrea".

* *Véase en la cuarta parte, "Tés de plantas medicinales".*

INSOMNIO.   Véase "Nervios."

LEUCEMIA.   Véase "Cáncer".

LOCURA.   Véanse "Enfermedades mentales" y "Tiroides".

MAL ALIENTO (HALITOSIS).   El mal aliento es un problema muy generalizado, que ha dado lugar a la manufactura de un sinnúmero de productos para combatirlo. Así, se tienen pastillas, chicles, atomizadores, perlas, pastas dentales, astringosoles, etc. Todos ellos actúan por una media hora, más o menos, y como no resuelven el problema, pues éste se vuelve a presentar, se hace necesario llevarse a la boca otra pastilla, y así sucesivamente.

Las causas del mal aliento pueden ser muy variadas, entre ellas el tabaco, por ejemplo, ya que un solo cigarro puede generar un aliento ofensivo por un tiempo prolongado. La esencia del tabaco va hasta la sangre, alcanza, eventualmente, los pulmones y emite un aroma desagradable. También el alcohol es fuerte y difícil de eliminar.

El problema de la halitosis puede radicar en la misma boca como resultado de las caries dentales, las encías infectadas y la falta de aseo. La nariz es otro sitio de localización del origen si se presentan: sinusitis, mucosidad abundante, úlceras nasales, infecciones, etc. Otras causas de la halitosis son: la mala digestión, los procesos metabólicos anormales (como en la anemia y cuando se está bajo tensiones emocionales), las infecciones de la garganta, el consumo exagerado de café, el cual deja un aliento muy marcado en quienes lo toman; los problemas hepáticos o renales y la constipación.

La solución yace, según cada caso, en evitar el alcohol, el tabaco, el café, las tensiones emocionales, el azúcar, etc. Es conveniente corregir las caries, los problemas dentales y de las encías.*

---

* *Véase también, "Encías".*

Terapia alimenticia

Siga las indicaciones dadas en "Dietoterapia básica",* con las siguientes particularidades:

- Los ayunos, de cualquier fruta (o su jugo) de temporada, serán sumamente benéficos.
- Se aconseja llevar, en general, una dieta integral abundante en frutas y verduras.
- Yogur, 1 taza al día.

Bioterapias complementarias**

- Tomar de seis a ocho vasos de agua al día es de gran ayuda en el tratamiento de la halitosis.
- Realizar una adecuada higiene bucal: cepillarse los dientes tres veces al día y al levantarse. El uso del hilo dental es recomendable para evitar que los residuos se acumulen y causen mal olor.
- El baño de vapor o baño de sol ayudan a eliminar toxinas de nuestro sistema y, por tanto, el mal olor.

Complementos nutricionales

- Papaína   1 tableta después de cada comida
- Levadura de cerveza   6 tabletas después de cada comida
- Vitamina A   25 000 UI después del desayuno
- Vitamina E   400 UI después del desayuno
- Zinc   30 miligramos después del desayuno

Complementos nutricionales de "Margarita Naturalmente"

- Levadura de Cerveza   1 cucharada en jugo por la mañana
- Betazinc   1 tableta con desayuno y comida
- Super C Natural   1 tableta, 3 veces al día, con los alimentos
- Linaza Canadiense   1 cucharada en 1 vaso de agua o jugo, mañana y tarde

* *Véanse en la cuarta parte: "Dietoterapia básica" y "Ayuno", respectivamente, mencionados en este apartado.*
** *Véanse en la cuarta parte: "Baño de vapor" y "Sol", mencionados en este apartado.*

Herbolaria*

- Alfalfa, menta, perejil y romero.

Herbolaria con productos de "Margarita Naturalmente"

- Hepatonic, tomar 20 gotas en agua o jugo, 3 veces al día, antes de los alimentos.
- Hierbas Suecas, 1 cucharada en 1 taza de agua, 2 veces al día y hacer buches con este líquido, varias veces al día.
- Gastroplus, 2 tabletas con cada comida.

MENOPAUSIA.   Los cambios glandulares que acompañan a este período de la vida marcan el fin de la etapa reproductiva, al disminuir la producción de hormonas femeninas. Dicho período acontece, por lo general, entre los 42 y 52 años y por ser un proceso por completo natural, el paso de la etapa reproductiva a la menopausia debería ser también completamente natural.

Está comprobado que las mujeres que viven en tribus y llevan una vida activa y en contacto con la naturaleza no presentan ninguno de los síntomas de la menopausia característicos del mundo civilizado.

Los síntomas como: el insomnio, la fatiga, los bochornos, los sudores nocturnos, los dolores de espalda, el nerviosismo, los mareos, las palpitaciones, la dificultad para respirar, los disturbios en el metabolismo del calcio, etc., son el resultado de una dieta pobre —de muchos años— en nutrimentos, además de la falta de ejercicio suficiente, las tensiones y el estrés.

La terapia hormonal a base de estrógenos para controlar o posponer la menopausia puede tener efectos carcinógenos. De ahí que se recomiende una terapia de reemplazo hormonal natural a través de la Crema de Camote Silvestre,** que contiene la sustancia diosgenina que el organismo utiliza como materia prima para la formación de estrógenos o testosterona, según se necesita. Sin ser hormonas, el organismo las utiliza como tales, aportando los beneficios del equilibro hormonal, pero sin riesgos ni efectos secundarios para la salud. Dieta sana y completa, acompañada de los complementos nutricionales adecuados, de ejerci-

---

* *Véase en la cuarta parte, "Tés de plantas medicinales".*
** *Producto de "Margarita Naturalmente".*

cio, una vida activa, una actitud mental positiva y plena, no sólo puede anular prácticamente estos trastornos, sino que además puede posponer la menopausia mucho tiempo más. En definitiva, deben evitarse los alimentos refinados, procesados e industrializados.

Los complementos nutricionales juegan un papel muy importante para hacer frente, de una forma óptima, a esta etapa de la vida femenina. Los estudios han demostrado, por ejemplo, que la vitamina E ayuda a disminuir y aun eliminar los bochornos y los sudores nocturnos, la fatiga y el nerviosismo, el insomnio, el dolor de espalda, los mareos, las palpitaciones, etc. La necesidad de esta vitamina aumenta si se están tomando estrógenos. Si se ingieren ambos debe ser con un intervalo de seis horas, por lo menos.

En la edad madura es necesario vigilar el equilibrio entre calcio y fósforo, ya que en esta etapa es muy común que se presente una deficiencia en el metabolismo del calcio. La falta de este mineral puede causar irritabilidad, nerviosismo, insomnio, dolores de cabeza, etc. Asimismo, la vitamina D ayuda a la absorción del calcio. Por su parte, la vitamina C fortalece los capilares; la vitamina A, las vitaminas del complejo B y el zinc mantienen la salud de la piel.

Terapia alimenticia

Siga las indicaciones dadas en "Dietoterapia básica",* con las siguientes particularidades:

- Poner énfasis en el consumo de los siguientes alimentos: leche de soya, germinados, nueces y semillas, cereales integrales, frutas y verduras en general, incluyendo sus jugos.
- El tónico cerebral es muy benéfico por las propiedades nutricionales de sus ingredientes.
- Un trocito de jengibre (1 o 2 cm) en un jugo o licuado o rallado en la ensalada, aporta muchos beneficios a la mujer.
- Queso *cottage* o yogur, sólo si son orgánicos. Eliminar los lácteos, por su alto contenido de hormonas, que ocasionan mucho desequilibrio en la menopausia, provocando incluso el desarrollo de quistes o miomas.

* *Véanse en la cuarta parte: "Dietoterapia básica" y "Tónico cerebral", mencionados en este apartado.*

Bioterapias complementarias*

- Baño vital de 15 minutos, una o dos veces al día.
- La práctica de la relajación y/o meditación y/o yoga ayuda a tener serenidad y una actitud mental positiva. El yoga es, en especial, benéfico porque trabaja directamente sobre las glándulas endocrinas, encargadas de la producción hormonal.
- Hacer ejercicio al aire libre. Llevar una vida activa.
- Descanso adecuado y suficiente. Si es necesario, tomar una siesta diaria.
- Realizar el cepillado de la piel en seco, 10 minutos, seguido de frotación con agua fría.
- Se aconseja la compresa dorsal si hay mucha tensión o alteración emocional.
- El baño de sol, por ser tonificante del sistema nervioso, ayudará a relajarse y tener un sueño reparador.

Complementos nutricionales

• Vitamina E	400 UI con el desayuno y la comida
• Vitamina D	1 000 UI
• Levadura de cerveza	6 tabletas, 3 veces al día, o 1 cucharada, 3 veces al día
• Vitamina A	25 000 UI distribuidas con los alimentos
• Zinc	50 miligramos
• Complejo B (alta potencia)	1 cápsula con el desayuno
• Algas marinas (*kelp*)	3 tabletas o 1 cucharada
• Vitamina C	1 gramo, 3 veces al día
• Aceite de germen de trigo o aceite de oliva o ajonjolí o de semillas de uva, de preferencia prensado en frío (extravirgen)	2 cucharadas al día
• Ginseng	Siga las instrucciones del producto que adquiera

Véanse en la cuarta parte: "Baño vital", "Relajación", "Meditación", "Ejercicio", "Cepillado de la piel", "Frotación", "Compresa dorsal" y "Sol", que se mencionan en este apartado.

Complementos nutricionales de "Margarita Naturalmente"

- Levadura de Cerveza   1 cucharada en jugo, 1 o 2 veces al día
- Complejo B-100   1 cápsula con el desayuno
- Betazinc   1 tableta con el desayuno y la comida
- Super C Natural   1 tableta con el desayuno y la comida
- Osteoplus   1 tableta con el desayuno y la cena
- Linaza Canadiense   1 cucharada en agua o jugo, mañana y tarde

Herbolaria*

Elija una de las siguientes combinaciones:

- Menta, hinojo y valeriana.
- Tila, hojas de naranjo y milenrama.
- Valeriana, manzanilla, muérdago y anís verde, mezclados en partes iguales.

Los tés se pueden alternar cada 15 días.

Herbolaria con productos de "Margarita Naturalmente"

- Pasiflora Compuesta; si hay mucha ansiedad, 20 gotas en agua, 3 veces al día.
- Hipericum; si hay depresión, 20 gotas en agua, 3 veces al día.
- Angélica Compuesta, esencial para el equilibrio hormonal y eliminar los síntomas de la menopausia, 20 gotas en agua, 3 veces al día.
- Crema de Camote Silvestre, esencial, como ya se indicó, para el equilibrio hormonal y la salud sexual. Úsela siguiendo las instrucciones.

Se pueden alternar los tés cada 15 días.

MENSTRUACIÓN (PROBLEMAS DE LA).   Los problemas de la menstruación son irregularidades que se presentan como resultado de la vida antinatural, tan común en la sociedad moderna. Estos problemas pueden consistir en menstruación excesiva o falta de ella (amenorrea). La más común es la menstruación dolorosa o dismenorrea.

Los síntomas más comunes son: depresión, tensión, hipersensibilidad en los senos, dolor de espalda, taquicardia, retención de líquidos, melancolía, dolor de cabeza.

* *Véase en la cuarta parte, "Tés de plantas medicinales".*

Los desequilibrios de la vida moderna llevan a tantos problemas de salud que en la actualidad para la mayoría de las mujeres menstruación significa dolores terribles, faltar a la escuela o al trabajo por tener que pasar días en cama sufriendo; incluso en las clases de educación sexual se les enseña a las jovencitas que eso es normal.

Nada más lejos de la realidad. La naturaleza no planeó tratarnos con crueldad y castigar a las mujeres cada mes con estas torturas por el solo hecho de ser mujeres.

Es nuestra ignorancia en la manera de tratar nuestro cuerpo lo que nos ha llevado a estos sufrimientos. Pero esto se puede corregir, si usted sigue estas instrucciones.

La menstruación es un proceso fisiológico totalmente natural que no debería llevar en sí más que la molestia o cuidados especiales que en sí mismo implica el sangrado.

Las mujeres que llevan una alimentación sana, una vida en armonía con la naturaleza, no conocen estos problemas. El retorno a una alimentación sana, el empleo de los agentes naturales, así como los complementos nutricionales serán de gran ayuda para restablecer el equilibrio en este proceso femenino, cuyas deficiencias nutricionales más comunes son: calcio, magnesio, fósforo, zinc, yodo (cuando está relacionado con problemas de la tiroides) y las vitaminas C, E y varias del complejo B.

Terapia alimenticia

Siga las indicaciones dadas en "Dietoterapia básica",* con las siguientes particularidades:

Se debe llevar una dieta rica en minerales, por tanto, es aconsejable tomar jugo de:

- Zanahoria, apio y betabel.
- Piña, apio y perejil.
- Licuado de alfalfa con piña y miel.
- Comer abundantes ensaladas crudas.
- Incluir alimentos ricos en vitamina E y complejo B, como los cereales integrales, nueces y semillas (trigo, avena, cebada, semilla de calabaza, de girasol, ajonjolí).

* *Véase en la cuarta parte, "Dietoterapia básica".*

- Consumir germinados, yogur y queso *cottage* (sólo si son orgánicos)
- Comer ajo. Es muy benéfico para ayudar a corregir estos problemas.
- Usar melaza para endulzar, por su alto contenido de hierro y minerales, especialmente.*
- Un trocito de jengibre (1 o 2 cm) en un jugo o licuado o rallado en la ensalada aporta muchos beneficios a la mujer.
- Comer plátanos, naranjas, jitomates. Son muy recomendables por su alto contenido de potasio.
- Evitar el café y té negro definitivamente, ya que alteran el sistema nervioso.
- Evitar el tabaco. Está comprobado que la nicotina agrava los problemas menstruales.
- Evitar el alcohol; aparte de todo lo ya mencionado en la tercera parte, retiene los líquidos al igual que la sal.
- Reducir el consumo de sal. Eliminar los lácteos, por su alto contenido de hormonas, que ocasionan mucho desequilibrio en la menopausia, provocando incluso el desarrollo de quistes o miomas.

Ayuno**

Coma durante tres días lo antes indicado y al cuarto haga un ayuno a base de jugos.

Bioterapias complementarias***

- Cuando hay cólicos durante la menstruación es recomendable: colocar una compresa fría en la zona afectada. Poner sobre la compresa una bolsa de agua caliente. Cubrir bien la zona con una manta o toalla seca para guardar el calor.
- Baño de asiento caliente, con té de manzanilla.

---

*   *Véase en la cuarta parte, "Melaza".*
**   *Véase en la cuarta parte, "Jugos naturales".*
***   *Véanse en la cuarta parte: "Compresa local", "Ejercicio", "Masaje en las entrepiernas", "Masaje en tobillos y empeines", "Baño de asiento" y "Baño genital", que se mencionan en este apartado.*

- Hacer ejercicio moderado. Caminatas al aire libre.
- Masaje en entrepiernas, tobillos y empeines. Es sumamente efectivo. Este masaje debe practicarse todos los días del mes y al volver la siguiente menstruación se notará una gran mejoría.

Las entrepiernas, los tobillos y los empeines duelen mucho cuando hay cólicos, porque están directamente relacionados con los genitales a través del sistema linfático. En este caso es conveniente realizar el masaje con suavidad, conforme se tolere.

- Baño de asiento, o baño genital, una vez al día. Debe realizarse durante todo el mes, con excepción de los días de la menstruación.

Complementos nutricionales

- Vitamina C — 1 gramo, 3 veces al día
- Levadura de cerveza — 1 cucharada con el desayuno
- Complejo B (alta potencia) — 1 cápsula
- Aceite de germen de trigo — 1 cucharada al día
- Vitamina E — 400 UI con el desayuno
- Vitamina B6 — 50 miligramos al día
- Zinc — 30 miligramos al día
- Algas marinas (*kelp*) — Cuando los problemas menstruales se deben a una deficiencia de la tiroides

Complementos nutricionales de "Margarita Naturalmente"

- Super C Natural — 1 tableta, 3 veces al día, con los alimentos
- Levadura de Cerveza — 1 cucharada en jugo, por la mañana
- Complejo B-100 — 1 cápsula con la comida principal
- Osteoplus — 1 tableta con la cena
- Betazinc — 1 tableta con el desayuno y la comida

Herbolaria*

Elija una de las siguientes combinaciones:

Si se trata de **amenorrea** (falta de menstruación), se mezclan en partes iguales:

* *Véase en la cuarta parte, "Tés de plantas medicinales".*

- Hinojo, ajenjo y manzanilla.
- Menta, manzanilla, regaliz y hojas de melisa.

Si se trata de **dismenorrea** (menstruación dolorosa), se mezclan en partes iguales:
- Tomillo, valeriana, manzanilla y sanguinaria.
- Corazón (corazoncillo), cola de caballo, raíz de angélica y caléndula.
- Ruda, orégano y epazote.

Si se trata de **menstruación excesiva**, se mezclan en partes iguales:
- Muérdago, ortiga y cola de caballo.

Herbolaria con productos de "Margarita Naturalmente"
- Angélica Compuesta, en cualesquiera de los problemas de la menstruación incluso el SPM (síndrome premenstrual). Su combinación de plantas medicinales la hace un tratamiento muy completo para todo el espectro de problemas de la menstruación; tome 20 gotas en agua, 3 veces al día, por el tiempo necesario hasta que se corrijan sus problemas y la menstruación sea regular y sin cólicos.
- Pasiflora Compuesta, si se sufre de ansiedad, angustia, insomnio, nerviosismo en general. Tomar 20 gotas en agua, 3 veces al día.
- Hipericum; si se sufre de depresión, tomar 20 gotas en agua, 3 veces al día.

MIGRAÑA.   Véase "Dolor de cabeza".

MIOMATOSIS UTERINA.   Son los tumores benignos más comunes en el aparato genital femenino. Se considera que 1 de cada 4 mujeres puede padecer miomas. Se presentan principalmente entre los 30 y 40 años de edad, aunque también los pueden padecer mujeres más jóvenes.

Los síntomas más comunes en este padecimiento son los cambios en el sangrado menstrual, dolor al menstruar, sangrados extemporáneos, dolor durante la relación sexual, opresión en el vientre que puede causar estreñimiento y dificultad al orinar.

Siga el tratamiento indicado en las secciones de "Menstruación" o "Menopausia", según la etapa en que se encuentre. Depurar el organismo y equilibrarse hormonalmente de una manera natural le aportará resultados positivos en este padecimiento.

MIOPÍA

Terapia alimenticia

Siga las instrucciones dadas en "Dietoterapia básica" y en "Ojos",*
con las siguientes particularidades:

- Tomar diariamente tónico cerebral es de gran ayuda en este
  tratamiento.
- Tomar jugos de verduras (zanahoria, lechuga, berros, alfalfa,
  betabel, con sus hojas; espinacas, apio, etc.) en abundancia.
- Comer ensaladas verdes, crudas; germinados, semillas, oleaginosas y yogur.
- Evitar los alimentos refinados, industrializados, el tabaco, el alcohol y todo lo nocivo para su salud.

Ayuno**

Coma durante tres días y al cuarto haga un ayuno con cualesquiera de las siguientes opciones:

- Jugo de zanahoria, apio y betabel.
- Licuado de alfalfa con perejil, piña y miel.

Puede alternar los ayunos.

Bioterapias complementarias***

- Aplicar una cataplasma de barro amasado con té de malva, o
  saúco, o violetas, o nogal, o manzanilla. Se coloca el barro en
  una tela de gasa y luego sobre los ojos, encima, una toalla seca
  para que guarde el calor y la humedad. Puede dejarla por espacio de 1 hora o hasta que seque.
- Baño vital de 15 minutos, dos veces al día.

---

* *Véanse en la cuarta parte: "Dietoterapia básica", "Tónico cerebral" y "Ojos", mencionados*
en este apartado.
** *Véase en la cuarta parte, "Ayunos".*
*** *Véanse en la cuarta parte: "Geoterapia", "Baño vital", "Cepillado de la piel", "Baño de va-*
por", "Sol", "Ojos", "Compresa al cuello" y "Compresas para los ojos", que se mencionan en
este apartado.

- Realizar el cepillado de la piel en seco, durante 15 minutos, antes del baño.
- Baño de vapor o de sol diariamente, si es posible.
- Hacer los ejercicios de cuello y ojos especificados en la sección de "Ojos".
- Compresa fría al cuello durante el día y para dormir.
- Compresas para los ojos.
- Usar los lentes de "rejilla óptica". (Se consiguen en tiendas naturistas). Estimulan el buen funcionamiento del nervio óptico.

Complementos nutricionales

- Vitamina C   1 cápsula con cada comida
- Vitamina D   De 1 000 a 1 200 UI con el desayuno
- Calcio   1 gramo con el desayuno
- Vitamina A   25 000 UI con el desayuno
- Zinc   30 miligramos con el desayuno
- Complejo B   1 tableta por la mañana
- Levadura de cerveza   6 tabletas, 3 veces al día, o 1 cucharada, 2 veces al día

Complementos nutricionales de "Margarita Naturalmente"

- Super C Natural   1 tableta, 5 veces al día
- Osteoplus   1 tableta con la cena
- Betazinc   1 tableta con el desayuno y la comida
- Complejo B-100   1 cápsula con la comida principal
- Levadura de cerveza   1 cucharada con jugo, por la mañana

Herbolaria*

- Raíz de zarzaparrilla, raíz de angélica y diente de león, mezclados en partes iguales.

Herbolaria con productos de "Margarita Naturalmente"

- Ginkgo Biloba, 20 gotas en agua 2 o 3 veces al día. Ayuda a una mejor irrigación sanguínea en los capilares finos de los ojos.

* *Véase en la cuarta parte, "Tés de plantas medicinales".*

MUÑECA (SÍNDROME DEL TÚNEL DEL CARPO).   Este síndrome es un desarreglo doloroso de la muñeca e involucra al nervio que pasa a través del túnel formado por los ocho huesos de la misma.

El Dr. George S. Phalen describe el problema como una inflamación crónica y un ensanchamiento de material fibroso en esa área, que comprime al nervio dando como resultado una sensación muy peculiar en la región de la piel que conecta con dicho nervio. Al doblar la muñeca, se experimenta dolor, los dedos se pueden hinchar, la piel de las manos se estira y se presenta brillosa, y, con frecuencia, se acompaña de dolores de hombros y brazos. Se cree que en este problema están involucrados parcialmente algunos desarreglos hormonales, ya que en las mujeres es tres veces más común que en los hombres.

Durante el embarazo, el estrógeno (hormona sexual femenina) y otras hormonas elevan su nivel en formas diversas. El uso de píldoras anticonceptivas favorece también ese aumento de estrógeno en el organismo.

El estrógeno, a su vez, perturba el metabolismo relacionado con la vitamina B6, razón por la cual este síndrome se asocia a la deficiencia de dicha vitamina, que se presenta durante el embarazo, con el uso de anticonceptivos (hormonas antiovulatorias), y con frecuencia en personas con un historial familiar de diabetes.

El Dr. John Ellis suministró un tratamiento a base de piridoxina (vitamina B6) a 225 mujeres embarazadas, las cuales sufrían de inflamaciones de los pies y/o manos, es decir, presentaban los síntomas del síndrome en cuestión. Dicho tratamiento trajo gran mejoría en todos los casos. El Dr. Ellis concluye señalando que la suplementación con vitamina B6 puede ser una gran ayuda para tratar este problema. Encontró que el hecho de suspender las píldoras anticonceptivas, por parte de las mujeres que las toman, hace desaparecer los síntomas. Asimismo, es muy importante, por supuesto, corregir los problemas nutricionales: evitar las carnes (colesterol, ácido úrico), los productos refinados, los azúcares (relacionados con la diabetes, y ésta con el síndrome), el alcohol, el tabaco, el café; llevar una dieta integral, practicar ejercicios diariamente, respirar aire puro.

Terapia alimenticia
Siga las indicaciones dadas en "Dietoterapia básica".*

* *Véase en la cuarta parte, "Dietoterapia básica".*

Bioterapias complementarias*

- Aplicar en las muñecas cataplasma de barro amasada preferentemente con té de árnica o manzanilla. Puede ser frío o caliente, como le brinde más alivio; dejarlo hasta que seque.
- Sumergir manos y muñecas en té de árnica y/o manzanilla, durante 5 a 10 minutos, varias veces al día. El té puede estar frío o tibio, según desee.
- Mojar algodones con Hierbas Suecas** y envolver con ellos las muñecas. Colocar encima un plástico para guardar el calor y evitar manchar la ropa, vendar dejar de 30 min a 1 hora. La aplicación se puede repetir 2 o 3 veces al día.

Complementos nutricionales

- Complejo B   1 cápsula con la comida principal
- Levadura de cerveza   1 cucharada con jugo por la mañana
- Vitamina B6 (Piridoxina)   50 miligramos al día
- Alfalfa   4 tabletas con cada comida

Complementos nutricionales de "Margarita Naturalmente"

- Super C Natural   1 tableta con cada comida

Herbolaria con productos de "Margarita Naturalmente"

- Hierbas Suecas, tomar 1 cucharada en 1 taza de agua, 2 o 3 veces al día.
- Ginkgo Biloba, 20 gotas en agua o jugo, 3 veces al día, para mejorar la microcirculación en muñecas y manos.

NERVIOS. La sociedad actual demanda tal actividad y acción que deja poco tiempo para atender las necesidades individuales en todos los órdenes. Se descuidan atenciones corporales, se ahogan necesidades emotivas y se ignoran, a veces, el área psicológica y sus demandas.

Véanse en la cuarta parte: "Compresa local", "Ejercicio", "Masaje en las entrepiernas", "Masaje en tobillos y empeines", "Baño de asiento" y "Baño genital", que se mencionan en este apartado.
** *Productos de "Margarita Naturalmente".*

El desenlace y los resultados son conocidos por todos: enfermedades, tensiones, depresión, suicidios, manicomios, cáncer… infelicidad. Prueba fehaciente, todo ello, de que hemos sido incapaces, hasta ahora, de incorporar y fusionar los avances tecnológicos y las necesidades e ideales humanos, que nos permitan gozar al máximo sin descuidar los complejos requerimientos del *homo sapiens*.

Las tensiones diarias traen rápidamente un desequilibrio físico-emocional que trastorna el sistema nervioso, el circulatorio, el metabólico y el funcionamiento orgánico en general. Esto, aunado a la alimentación deficiente, integrada por los productos refinados y cargados de químicos artificiales, completan el panorama ya descrito, el cual se ve y acepta como la forma normal y natural de vivir.

Entre los nutrimentos más directamente relacionados con la salud de los nervios se encuentran el ácido fólico (B9), la vitamina B12, la acetilcolina (lecitina) y el hierro. La deficiencia prolongada de ácido fólico puede causar, además de anemia, irritabilidad, olvidos, cansancio, afecciones de la médula ósea, falta de apetito, debilidad, etc. Esta vitamina B es esencial para un buen funcionamiento cerebral, para la manufactura de algunas enzimas que ayudan a sintetizar ciertas sustancias necesarias para la salud mental.

El ácido fólico (B9) no puede ser elaborado en el organismo. No proveerlo a través de la dieta desarrolla una deficiencia del mismo. El uso de ciertas medicinas, drogas, bebidas alcohólicas, pastillas anticonceptivas, etc., generan insuficiencia en ésta, como en otras vitaminas y minerales.

La vitamina B12 está en íntima relación con el ácido fólico (B9), y su deficiencia causa también problemas de los nervios, anemia y otros más. Su presencia y acción en el cuerpo se ve dañada por el consumo de productos refinados, ciertos medicamentos, etcétera.

La acetilcolina es un compuesto esencial del organismo que dirige los senderos de varias actividades nerviosas; su ausencia puede ser la causa de problemas nerviosos, aun cerebrales. La lecitina, rica en colina, una de las vitaminas B, ayuda a incrementar la presencia de acetilcolina en el cerebro y en las glándulas suprarrenales, las cuales actúan como protectoras contra las tensiones.

Dos científicos del Massachusetts Institute of Tecnology (MIT) realizaron un experimento en el laboratorio, el cual consistía en dar lecitina a un grupo de ratas. Luego, medían los niveles de colina y de acetilcolina en las glándulas suprarrenales y del cerebro de los animales, y encontraron que los niveles de colina y acetilcolina se habían incrementado, tres horas después de que las ratas habían comido lecitina. Los niveles de dichos elementos continuaron en ascenso por períodos hasta de 10 horas. Al final, había el doble de esas sustancias benéficas, en comparación con los niveles existentes al principio del experimento.

Esto sugiere, comentan los científicos del MIT, que el uso de la lecitina puede ayudar a controlar ciertos problemas nerviosos y cerebrales, entre ellos la diskinesia tardía (*tardivedyskinesia*). Al beneficiar la neurotransmisión colinérgica, ayuda también en los problemas de psicosis, manías, miastenia.

El hierro es otro elemento importante, esencial para la formación y acción de varias enzimas. Su insuficiencia puede acarrear anemia y/u otros efectos psicológicos, como: irritabilidad, debilidad, falta de atención y concentración, desinterés, etc. Uno de los resultados más trágicos de la deficiencia de hierro es la formación de un número menor de células cerebrales en niños que no lo reciben en cantidad suficiente durante sus primeros 18 meses de vida, ya que el total de células cerebrales y nerviosas se vuelve definitivo, es decir, a la edad de dos años, aproximadamente, no se generan más. En los adolescentes la deficiencia de hierro puede ocasionar un crecimiento lento, falta de atención, motivación, fatiga, etcétera.

Es muy importante conocer cómo varias pruebas han mostrado que la absorción de hierro en el organismo se incrementa con la presencia de la vitamina C. En una prueba realizada por los doctores E. Bjorn Rasmussen y L. Hallberg, en 30 voluntarios, encontraron cómo al añadir sólo 25 miligramos de vitamina C a su dieta la absorción de hierro fue mayor que la que se presentó sin la presencia de ella. Al añadir 200 miligramos se obtuvo una absorción de hierro seis veces mayor a la que hubo sin la presencia de la vitamina C. Todo esto, por supuesto, usando siempre el mismo tipo y cantidades de alimentos.

Los problemas nerviosos deben tratarse desde el ángulo nutricional, emocional y psicológico.* Además, es indispensable decir **no** a los productos refinados, como: el alcohol, el café, el tabaco, el azúcar refinada. Por lo que respecta a ésta, se recomienda utilizar mascabado, miel o melaza.

* *Véase "Enfermedades mentales".*

Terapia alimenticia

Siga las indicaciones dadas en "Dietoterapia básica",* con las siguientes particularidades:

- Tomar jugos de verduras y comer ensaladas **verdes;** lo verde es un gran calmante del sistema nervioso.**
- Tomar un vaso de jugo de 4 zanahorias, 1 manzana y 6 hojas de lechuga orejona (en el extractor), una hora antes de dormir. Esta lechuga contiene un sedante natural.

Bioterapias complementarias***

- Baño de asiento o genital una o dos veces al día, durante 20 minutos.
- Aplicar una compresa dorsal es sumamente benéfica en este tratamiento.
- Poner una compresa fría o cataplasma de barro al vientre para dormir.
- Baño tibio de tina con un cocimiento de hojas de lechuga orejona, una hora antes de dormir, si hay insomnio. Esto también es muy recomendable para los bebés que no duermen bien, siempre y cuando no se deba a otro padecimiento.
- Hacer ejercicio al aire libre, en zonas donde el aire sea puro.
- Caminar descalzo sobre pasto verde, de preferencia temprano, cuando el pasto está húmedo de rocío. Es un calmante excelente del sistema nervioso, además de que el organismo se carga del magnetismo y energía de la Tierra.
- Baño de sol. El sol, ya lo hemos dicho, es un tónico del sistema nervioso.
- Enterrarse en la arena, durante media hora, y alternar con baños de agua de mar, si hay facilidad de ir a la playa.

* *Véase en la cuarta parte, "Dietoterapia básica".*
** *Véase en la cuarta parle, "Jugos naturales".*
*** *Véanse en la cuarta parte: "Baño de asiento", "Baño genital", "Compresa dorsal", "Geoterapia", "Ejercicio", "Sol", "Relajación", "Meditación" y "Cepillado de la piel", que se mencionan en este apartado.*

- Dormir temprano, pues ya sabemos que el sueño antes de las 12 de la noche es más reparador.
- Evitar el trabajo mental y físico excesivos, así como preocupaciones y tensiones.
- Practicar relajación, meditación o yoga.
- Cepillado de la piel; es excelente para el sistema nervioso.

Complementos nutricionales

- Complejo B — 1 cápsula con el desayuno
- Lecitina — 2 cápsulas con el desayuno y 2 con la comida
- Vitamina C — 1 gramo, 3 veces al día, con las comidas
- Levadura de cerveza — 1 cucharada, 2 veces al día, con los alimentos
- Alfalfa — 4 tabletas, 3 veces al día

Complementos nutricionales de "Margarita Naturalmente"

- Complejo B 100 — 1 cápsula con la comida principal
- Levadura de Cerveza — 1 cucharada con jugo, por la mañana
- Lecitina — 2 cápsulas, 3 veces al día, con los alimentos
- Super C Natural — 1 tableta, 3 veces al día, con los alimentos
- Linaza Canadiense — 1 cucharada con jugo o agua, 1 o 2 veces al día

Herbolaria*

- Anís, comino, raíz de angélica, cilantro y salvia, si hay depresión nerviosa.
- Hojas de naranjo, flor de azahar y tila, si hay irritabilidad.

En ambas combinaciones, la mezcla se compone de partes iguales.

Herbolaria con productos de "Margarita Naturalmente"

- Pasiflora Compuesta; si hay ansiedad, insomnio, angustia, 20 gotas en agua, 3 veces al día, o:
- Tónico de Nervios, 1 cucharada cada 2 horas.
- Hipericum; si hay depresión, 20 gotas en agua, 3 veces al día.

* *Véase en la cuarta parte, "Tés de plantas medicinales".*

NIÑOS PROBLEMA (EN SU CONDUCTA). Las deficiencias en hierro y muchos otros elementos, resultado de hábitos dietéticos inadecuados, son el factor común de niños y adultos hoy en día. La falta de hierro, por ejemplo, puede originar cambios negativos en la conducta, como son: irritabilidad, debilidad, poca capacidad de atención, baja habilidad mental en las actividades escolares, etcétera.

El Dr. Feingol, de California, psiquiatra especialista en niños, ha encontrado que muchos de ellos son muy sensibles a los químicos presentes en diversos alimentos procesados, los cuales muchas veces, en cuestión de horas, presentan reacciones que se convierten en **problema de conducta**.

La simple eliminación de dichos alimentos provoca, en la mayoría de los casos y en tan sólo unos días, que los niños cambien a estados en los cuales se puede llegar a un entendimiento con ellos, haciéndolos cooperativos, motivados y capaces de aprender.

En algunos casos, el volver a consumir esos alimentos **prohibidos** significa una regresión, se anula el avance logrado y surgen aquellos niños problema, otra vez.

Por lo general, los alimentos con una mayor cantidad de aditivos químicos son los mismos que contienen gran parte de hidratos de carbono refinados, principalmente azúcar. Entre dichos alimentos están: los pasteles, los dulces, las donas, las gelatinas, los caramelos, los flanes, los refrescos, los chicles y algunos panes. Al descartar estos alimentos (si acaso se pueden llamar así) de las dietas de los niños hiperactivos, las madres eliminan de ellas, a la vez, gran cantidad de azúcar. Esto significa que dichas dietas serán más nutritivas, pues ahora los niños comerán semillas de girasol y cacahuates, por ejemplo, en lugar de chocolates y caramelos; queso y papas en vez de botanitas; jugos naturales en sustitución de refrescos, etcétera.

Es triste ver cómo esos problemas de conducta en los niños y adolescentes aumentan día con día. Su actividad escolar y en el hogar va en deterioro, pero los culpables no son sólo la televisión y el cine, sino que gran parte de la culpa radica en los mismos padres, las escuelas y la sociedad.

Cualquiera puede ver cómo prácticamente en todas las escuelas y colegios, por ejemplo, se venden a diario infinidad de dulces, golosinas y productos sin, o casi sin valor alimenticio, a los niños, originando en éstos problemas de conducta, disminución de su motivación y problemas de aprendizaje. En una palabra, los condenan a sufrir las consecuencias de esto por el resto de su vida, por las deficiencias nutricionales, las caries y las enfermedades que padecerán.

Los padres de familia deberían unirse y demandar el cambio de los productos que se venden en las escuelas por otros realmente nutritivos, sin aditivos ni conservadores químicos, o bien, que se cierren las tienditas de las escuelas y se deje de enfermar a nuestra niñez y juventud. Quizá la iniciativa debiera surgir de los mismos directivos, los educadores, quienes, se supone, deben conocer tal situación para proteger a los niños, los cuales no pueden decidir ni saber por sí mismos qué les conviene comer o hacer.

En el hogar, los padres, en especial las madres, son quienes pueden hacer los cambios necesarios; proveer de una dieta nutritiva, proteínica, sin alimentos refinados, abundante en frutas y verduras, cereales integrales, nueces, germen de trigo, jugos de frutas naturales, etc. Dar complementos como lecitina, vitamina C, levadura de cerveza, alga espirulina. Eliminar azúcar, pan blanco, café, pasteles de harina y azúcar blanca, chocolates, refrescos, dulces, etcétera.

También es recomendable advertir a los niños acerca del abuso de la televisión. Deben buscarse los programas más educativos y dejarles tiempo para que jueguen y participen en otras actividades, que usen su imaginación, corran, mejoren su lectura, etcétera.

Se debe estimular, incrementar y fortalecer su autoconfianza y mejorar su autoimagen. Por supuesto, todo esto requiere tiempo, paciencia, un verdadero deseo de ofrecer a los hijos lo mejor, así como el ponernos a leer y estudiar nosotros mismos para entender con más claridad lo relacionado con una nutrición adecuada, psicología aplicada…, pues no son suficientes sólo las buenas intenciones.

Si de verdad ponemos empeño en cumplir bien esas obligaciones familiares, seguramente veremos crecer a unos hijos maduros, equilibrados, sanos, con buena preparación escolar, seguros de sí mismos y preparados para enfrentar la vida y sus múltiples complejidades.

Terapia alimenticia

Siga las indicaciones dadas en "Dietoterapia básica".*

Bioterapias complementarias**

- La hidroterapia es de gran utilidad en el tratamiento de estos problemas. Baño de asiento de 15 minutos, dos veces al día.
- Cepillado de la piel seguido de frotación.
- Baño de sol. Es sumamente benéfico no sólo para los niños hiperactivos sino para los niños en general; tonifica su sistema nervioso además de que estimula su circulación; promueve la formación de vitamina D, el aprovechamiento del calcio y otros minerales, todo ello esencial para un desarrollo adecuado.
- Baño de tina, una hora antes de dormir, a la cual se le ha de agregar un té (concentrado) de lechuga orejona, si son muy inquietos durante el sueño o tienen dificultad para conciliarlo.
- Dejarlos jugar descalzos sobre pasto verde.
- Permitirles vivir libremente en contacto con los elementos naturales: sol, tierra, agua, aire.

Complementos nutricionales

- Levadura de cerveza   1 cucharadita o 4 cápsulas con el desayuno y la comida
- Vitamina C   1 gramo con el desayuno y la comida
- Lecitina   1 cápsula con el desayuno y la comida
- Alga espirulina   2 tabletas, 3 veces al día

Complementos nutricionales de "Margarita Naturalmente"

- Levadura de Cerveza   1 cucharadita con jugo o licuado por la mañana. De preferencia, volver a tomarla por la tarde
- Super C Natural   1 tableta con el desayuno y la comida. Se puede hacer polvo y mezclar con jugo, etc.

* *Véase en la cuarta parte, "Dietoterapia básica".*
** *Véanse en la cuarta parte: "Baño de asiento", "Cepillado de la piel", "Frotación" y "Sol", que se mencionan en este apartado.*

- Betazinc — ½ tableta con el desayuno y la comida
- Lecitina — 1 cápsula con el desayuno y la comida. La pueden masticar

Herbolaria*

Elija una de las siguientes opciones:
- Manzanilla.
- Azahar.
- Hojas de naranjo.

OBESIDAD. El grado de obesidad y el número de personas es directamente proporcional a la magnitud de la industrialización de un país. Como ya se ha comentado, algunos de los avances sociales han sido de carácter perjudicial, por la sencilla razón de que dichos cambios se desarrollaron basados, no en las necesidades sociales sino en los intereses económicos de un grupo.

En el campo de la alimentación, por ejemplo, se ha convencido a la gente de que comer productos procesados, refinados, es mejor que consumir alimentos naturales, integrales. La propaganda ha sobrepasado las fuerzas y la capacidad de raciocinio de la mayoría. La falta de educación en materia de nutrición ha contribuido también a todo esto y, como resultado, tenemos una sociedad que se enferma, gasta fortunas en medicinas, hospitales, etc., gracias a su nutrición deficiente.

Otros avances muy positivos, como el automóvil y otros medios de transporte han robado al hombre la oportunidad de ejercitarse, de caminar, etcétera.

Desde luego, la culpa no es del coche o del fantástico avión, los cuales permiten un intercambio social a nivel nacional y mundial. Lo que pasa es que el hombre no ha sido capaz de asimilar este progreso y se ha hecho flojo. En vez de caminar un poco, prefiere manejar o esperar el camión. En lugar de ir al parque o al campo, se encierra en un cine; o bien, se sienta horas frente a la televisión a comer, en vez de ir al centro deportivo.

---

* *Véase en la cuarta parte, "Tés de plantas medicinales".*

Efectivamente, esos dos simplísimos aspectos del vivir son responsables de muchos trastornos. La falta de ejercicio puede acarrear desde constipación, hasta problemas circulatorios, cardíacos... diabetes. El corazón, por ejemplo, es un músculo que si no se ejercita debidamente puede debilitarse y enfermar. Si a esto se añade una alimentación deficiente en elementos nutritivos (vitaminas, minerales, etc.), los resultados lógicamente serán negativos. Es típico de la sociedad actual comer mucho, lo cual no quiere decir que se nutra bien, pues la abundancia no significa necesariamente calidad nutritiva.

Con esos dos sencillos análisis podemos deducir la ecuación de la gordura:

OBESIDAD = Falta de ejercicio + Consumo abundante de productos refinados

Por supuesto, existen casos en los cuales la culpabilidad recae más directamente en problemas hormonales, sobre todo en la tiroides. Pero si profundizamos más en esos mismos casos, con seguridad encontraremos su origen en costumbres nutricionales equivocadas. Un buen tratamiento, una alimentación integral bien planeada, suplementos como: algas marinas, ejercicio adecuado a edad y condición personal, eliminación total de azúcar y productos refinados serán de gran ayuda en este último caso.

Por lo general, el ciclo metabólico que se establece para llegar a la obesidad y mantenerla es el siguiente: cuando un individuo consume sucrosa (azúcar) en pasteles, helados, refrescos, etc., el nivel de glucosa en la sangre se eleva más, en comparación con el que se da al consumir hidratos de carbono complejos como: zanahorias, plátanos, papas, etcétera.

Posteriormente, como respuesta a esa subida rápida del nivel de glucosa en la sangre, es excretada una cantidad excesiva de insulina. Esto repercute en una caída rápida también del nivel de glucosa en la sangre, que puede a veces estar cercana a la hipoglucemia. El resultado se manifiesta de la siguiente manera: la persona siente hambre de nuevo y come así más productos refinados, azucarados; y, de nuevo, el nivel de glucosa en la sangre va para arriba. Más insulina... el ciclo se perpetúa conduciendo a un consumo excesivo de calorías e hidratos de carbono, trayendo como consecuencia gordura, diabetes y/u otros problemas.

Otros factores que influyen en forma determinante en la obesidad son los emocionales o psicosomáticos. Por esta razón, el tratamiento a seguir no sólo deberá abordarse desde el punto de vista nutricional sino, también, desde el psicológico. En este aspecto, el yoga brinda resultados excelentes, ya que ayuda a controlar el estrés y las tensiones emocionales, además de que actúa a nivel de las glándulas endocrinas normalizando su funcionamiento y, por tanto, regulando el peso.

La elección del tratamiento a seguir es muy importante, dado que si bien hay un gran número de dietas, las cuales ayudan a perder peso, muchas de ellas van en detrimento de nuestra salud, por ejemplo: las dietas altas en proteínas animales, causa de enfermedades como: artritis, osteoporosis, cáncer, etc., y con casi nada de hidratos de carbono son en suma dañinas, ya que una restricción severa de éstos llega a causar daños irreversibles en el cerebro, corazón y sistema nervioso.

Hoy es muy común, sobre todo entre las jovencitas que, con tal de lucir una figura esbelta, adopten una dieta, si acaso se le puede llamar así, completamente insana e insuficiente, limitada sólo a algunas bebidas embotelladas o alimentos chatarra que la publicidad hace parecer como una gran ayuda para este propósito. Y en efecto, logran perder peso, pero con grave detrimento para su salud.

La terapia siguiente es sumamente efectiva; realizarla no sólo le ayudará a perder peso, también corregirá cualquier desarreglo orgánico, en general, desintoxicando a cada órgano en particular con la consecuente pérdida del peso excesivo y, por tanto, brindando salud y bienestar.

Terapia alimenticia

Siga las indicaciones dadas en "Dietoterapia básica",* con las siguientes particularidades:

- Los jugos de verduras son más indicados que los de frutas, en el tratamiento de la obesidad.

  Tómelos a cualquier hora combinando varias verduras, por ejemplo:

a) Zanahoria, apio y betabel.

b) Zanahoria, lechuga, rábano, pepino, betabel, apio, jitomate y uno o dos dientes de ajo.

c) Alfalfa con piña y miel (licuados).

---

* *Véase en la cuarta parte, "Dietoterapia básica".*

Para perder peso es muy efectivo tomar sólo este tipo de jugos, durante toda la mañana, como único alimento.*

• Al mediodía, 70% de la comida deberá ser ensalada cruda con verduras muy variadas y un sabroso aderezo al gusto. Agregar de 50 a 100 g de queso *cottage* y 50 g de semillas de girasol, ajonjolí u oleaginosas: almendras, nueces, etcétera.

• Deberán suprimirse los azúcares refinados, bebidas embotelladas, panes y pasteles, alcohol, café, té negro y productos refinados, en general.

Ayuno**

Los ayunos son muy importantes en el tratamiento de la obesidad y, debido a las grandes reservas de calorías (por el peso excesivo), generalmente resultan fáciles de realizar para el paciente.

Es muy recomendable iniciar con un ayuno corto de tres días a base de jugos de verduras (ya indicados), al cabo de los cuales se reiniciará la alimentación señalada en la "Dietoterapia básica" por tres días. Se continúa alternando 1 día de ayuno con 3 de la alimentación indicada, durante el tiempo necesario.

Otra alternativa de ayuno es comer, un día, lo indicado en la "Dietoterapia básica" y, uno, ayunar a base de jugos de verduras, tomando siempre los complementos nutricionales indicados, después de las comidas, el tiempo necesario hasta obtener el peso adecuado.

Bioterapias complementarias***

• Es muy importante hacer ejercicio de acuerdo con su peso, edad, etc., pero definitivamente el ejercicio es esencial.

* *Véase, para más opciones, en la cuarta parte, "Jugos".*
** *Véanse en la cuarta parte: "Ayunos" y "Dietoterapia básica", que se mencionan en este apartado.*
*** *Véanse en la cuarta parte: "Ejercicio", "Cepillado de la piel", "Baño vital", "Sol" y "Baño de vapor", que se mencionan en este apartado.*

- El yoga le ayudará no sólo físicamente a nivel de las glándulas endocrinas controlando el exceso de peso, sino a nivel emocional y mental eliminando las tensiones y el estrés, causas muy importantes de la obesidad.
- Cepillarse la piel en seco, diariamente, durante 15 minutos, antes del baño, para tonificar su piel y eliminar celulitis y flacidez.
- Baño vital, una o dos veces al día.
- Baño de sol o de vapor, diariamente si es posible.

Complementos nutricionales

• Complejo B	1 cápsula después del desayuno
• Algas marinas (*kelp*)	2 tabletas después de cada comida
• Espirulina	4 tabletas después de cada comida
• Vitamina C	1 000 miligramos después de cada comida
• Lecitina	2 cápsulas después de cada comida
• Vitamina E	400 UI después del desayuno

Complementos nutricionales de "Margarita Naturalmente"

• Complejo B-100	1 cápsula con el desayuno
• Super C Natural	1 tableta, 3 veces al día, con los alimentos
• Lecitina	2 cápsulas, 3 veces al día, antes de cada comida
• Linaza Canadiense	1 cucharada en jugo, mañana y tarde

Herbolaria*

- Hojas de sen, flor de saúco, ortiga blanca y hojas de abedul, mezcladas en partes iguales.

Herbolaria con productos de "Margarita Naturalmente"

- Fibra Natural,** 1 cucharada en 1 vaso grande de agua o jugo, mañana y tarde.
- Pamplina Compuesta,* 20 gotas en agua o jugo, de 3 a 5 veces al día antes de los alimentos. Estimula el metabolismo de las grasas.

* *Véase en la cuarta parte, "Tés de plantas medicinales".*
** *Se aconseja tomar los 3 aquí indicados (Fibra, Pamplina y Hierbas Suecas) en el tratamiento de la obesidad.*

• Hierbas Suecas,* 1 cucharada en 1 taza de agua, después de cada comida, para mejorar la digestión.

OJOS. El uso constante de los ojos, enfocados hacia objetos cercanos, es otro cambio, históricamente reciente, en el estilo de vida humano.

Hasta hace unos pocos siglos, la lectura vino a ser parte del diario vivir; la televisión se generalizó hace tan sólo unas décadas; los directorios telefónicos, microscopios, computadoras, etc., han contribuido a un aumento en el uso de la vista con objetos cercanos, incrementando la demanda de servicio de los ojos y sometiéndolos a trabajos prolongados y excesivos. A esto debemos añadir los cambios de costumbres alimenticias, dirigidas más y más a los productos refinados, que no proveen ni siquiera lo que los ojos y demás componentes del cuerpo necesitan, bajo condiciones normales, menos aún aquello que esos mismos órganos requieren bajo condiciones de trabajo constante y excesivo.

Entre los elementos nutricionales importantes para el buen funcionamiento y salud de los ojos se encuentran las vitaminas A, E, C, B2 (riboflavina); minerales como el cromo, zinc, etcétera.*

La función de la vitamina A en los ojos es la de mantener almacenado un pigmento llamado **rodopsina,** formado a partir de la vitamina A y una proteína, el cual es esencial para ver en la oscuridad o cuando la luz es escasa. Este pigmento se encuentra en la retina del ojo, y cuando la luz cae sobre él lo descompone y crea un impulso nervioso. Durante el día se desgasta mucho, pero se vuelve a restablecer por la noche, si hay suficiente vitamina A presente. De aquí se deriva la llamada ceguera nocturna, en la cual la falta de vitamina A genera dificultades para ver en un medio con poca luz. Es por eso que resulta peligroso, por ejemplo, manejar de noche cuando se sufre este problema.

La deficiencia de vitamina A en las dietas, en algunos países, se considera como la causa esencial de ceguera y otros problemas oculares, los cuales en ocasiones se presentan como hinchazón de los ojos, gran sensibilidad a la luz y, en casos extremos, hasta con pus. La producción lacrimal puede cesar y el ojo se hace susceptible a infecciones, llegando a producir aun la ceguera misma.

Las personas diabéticas o con problemas del hígado o del aparato

* *Véase "Diabetes".*

digestivo pueden experimentar dificultades para transformar los carotenos en vitamina A.

Los carotenos son los pigmentos rojos, amarillos, naranjas, verdes presente en zanahorias, vegetales de hojas verde oscuro, etc., que se combinan con el zinc y en el hígado son transformados en vitamina A.

La vitamina C juega también un papel importante en la salud de los ojos. Al menos 12 procesos bioquímicos que se efectúan en el ojo la involucran. El nivel de esta vitamina en el ojo es mayor que el que se encuentra en la sangre o en muchos otros tejidos orgánicos.

El estudio de los ojos de varios animales, por ejemplo, muestra resultados interesantes en cuanto a su contenido de vitamina C: la córnea contiene 30 miligramos; el lente, el cual es afectado por la catarata, 34 miligramos; la retina, 22 miligramos. Compárense esos niveles con los encontrados en: los músculos, 2 miligramos; en el corazón, 4 miligramos; en el riñón, 13 miligramos; en el cerebro, 17 miligramos; en las glándulas suprarrenales, que protegen al organismo contra tensiones, hay hasta 160 miligramos de vitamina C; en la glándula pituitaria, 126 miligramos.

Cuando se presenta la catarata, se ha observado también cómo hay una marcada ausencia de ciertas sustancias químicas esenciales. Algunos investigadores sugieren que quizá esos niveles altos de vitamina C en los ojos son necesarios para proteger dichas sustancias de su oxidación y pérdida. Se han logrado establecer relaciones entre algunas enfermedades de los ojos y la baja concentración de vitamina C en ellos. Es difícil ver que el consumo adecuado de vitamina C es esencial para la salud de los ojos y de muchos otros órganos y procesos orgánicos. Algunos médicos, como el Dr. Irwin Stone, han usado la vitamina C en los tratamientos terapéuticos de los ojos, obteniendo siempre resultados muy positivos.

Otra vitamina, la riboflavina (B2), es mencionada en la obra de Adelle Davis como importante para el buen estado de los ojos. Su deficiencia, reporta ella, se asocia a la sensibilidad a la luz, comezón, visión borrosa, conjuntivitis, opacidad de la córnea, puntos oscuros en la visión, etc. En algunos experimentos se han provocado cataratas en animales, al crear una deficiencia extrema y prolongada de riboflavina.

Los problemas de los ojos deberán atenderse desde diversos ángulos: llevar una dieta nutritiva, integral, muy abundante en vegetales y frutas de colores intensos. Suplementos de carotenos, vitamina C, complejo B, principalmente. Eliminar tabaco (destruye la vitamina C), alcohol, esmog, café, azúcar; evitar el abuso de la televisión y de la computadora.

Se recomienda poner compresas de agua fría sobre los ojos cerrados por espacio de 10 minutos, dos o más veces al día. Usar también una combinación de compresas calientes (dos minutos) y frías (tres minutos), alternándolas unas tres veces, empezando con la caliente y terminando con la compresa fría.

También es aconsejable hacer ejercicios de cuello y ojos diariamente, una o dos veces al día. Debido a la vida sedentaria, el cuello y cabeza también resienten la falta de ejercicio y la circulación sanguínea un tanto deficiente. Los ejercicios y compresas incrementan y mejoran el flujo de sangre a la cabeza y sus órganos, llevando consigo más vitalidad y oxígeno, y otros elementos nutritivos.

Ejercicios de cuello

Se sugiere realizar estos ejercicios acompañados de música suave.

- Sentado en una silla poco acojinada, sin tocar el respaldo con su espalda, la columna vertebral erguida, las manos sobre las piernas y los ojos cerrados, incline la cabeza hacia adelante, hasta tocar el pecho con la barbilla.
- Luego, mueva la cabeza hacia atrás lo más posible (con moderación), relajando los músculos de la mandíbula. Repita este movimiento (como diciendo **sí** con la cabeza) de 10 a 20 veces. Cuide de no hacer los movimientos bruscos, sino en forma suave; mantenga el cuerpo relajado y no doble la espalda al inclinar la cabeza.
- Ahora, sentado en la misma posición, incline la cabeza hacia un lado, como tratando de tocar el hombro con la oreja; haga lo mismo hacia el otro lado, cuidando de mover sólo la cabeza y no los hombros. Mantenga la columna erguida, los ojos cerrados, el cuerpo relajado. Repita el ejercicio de 10 a 20 veces.
- Aún en esta posición, voltee la cabeza hacia un lado, como tratando de tocar el hombro con el mentón (barbilla). Voltéela hacia el otro lado de la misma manera y repita el ejercicio (como diciendo **no** con la cabeza) de 10 a 20 veces. No mueva los hombros y no haga los movimientos bruscos.

- Por último, haga un movimiento circular con la cabeza, girándola unas 10 a 20 veces en un sentido y luego en el otro. No olvide mantenerse lo más relajado posible, con los ojos cerrados y la columna erguida. Al final, permanezca de uno a cuatro minutos en descanso, con los ojos cerrados.

Ejercicios de los ojos

Estos ejercicios (en la misma posición inicial de los ejercicios del cuello, pero con los ojos abiertos) requieren estos pasos.

- Mueva los ojos hacia arriba y vea un punto; muévalos hacia abajo y seleccione otro punto; muévalos hacia arriba para ver de nuevo el punto inicial; hacia abajo. Repita el ejercicio de 10 a 20 veces; cuide de no mover la cabeza, sólo los ojos.
- Este ejercicio es como el anterior, pero ahora vea un punto a la derecha y otro a la izquierda. Hágalo de 10 a 20 veces.
- Luego, practíquelo viendo un punto arriba a la derecha y otro abajo a la izquierda, de 10 a 20 veces.
- Realícelo una vez más con un punto arriba a la izquierda y otro abajo a la derecha.
- Por último, trate de hacer un movimiento circular con los ojos, de 10 a 20 veces en un sentido y luego hacia el opuesto. Descanse, al final, unos dos o cinco minutos con los ojos cerrados.

Estos ejercicios de los ojos ayudan a mantener flexibles y elásticos los músculos que controlan los ojos y el cristalino (la lente), asegurando el enfoque y nitidez de la vista, o mejorándolo en caso de haber algún problema en ese sentido.

Siga las indicaciones dadas en el tratamiento de "Miopía".*

OSTEOPOROSIS.   Como ya se mencionó en la sección de "Huesos", deben atenderse las deficiencias nutricionales, especialmente de minerales (calcio, fósforo, magnesio), que conducen a esta enfermedad, la cual también puede ser ocasionada por desequilibrios hormonales relacio-

---

* *Véanse "Cataratas", "Conjuntivitis" y "Miopía", respectivamente.*

nados con la menopausia o la andropausia (por lo general, después de los 50 años). Cuando los niveles hormonales (estrógenos, testosterona) decrecen en esta etapa de la vida, los huesos pierden la capacidad de regeneración: los osteoclastos, células de la médula ósea encargadas de destruir y eliminar hueso viejo, y los osteoblastos, encargados de generar células óseas nuevas para reemplazar a las viejas, dejan de funcionar. Por esa razón es importante en esta etapa de la vida el "Tratamiento de reemplazo hormonal", pero natural, para no sufrir los efectos secundarios de este tipo de terapias cuando se usan hormonas sintéticas o químicas.

El tratamiento natural por excelencia para el reemplazo hormonal, tanto para hombres como para mujeres, es la Crema de Camote Silvestre.* El exceso de consumo de carnes, sobre todo las rojas, ya que contienen hasta 25 veces más fósforo que calcio, conduce a un gran desequilibrio y, por tanto, a la deficiencia de calcio y magnesio; la falta de ejercicio y actividad como consecuencia de la edad; el empleo prolongado de cortisona que bloquea la actividad de reconstrucción de los huesos a la vez que disminuye la absorción intestinal del calcio. Como en todas las enfermedades, la dieta es esencial para su prevención y tratamiento.

Terapia alimenticia

Siga las indicaciones dadas en "Dietoterapia básica",** con las siguientes particularidades:

- Se debe poner énfasis en alimentos como: semillas de girasol, cacahuates, betabel, cebolla, uvas, perejil, alfalfa y cola de caballo. Este último puede prepararse en jugo (en el extractor) cuando está fresco, o té, o licuado con agua, limón y miel. Todos esos alimentos son ricos, además de otros minerales, en sílice, que tiene la capacidad de transmutarse biológicamente en calcio, muy asimilable por el organismo.
- Los cereales integrales (avena, cebada, arroz) también son muy importantes en la dieta.
- Se recomiendan el yogur, la miel, la piña, el capulín, las cerezas y el ajonjolí.

*   *Producto de "Margarita Naturalmente".*
** *Véase en la cuarta parte, "Dietoterapia básica".*

- Eliminar las carnes, el tabaco, el alcohol, el café y todos los alimentos procesados, industrializados y tóxicos, en general.
- Tomar leche de soya.

Bioterapias complementarias *

- Es esencial realizar ejercicio de acuerdo con la edad y estado de salud del paciente.
- Los baños de sol con frotación son muy importantes en la prevención y recuperación.
- Cepillado de la piel en seco.
- Los baños en agua de mar son excelentes porque la piel absorbe sus minerales; esto, si además se combina con los baños de sol y/o de arena, es una excelente terapia.
- Los baños de arena consisten en enterrar la mayor parte posible del cuerpo (30 minutos), sobre todo cuando la arena está bien caliente. Después, se debe entrar al mar o mojarse con agua fría.
- Se pueden hacer baños de tina caliente, cuando no sea posible lo anterior, agregando al agua unas cucharadas de sal de mar (no de mina). Se recomienda hacerlos diario o cada tercer día.

Complementos nutricionales

• Levadura de cerveza	6 tabletas, 3 veces al día, o 1 cucharada, 2 veces al día
• Alfalfa	4 tabletas, 3 veces al día
• Vitamina E	400 UI con el desayuno
• Vitamina D	800 a 1 200 UI
• Ácido clorhídrico	Para pacientes después de los 60 años

Complementos nutricionales de "Margarita Naturalmente"

• Levadura de Cerveza	1 cucharada en jugo por la mañana
• Osteoplus	1 tableta con el desayuno y la cena

---

* *Véanse en la cuarta parte: "Ejercicio", "Sol", "Frotación" y "Cepillado de la piel", que se mencionan en este apartado.*

- Complejo B-100   1 cápsula con la comida principal
- Super C Natural   1 tableta, 3 veces al día, con los alimentos
- Linaza Canadiense   1 cucharada en agua o jugo, mañana y tarde

Herbolaria*

- Cola de caballo, muy rica en sílice, mineral muy importante en este tratamiento.

Herbolaria con productos de "Margarita Naturalmente"

- Angélica Compuesta para los mayores. Ayuda al equilibrio hormonal, necesario para la recuperación ósea. Tomar 20 gotas en agua, 3 veces al día.
- Crema de Camote Silvestre para ambos sexos. Esencial para el balance hormonal y, por tanto, ofrece la posibilidad de que los huesos se regeneren.

PARÁSITOS INTESTINALES. Los tratamientos naturales, además de ser efectivos, son inocuos. No presentan efectos secundarios.

En este tratamiento pueden seguirse cualesquiera de las siguientes opciones:

- Comer una cucharada de semillas de papaya, bien molidas o masticadas. Se pueden mezclar con miel. Se toman con un poco de agua en ayunas durante 15 días; se descansan 15 y se repite 15 días.
- Licuar, en un vaso de agua natural, o aún mejor en té de tomillo, por la mañana, 60 gramos de semilla de calabaza con cáscara (si es para niños, 30 gramos). Se deja reposar todo el día y por la noche se vuelve a licuar, esto con el fin de que suelte perfectamente la sustancia vermífuga; luego, se cuela y se toma. Después, se prepara nuevamente el licuado, que se dejará reposar toda la noche para licuarlo por la mañana, el cual se colará y tomará. La operación se repite durante el día para tomarlo por la noche, etcétera.
  Se recomienda tomarlo durante 15 días y descansar otros 15. Repetir el tratamiento 15 días más.

---

* *Véase en la cuarta parte, "Tés de plantas medicinales".*

- Tomar tónico de vida todos los días en ayunas y a media tarde durante un mes. Tomarlo le traerá además muchos beneficios para la circulación y depuración del organismo en general.
- Además, agregar en los alimentos ajos y cebollas, sobre todo crudos; en ensaladas son excelentes para combatir los parásitos y —ya hemos mencionado— para mejorar la salud. Masticar perejil o menta para evitar el mal aliento.
- Chaparro amargo. Es una fórmula herbolaria de "Margarita Naturalmente", para todo tipo de parasitosis intestinales. Siga las instrucciones del producto.

Bioterapias complementarias *

El problema de los parásitos intestinales se puede atacar desde diferentes ángulos, así será más efectivo el tratamiento y no sólo eliminará los parásitos sino mejorará la digestión y por ende la salud.

La hidroterapia juega aquí un papel muy importante, ya que la elevada temperatura en el aparato digestivo es terreno propicio para el desarrollo de parásitos, los cuales requieren temperaturas altas. El primer gran paso es disminuir el calor en esas zonas para erradicarlos, para lo cual se debe realizar:

- Baño vital, una o dos veces al día.
- Compresa fría al vientre para dormir.
- Lavado intestinal al iniciar el tratamiento. Para este enema se requiere un litro de agua y una cucharada de café. Se hierve el agua con el café; se deja enfriar; se cuela y se aplica como se indica en la sección correspondiente.

Herbolaria * *

- Para gusanos pequeños:
  Hojas de nogal, cilantro y raíz de genciana, mezclados en partes iguales. Preparar tres cucharadas de la mezcla en un litro de

---

* *Véanse en la cuarta parte: "Baño vital", "Compresa al vientre" y "Lavado intestinal", que se mencionan en este apartado.*
** *Véase en la cuarta parte, "Tés de plantas medicinales".*

agua y tomarla en ayunas y durante el día. Se recomienda dar la mitad de la dosis a los niños.

• Para lombrices:

Valeriana, menta, ajenjo, achicoria y cardo, mezclados en partes iguales. Preparar tres cucharadas de la mezcla en un litro de agua y tomarla en ayunas y durante el día. Es aconsejable dar a los niños la mitad de la dosis.

• Tónico de vida,* en ayunas.

Para solitaria:

a) Comer durante dos días, 80% de ensaladas crudas con abundante ajo y cebolla, las cuales, según indica el Dr. Adrián Vander Put,** tienen la propiedad de adormecer la vitalidad del parásito.

b) Tomar también caldos de verduras, por supuesto, con ajo y cebolla.

c) Tomar al tercer día, en ayunas, té de raíz de helecho macho. Este té se prepara con 10 gramos de raíz por una taza de agua. Sólo se toma esta taza (para los niños, la mitad de la dosis); dos horas más tarde, tomar un purgante de sulfato de magnesio (se consigue en la farmacia). Sentarse en un recipiente con un poco de leche caliente, una vez que haya hecho efecto el purgante, para atraer al parásito. Tiene que salir la cabeza de éste para que no se siga reproduciendo.

• Chaparro amargo compuesto*** es una fórmula herbolaria muy potente y efectiva para eliminar todo tipo de parásitos intestinales. Siga las instrucciones allí indicadas.

PARKINSON, ENFERMEDAD DE. Es una enfermedad progresiva del sistema nervioso en la que ciertas células nerviosas ubicadas en un área específica del cerebro se van destruyendo.

* *Véase en la cuarta parte, "Tónico de vida".*
** *Vander Put, Adrián, Plantas medicinales, p. 183.*
*** *Productos de "Margarita Naturalmente".*

Aunque no se conoce específicamente la causa de la enfermedad, se especula que una deficiencia de vitamina E en la infancia o juventud puede ser responsable. La sintomatología se inicia cuando hay un desequilibrio entre la dopamina y la acetilcolina, dos químicos del cerebro que son neurotransmisores (transfieren mensajes entre las células nerviosas que controlan las funciones de los músculos).

Como en todas las enfermedades, el adoptar hábitos de vida saludables es esencial para evitar el progreso de la enfermedad.

- Hacer ejercicio moderado, al aire libre de preferencia. Es muy importante para mantener la flexibilidad, motilidad, equilibrio y coordinación.
- Combatir el estrés con métodos de relajación: Yoga, meditación, estiramientos.
- Mantener una vida activa de acuerdo a las posibilidades del paciente.
- La actitud mental positiva es muy importante. A este respecto, buscar apoyo en lecturas, grupos, Flores de Bach, etcétera.
- Combatir el estreñimiento es esencial para evitar que empeore la salud del paciente.

Siga el tratamiento indicado en "Nervios", con las siguientes particularidades:

Complementos nutricionales

- Lecitina   3 cápsulas, 3 veces al día, con los alimentos
- Aceite de semillas   1 cucharada, 3 veces al día, con los
  de uva extravirgen   alimentos
  o aceite de linaza
  extravirgen
- Complejo B de alta   1 tableta con el desayuno
  potencia
- Vitamina B6   50 mg, con el desayuno
- Vitamina C de   1 tableta, 3 veces al día, con los ali-
  1000 mg   mentos
- Magnesio   50 mg, con el desayuno
- Zinc   15 mg, con el desayuno

Complementos nutricionales de
"Margarita naturalmente"

- Lecitina   3 cápsulas, 3 veces al día, con los alimentos
- Osteoplus   1 tableta, con el desayuno y la cena
- Complejo B-100   1 tableta, con el desayuno y la comida
- Levadura de cerveza 1 cucharada, con jugo, mañana y tarde
- Betazinc   1 tableta, con el desayuno y la comida
- Super C Natural   1 tableta, 3 veces al día, con los alimentos
- Semilla de Uva   2 cápsulas, 3 veces al día, con los alimentos

Herbolaria

- Tomar tés de una o varias de las siguientes plantas:
- Pasiflora, valeriana, tila, tumbavaquero, aceitilla, azahares.
- También son recomendables los baños de tina en agua tibia o caliente con alguna o varias de las siguientes plantas: manzanilla, salvia, romero, árnica.

Herbolaria con productos de
"Margarita naturalmente"

- Ginkgo Biloba   Tomar 20 gotas en medio vaso de agua,
  Compuesto   3 veces al día, antes de los alimentos.
- Hierbas Suecas   Mezclar una cucharada de este líquido en una taza de agua tibia y tomar después de los alimentos, 3 veces al día.
- Pasiflora   Tomar 20 gotas en medio vaso de agua,
  Compuesta   3 veces al día.

PELAGRA. Es una enfermedad en la que se presenta una combinación de desarreglos digestivos, nerviosos y de la piel. En ocasiones, se le llama enfermedad de las Tres D: diarrea, demencia y dermatitis.

Los síntomas de la pelagra pueden ser:

- Mentales y emocionales, como: insomnio, irritabilidad, depresión, nerviosismo, olvido y dificultad de concentración.
- Digestivos, como: vértigo, dispepsia, constipación, diarrea, pérdida de peso, de apetito y dolores abdominales.
- De la piel, la que al exponerse al sol, en seguida presenta un aspecto como de quemadura; a veces, su aspecto es escamoso, como si fuera cemento reventado o vidrio roto, y se pueden formar callosidades; las regiones anal y genital llegan a infectarse. La boca y la lengua se muestran muy sensibles e irritadas. La lengua adquiere, primero, un tono muy rojizo; luego, suave, vitreoso dolorosa o con úlceras infectadas y se presenta dolor. En ocasiones, tiene el aspecto de una lengua geográfica, como un mapa, con áreas descoloridas.

A los pacientes de pelagra les molestan la luz y los colores brillantes; no toleran los ruidos; les malhumora la música; les disgustan los olores y los sabores hasta causarles náusea y vómito.

Por lo general, las dietas no balanceadas son el factor más común para caer en dicha enfermedad. En algunas regiones de extrema pobreza, por ejemplo, donde se depende básicamente de una o dos variedades de productos en los cuales la niacina (B3) y el aminoácido triptófano (que luego se convierte en niacina en el organismo) son muy bajos, la pelagra llega a manifestarse en formas casi epidémicas.

El Dr. M. Atkinson, quien fuera gran impulsor de los tratamientos vitamínicos para curar las enfermedades, señalaba que la deficiencia de niacina provoca también desarreglos del nervio del oído y zumbidos en los oídos, mientras que la falta de riboflavina (vitamina B2) llega a producir sordera del oído medio. Los labios rojos, escamosos y con las orillas reventadas son también prueba de la carencia de vitamina B2.

Las dosis de niacina, algunas veces, producen una sensación muy particular; al abrir más las arterias, generan un poco de calor en la cara, como cuando la persona se sonroja, acompañado, en ocasiones, de comezón en varias partes del cuerpo, situación que desaparece en unos 20 minutos. Por su parte, la niacinamida (otra forma de niacina) no produce dichos efectos.

Sin duda, la mejor forma de evitar y/o salir de esas complicaciones será a través de una dieta integral, completa, que incluya los elementos básicos para la salud, entre ellos la niacina, presente en: semillas de gira-

sol, cacahuates, lentejas, nueces, germen de trigo, queso, brócoli, espinaca, diversas verduras, levadura de cerveza, pan integral, etcétera.

En México y algunos otros países se da un tratamiento de cal al maíz,
en la preparación de las tortillas, para liberar la niacina que contiene,
pues de lo contrario no sería aprovechada por el organismo. Esto ayuda a
evitar la pelagra sobre todo en áreas donde la población no tiene acceso
a una dieta muy variada. (Aunque hay controversias en cuanto al daño
mayor o menor que la cal, agregada al maíz, puede ocasionar a la salud y
a las capacidades intelectuales.)

El triptófano, aminoácido importante en este caso, se encuentra con
mayor abundancia en alimentos tales como: betabel, berros, almendras,
avena, arroz, cebada, trigo, soya, semillas de calabaza, cebolla, calabaza,
coliflor, espinacas, malanga, ñame, mango, piña, papaya, leche, quesos
y huevo.

Terapia alimenticia

Siga las indicaciones dadas en "Dietoterapia básica",* con las siguientes particularidades:

- Eliminar de la dieta los alimentos con bajo valor nutricional y
  los perjudiciales como el alcohol, el café, el azúcar, las harinas
  blancas, etcétera.
- Aplicar vitamina E o aceite de germen de trigo en las áreas de
  piel afectadas.

Complementos nutricionales

- Complejo B   1 cápsula por la mañana y la tarde
- Levadura de cerveza   6 tabletas, 3 veces al día, o 1 cucharada, 3 veces
  al día

Complementos nutricionales de "Margarita Naturalmente"

- Complejo B-100   1 cápsula con la comida principal
- Levadura de Cerveza   1 cucharada en jugo, mañana y tarde
- Super C Natural   1 tableta, 3 veces al día, con los alimentos

* *Véase en la cuarta parte "Dietoterapia básica"*

- Betazinc   1 tableta con el desayuno y la comida
- Linaza Canadiense   1 cucharada en agua o jugo, mañana y tarde

PROSTATITIS.   Es la inflamación de la próstata (glándula sexual masculina). La causa principal de la inflamación de la próstata, en hombres jóvenes, es una infección bacteriana en otra área del cuerpo que invade, posteriormente, la glándula, en tanto que en hombres mayores se debe al agrandamiento de dicha glándula a través de los años.

Los síntomas más comunes son dolor entre el escroto y el recto, deseos frecuentes de orinar, con sensación de ardor; a veces, hay presencia de sangre o pus en la orina y fiebre. También puede afectar la potencia sexual o conducir a la eyaculación precoz.

Estudios realizados por la Asociación Americana para investigaciones sobre el cáncer han demostrado que el brócoli contiene sulforafanos, unas sustancias que inhiben el crecimiento de las células cancerígenas de la próstata.

Terapia alimenticia.

Siga las instrucciones dadas en "Dietoterapia básica",* con las siguientes particularidades:

- Comer ensaladas verdes crudas; tomar jugos de frutas y verduras, no sólo por su contenido en vitaminas y minerales, sino por su alto contenido de fibra, ayuda a evitar el estreñimiento (otra de las causas de la prostatitis). Las verduras verdes son ricas en clorofila, precursora de hormonas sexuales.
- Consumir semillas de calabaza, girasol y ajonjolí; son especialmente benéficas para la salud de la próstata por su contenido de zinc, ácidos grasos insaturados y proteínas.
- Evitar el café, tabaco, especias, carnes en general y bebidas alcohólicas.
- Aumentar el consumo de líquidos, agua, jugos naturales, tés; es muy importante para prevenir la retención de la orina, que podría ocasionar cistitis o infección de los riñones.

* *Véase en la cuarta parte, "Dietoterapia básica".*

- Las vitaminas A, el complejo B, la vitamina C y los minerales zinc y magnesio, son nutrimentos de gran importancia en este padecimiento.
- El polen se considera muy importante para esta enfermedad, dado su rico contenido en magnesio, zinc, ácidos grasos insaturados y hormonas sexuales.
- En 30 gramos de germinados de brócoli, hay la misma cantidad de *sulforafanos* que se encuentran en 700 gramos de brócoli.

Bioterapias complementarias *

La hidroterapia juega un papel básico en el tratamiento:

- Baño genital, dos o tres veces al día.
- Baño de asiento (o de tronco) en agua caliente durante 20 minutos, de preferencia por la noche antes de acostarse. Conviene agregar té de manzanilla al agua para acelerar la curación.
- Aplicar cataplasma de barro. Se puede dormir con ella sobre la región (como caballete).
- Hacer este ejercicio diariamente: De pie, con el cuerpo bien erguido, coloque el talón derecho en el arco del pie izquierdo; luego, levante los dedos de ambos pies y tense las piernas, contrayendo la región de la próstata y el ano durante un minuto. Relájese y repita el ejercicio dos veces más; hágalo también del lado opuesto.

* *Véanse en la cuarta parte: "Baño genital", "Baño de asiento" y "Geoterapia", que se mencionan en este apartado.*

- Hacer este ejercicio: acuéstese de espalda sobre una superficie rígida; levante las piernas tanto como pueda; una las plantas de los pies y, manteniéndolas así, bájelas hasta donde le sea posible; repita este movimiento las veces que pueda. Este ejercicio es muy efectivo.
- En general, hacer ejercicio.

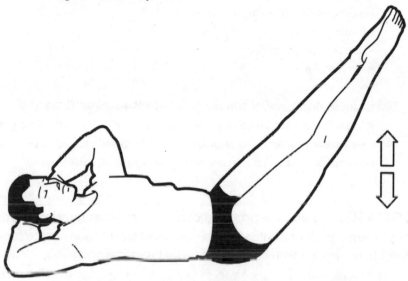

Complementos nutricionales

- Zinc   50 miligramos al día
- Lecitina   2 cápsulas, 3 veces al día, o 1 cucharada si es granulada
- Vitamina E   400 UI con el desayuno
- Vitamina A   25 000 UI con el desayuno
- Vitamina C   1 gramo, 3 veces al día
- Piridoxina (B6)   50 miligramos al día
- Levadura de cerveza   2 cucharadas al día
- Polen   2 cucharadas al día

Complementos nutricionales de "Margarita Naturalmente"

- Lecitina   2 cápsulas, 3 veces al día, con los alimentos
- Betazinc   1 tableta, 3 veces al día, con los alimentos

- Super C Natural   1 tableta, 3 veces al día, con los alimentos
- Complejo B-100   1 cápsula con la comida principal
- Levadura de Cerveza   1 cucharada en jugo, por la mañana

Herbolaria*

Elija una de las siguientes opciones:

- *Ginseng*.
- Damiana de California.
- Algas marinas.

Herbolaria con productos de "Margarita Naturalmente"

- Sabal Compuesto, 20 gotas en agua, 3 veces al día. Esencial para prevenir y tratar problemas de la próstata. Se recomienda tomar como tratamiento preventivo un frasco a partir de los 45 años, cada 6 meses.

PSORIASIS. Es un padecimiento con características muy peculiares en cada persona. Es una enfermedad del metabolismo, que parece ser el resultado de una inadecuada utilización de las grasas.

La particularidad de la psoriasis es la reproducción y renovación anárquica de las células, ya que de 30 días que regularmente toma a la piel renovarse, se reduce a sólo 3 días, dando como resultado una excesiva cantidad de células y, por consiguiente, las placas rojas en la piel que después se vuelven blancas y escamosas por el exceso de células que están muriendo.

En este caso, quizá más que en ningún otro, los tratamientos naturistas son los más recomendados, pues el mismo Dr. Laurence Miller, consejero de la Fundación Nacional contra la Psoriasis y de los Institutos Nacionales de Salud de los Estados Unidos de América, opina al respecto: "Tratándose de psoriasis, la medicina moderna es absolutamente inadecuada."**

---

* *Véase en la cuarta parte, "Tés de plantas medicinales".*
** *Debora Trac, Guía médica de remedios caseros, p. 581.*

Terapia alimenticia

Siga las indicaciones dadas en "Dietoterapia básica",* con las siguientes particularidades:

- Poner énfasis en el consumo de almendras, nueces y semillas de girasol, calabaza, ajonjolí, etc.; son ricas en ácidos grasos esenciales, imprescindibles para la salud de la piel.
- Basar la alimentación (70%) en abundantes ensaladas verdes, crudas ; incluir medio aguacate diariamente.
- Comer germinados.
- Tomar jugos de verduras o manzana, principalmente.
- Evitar los cítricos, así como grasas y proteínas animales, alimentos procesados, refinados, químicos.
- Usar el aceite de oliva extravirgen (prensado en frío, de primera extracción) como aderezo de las ensaladas. Es muy recomendable.
- Aceite de semillas de uva extravirgen; tomar 1 cucharada con cada comida.
- Evitar el sobrepeso; seguir este tratamiento combinado con el específico para el sobrepeso, de este modo erradicará el problema.

Ayuno**

Los ayunos más recomendables son los de verduras por ser alcalinos.

Coma durante dos días y ayune uno.

Los jugos 1, 2, 3, 18 y 21, de la sección de "ayunos", son opciones excelentes. Puede alternarlos durante el día o elegir un solo tipo para cada día de ayuno.

---

*   Véanse en la cuarta parte: "Dietoterapia básica" y "Jugos naturales", mencionados en este apartado.
**   Véase en la cuarta parte, "Ayunos".

Bioterapias complementarias*

- Cataplasmas de fenogreco en las áreas afectadas. El fenogreco se muele, hierve y cuela. Se aplica la cataplasma durante la noche, o de tres a cuatro horas en el día.
- Baños de sol, sobre todo en las áreas afectadas; 95% de casos de psoriasis mejora con dosis regulares de sol intenso, dos o tres veces por semana.
- Baño de tina. Se agrega una taza de vinagre de manzana o dos cucharadas de sal de mar. Se pueden alternar.
- Baño de vapor, una o dos veces por semana.
- Hielo.
- Evitar el estrés.
- Ejercicio, relajación, yoga, meditación o cualquier disciplina personal.
- Baños de aire fresco exponiendo las partes afectadas.
- Respiración profunda.
- Lavar el área lesionada con té de manzanilla y hojas de nogal, cuando haya picor.
- Baños de mar. Son muy benéficos tanto por la acción de los minerales en la piel como por la exposición a los rayos solares.
- Baños en aguas termales.
- Evitar el uso de jabón en las áreas dañadas.
- Aplicar en forma externa: aceite de ajonjolí, aceite de almendras y aceite de germen de trigo, mezclados en partes iguales. O bien, el contenido de una cápsula de vitaminas E y A de la más alta potencia, aplicado directamente sobre las zonas afectadas.
- Otra excelente opción para aplicar sobre las zonas afectadas es el aceite de semillas de uva extravirgen. Puede aplicarlo varias veces al día

---

* *Véanse en la cuarta parte: "Sol", "Baño de vapor", "Ejercicio", "Relajación" y "Meditación", que se mencionan en este apartado.*

Complementos nutricionales

• Vitamina E	400 UI, con el desayuno
• Vitamina A	25 000 UI, con el desayuno
• Lecitina	1 cápsula, 3 veces al día
• Complejo B (alta potencia)	1 cápsula con el desayuno
• Algas marinas o alga espirulina	2 tabletas, 3 veces al día
• Vitamina C (con bioflovonoides)	1 gramo, 3 veces al día
• Levadura de cerveza	1 cucharada u 8 tabletas
• Zinc	30 miligramos al día

Complementos nutricionales de "Margarita Naturalmente"

• Betazinc	1 tableta, 3 veces al día, con los alimentos
• Super C Natural	2 tabletas, 3 veces al día, con los alimentos
• Complejo B-100	1 cápsula con la comida principal
• Levadura de Cerveza	1 cucharada con jugo, mañana y tarde
• Linaza Canadiense	1 cucharada en agua o jugo, 2 veces al día
• Osteoplus	1 tableta con el desayuno y 1 con la cena

Herbolaria*

Elija una de las siguientes combinaciones:

- Flor de saúco, semillas de hinojo, manzanilla y diente de león.
- Fenogreco.
- Raíz de zarzaparrilla, hojas de nogal y raíz de angélica.
- Menta, ortiga, cola de caballo y raíz de achicoria.
- Zarzaparrilla, cabellos de elote, achicoria y saúco.

Mezclados en partes iguales. Se pueden alternar cada semana.

Herbolaria con productos de "Margarita Naturalmente"

- Arándano Compuesto, 20 gotas en agua o jugo, 3 veces al día, antes de los alimentos.
- Hierbas Suecas, 1 cucharada en 1 taza de agua después de los alimentos, 2 o 3 veces al día.
- Pasiflora Compuesta, 20 gotas en agua, 3 veces al día.

* *Véase en la cuarta parte, "Tés de plantas medicinales".*

QUEMADURAS. Las quemaduras pueden ser térmicas, solares, por radiaciones o químicas, y de acuerdo con su severidad se clasifican en:

- Quemaduras de primer grado. Cuando la piel se enrojece.
- Quemaduras de segundo grado. Cuando hay formación de ampollas.
- Quemaduras de tercer grado. Cuando hay destrucción cutánea e incluso del músculo o tejido interno.

La destrucción de tejidos ocasiona pérdidas considerables de fluidos orgánicos, proteínas, sodio, potasio y nitrógeno, materiales que deberán ser reemplazados para evitar *shocks*.

Por otra parte, el cuidado e higiene es también vital para evitar infecciones (otro de los graves riesgos en las quemaduras), para las cuales hay una extensa variedad de tratamientos naturales que pueden alternarse.

Los tratamientos que a continuación se señalan son de gran eficacia en las quemaduras de primer grado y en ocasiones en las de segundo grado. Por lo general, eliminan el dolor y evitan la aparición de ampollas.

- Agua fría. Se pone la parte afectada directamente bajo el chorro del agua o se sumerge en agua fría, hasta que haya alivio. Pueden ser de 15 a 30 minutos.
- Vitamina E. Se aplica el contenido de una o más cápsulas de vitamina E (de la más alta potencia que se encuentre) sobre la quemadura. El tratamiento se repite cada hora. Si la vitamina E se aplica con prontitud se acelera la curación, calma el dolor, evita la formación de ampollas y cicatrices.
- Sábila. Se aplica la pulpa (parte gelatinosa) de la sábila, directamente, sobre el área dañada, después de haber retirado la corteza. El tratamiento se repite cuando la pulpa se ha secado.
- Tepescohuite. Este producto se halla en el mercado en diversas presentaciones. Se recomienda seguir las instrucciones indicadas en el mismo.
- Papa rayada. Se coloca sobre el área afectada y se cambia cada 1 o 2 horas.
- Cataplasma de yogur o jocoque. Se aplica encima de la zona lastimada y se cambia cada 1 o 2 horas.

- Cataplasma de barro. Se pone sobre la región dañada y se renueva cada 1 o 2 horas.
- Miel. Untada como ungüento ayuda a la curación.
- "Terapia alimenticia" y "Complementos nutricionales", como se indica en las páginas 250 y251.

Respecto a las ampollas, deberán drenarse con mucho cuidado e higiene; para ello esterilice una aguja en la flama de un cerillo; luego, perfore el borde superior de la ampolla. Ayude a que el líquido drene, y no vuelva a tocarlas. **Nunca** retire la piel que la cubre, pues la expone a infección e irritación.

QUEMADURAS DE SOL.   Para las quemaduras de sol, se recomiendan los siguientes baños:

- Baño de tina con agua fría, 15 a 20 minutos; se agrega al agua una taza de vinagre de manzana.
- Baño de tina con agua fría, 15 a 20 minutos; se añade al agua una taza de harina de avena.
- Baño de tina con agua fría, 15 a 20 minutos; se incorpora al agua una taza de bicarbonato de sodio.

Se aconseja no utilizar toalla al final del baño; deje que el agua se seque en su piel.

Asimismo, estos tratamientos ayudan a contrarrestar los efectos de los rayos solares sobre la piel.

- Rebanadas de pepino o papa o fresa sobre el área afectada.
- Almidón de maíz (maizena) espolvoreado encima de las zonas irritadas.
- Yogur o jocoque aplicado sobre las regiones dañadas.
- Hielo envuelto en una toalla y puesto sobre la piel irritada.
- Gel de sábila o la pulpa de la planta colocada directamente sobre la piel.
- Agua de hamamelis aplicada frecuentemente con un algodón.

Es conveniente, por lo general, no usar jabón en las quemaduras de sol para no resecar la piel.

Terapia alimenticia

La alimentación es muy importante, sobre todo si la quemadura es severa porque aumentan los requerimientos metabólicos. Deberá ser rica en hidratos de carbono complejos para proporcionar energía, y en proteínas para la reparación de tejidos, pero, sobre todo, deberá ser sana, libre de grasas e irritantes, alcohol, tabaco, café, refrescos.

- Poner énfasis en semillas, oleaginosas, yogur, germinados, ensaladas crudas.
- Tomar jugos de frutas y verduras en abundancia para reponer sales minerales y fluidos orgánicos que se pierden con las quemaduras.
- Evitar el estreñimiento es vital.*
- Tomar agua de coco: es el suero fisiológico natural por excelencia, o tomar suero fisiológico para reponer las sales minerales.

Complementos nutricionales

- Vitamina C   1 gramo con cada comida
- Vitamina A (esencial para la salud de la piel)   25 000 UI con el desayuno
- Vitamina E   400 UI con el desayuno
- Zinc   15 miligramos al día
- Complejo B (alta potencia)   1 tableta al día
- Fórmula multivitamínica y multiminerales   1 o 2 tabletas al día

Complementos nutricionales de "Margarita Naturalmente"

- Super C Natural   1 tableta cada 2 horas
- Betazinc   1 tableta, 3 veces al día, con los alimentos
- Osteoplus   1 tableta con el desayuno y 1 con la cena
- Complejo B-100   1 cápsula con la comida principal

* *Véase "Estreñimiento", en caso de que se presente.*

- Levadura de Cerveza   1 cucharada con jugo, mañana y tarde
- Linaza Canadiense   1 cucharada en agua o jugo, mañana y tarde

REFLUJO GÁSTRICO. Según los reportes del Colegio Americano de Gastroenterología, más de 15 millones de estadounidenses sufren de "reflujo gastroesofágico", un padecimiento crónico que resulta cuando los jugos cáusticos del estómago se salen del mismo invadiendo al sensible esófago y produciendo la sensación de ardor y quemadura. Aunque en México no hay estadísticas precisas, el reflujo gástrico es un problema de salud cada día más común.

Los síntomas de este padecimiento son muy desagradables, pero sobre todo, si no se trata y corrige el problema puede dañar seriamente el esófago.

En las medicinas orientales y alternativas, el reflujo gástrico se clasifica como un flujo del chi o energía mal dirigido; así como un desequilibrio de temperaturas, un exceso de calor que afecta el estómago, hígado y todo el aparato digestivo. El exceso de "calor y fuego" eleva el ácido del estómago al esófago con todas sus nefastos síntomas y consecuencias.

Los cambios en los hábitos de alimentación, la hidroterapia, la jugoterapia, la acupuntura, la herbolaria y el manejo del estrés son esenciales para eliminar este padecimiento.

En estudios realizados por la Asociación Americana para investigaciones sobre el Cáncer, demostraron que el brócoli contiene unas sustancias: los sulforafanos.

Estas sustancias, además de tener propiedades anticancerígenas matan al *Helicobacter pilori*, la bacteria que causa úlceras estomacales y puede inducir al cáncer de estómago.

También demostraron los estudios que los sulforafanos del brócoli hacen que se destruyan igualmente las células cancerígenas del colon, revirtiendo así el proceso carcinogénico (generador de cáncer).

Ponga atención a lo siguiente:

Una onza, es decir, 30 gramos de germinados de brócoli, contienen tantos sulforafanos como los hay en 700 gramos de brócoli. Así que consuma brócoli, por supuesto, pero ponga especial énfasis en consumir sus germinados.

Para el tratamiento natural y efectivo del reflujo gástrico, siga las indicaciones dadas en "Acidez estomacal".

RESFRIADOS.   Véase "Gripe".

REUMATISMO.   Véase "Artritis".

RIÑONES (ENFERMEDADES DE LOS).   Los riñones son los órganos de filtración por excelencia. En condiciones normales, cuando el cuerpo está sano y la alimentación es adecuada, la sangre sólo lleva los desechos normales de la digestión y el desgaste orgánico y, por tanto, los riñones realizan su función sin problema. Pero cuando sucede lo contrario y la sangre va cargada de químicos, tóxicos, exceso de ácido úrico, urea, sales minerales inorgánicas, su función se ve alterada por un trabajo excesivo provocando que se congestionen, irriten, deterioren, debiliten.

La solución a un problema renal no es, pues, una dosis de medicamentos químicos que empeorarán aún más el funcionamiento de estos órganos, sino, como en todas las enfermedades, la elección de una dieta totalmente sana y depurativa con el fin de descongestionar estos órganos ayudándolos a realizar su función sin dificultades.

Hacer un tratamiento anual de depuración a nuestros riñones, y aun mejor dos veces al año, a través de jugos y plantas medicinales, es una muy buena manera de mantenernos sanos, mejorar nuestra salud y prevenir enfermedades. Para esto, siga las indicaciones que aquí le damos.

Terapia alimenticia

Siga las instrucciones dadas en "Dietoterapia básica",* con las siguientes particularidades.

- Llevar una dieta, en general, baja en proteínas: 50 o 60 gramos al día, máximo. eliminando las de origen animal.
- Consumir verduras en abundancia, sobre todo crudas, tanto en jugos como en ensaladas.
- Tomar mucha agua pura ayuda a los riñones a eliminar los tóxicos acumulados.**
- Tener un buen purificador de agua es vital para la salud, ya que las impurezas del agua que ingerimos (sales inorgánicas, metales, químicos) son filtradas por los riñones donde se acumulan ocasionando alteraciones en su funcionamiento.
- Comer frutas, las más recomendables son: sandía, piña, melón, papaya.
- Ingerir plátanos, naranjas, jitomates, dado que puede haber deficiencia de potasio debido al alto consumo de sal, cortisona o diuréticos químicos.
- Administrar una dosis complementaria de vitamina C y vitaminas del complejo B, ya que debido al estrés y los diuréticos puede haber una pérdida excesiva de los nutrimentos solubles en agua, como dichas vitaminas. Una pérdida elevada de vitamina C ocasionaría una hemorragia.

Tomar jugos,*** los más recomendables son:

a) Apio, berro, zanahoria, pepino, ajo, espárragos y lechuga.
b) Licuado de alfalfa con piña y miel.
c) Jugo de piña.
d) Licuado de melón (con agua).
e) Licuado de sandía integral (incluye cáscara, semillas y pulpa licuadas con un poco de agua). Ayuda a eliminar cálculos renales.
f) Jugo de piña, apio y chayote.

* *Véase en la cuarta parte, "Dietoterapia básica".*
** *Véase en la cuarta parte, "Agua".*
*** *Véase en la cuarta parte, "Jugos naturales", para otras opciones.*

En general, los jugos son altamente mineralizantes, tienen propiedades curativas y actúan como diuréticos naturales.

- Consumir miel. Es muy benéfica en este tratamiento.
- Erradicar, en forma definitiva, de la dieta: sal, tabaco, café, chile,
  grasas, condimentos e irritantes en general, además, chocolate, cacao y espinacas, especialmente, por su alto contenido de
  ácido oxálico.

Ayuno*

- Hacer ayuno durante tres días a base de cualesquiera de los jugos
  antes mencionados. Puede tomar un jugo diferente cada día, o
  bien, un jugo diferente cada dos horas.
- Hacer ayuno a base de papaya, el primer día; el segundo, sandía integral; el tercero, melón, de preferencia el gota de miel o
  valenciano.

Bioterapias complementarias**

- Baño de sol.
- Cepillado de la piel en seco.
- Baño de vapor.
- Ejercicio, caminatas al aire libre.
- Respirar aire puro.
- Baños de asiento (o de tronco), una o dos veces al día.
- Baño de calor creciente (de preferencia por la noche o cuando
  ya no va a salir, para no exponerse a corrientes de aire), si hay
  cólicos ya sea por inflamación o piedras. Este baño puede ha-
  cerse dos veces al día si hay dolor.
- Cataplasma de barro o linaza calientes sobre el área de los ri-
  ñones, de dos a tres horas. Aplicarla, de preferencia, tres veces
  al día.

* *Véase en la cuarta parte, "Ayunos".*
** *Véanse en la cuarta parte: "Sol", "Cepillado de la piel", "Baño de vapor", "Ejercicio", "Baño de asiento", "Baños de calor creciente" y "Geoterapia", que se mencionan en este apartado.*

Recuerde, la piel es nuestro tercer riñón y al estimularla y activar, a través de ella, las eliminaciones, descargamos enormemente el trabajo renal, ayudando a la recuperación de estos órganos.

Complementos nutricionales

Como en los demás casos, los nutrimentos juegan un papel muy importante en el tratamiento de los problemas renales. Las deficiencias de vitaminas C y A contribuyen al desarrollo de cálculos; la vitamina E actúa como un diurético natural; la vitamina B6 estabiliza los niveles de urea, pero su absorción requiere magnesio y vitamina B2.

La vitamina C aumenta la producción de orina, pero para ello se debe evitar la sal. La vitamina A aumenta la eliminación de orina.

- Vitamina C   3 gramos distribuidos durante el día
- Vitamina A   25 000 UI con el desayuno
- Vitamina E   400 UI con el desayuno
- Vitamina B6*   50 miligramos al día
- Complejo B   1 al día
- Magnesio   de 250 a 500 miligramos

Complementos nutricionales de "Margarita Naturalmente"

- Super C Natural   1 tableta, 3 veces al día con los alimentos
- Betazinc   1 tableta con el desayuno y la comida
- Complejo B-100   1 cápsula con el desayuno

Herbolaria**

- Doradilla, cola de caballo, cabellos de elote y diente de león, para padecimientos renales en general.
- Cola de caballo, tormentilla y árnica en caso de hemorragias.
- Flor de malva, hoja de abedul, manzanilla y cola de caballo, o bien:
- Saúco, abedul, cabellos de elote, tila, cola de caballo, marrubio, si hay inflamación.

* Si el complejo B6 tiene ésta o una dosis similar, se elimina la vitamina B6 aislada.
** Véase en la cuarta parte, "Tés de plantas medicinales".

• Abedul, semillas de linaza, cola de caballo, grama, cabellos de elote, cuando hay inflamación crónica.

Herbolaria con productos de "Margarita Naturalmente"

• Arándano Compuesto, 20 gotas en agua o jugo, de 3 a 5 veces al día. Si hay cálculos renales, se recomienda tomarlo cada hora, para su eliminación.

• Sabal Compuesto; si hay incontinencia urinaria, tomar 20 gotas en agua o jugo, 3 veces al día.

SENILIDAD. Los sistemas de vida social, deficientes en cuanto a la satisfacción de los requerimientos orgánicos además de los emotivos y psíquicos, tienen una culminación patética en la vejez. Luego de muchos años de descuidos y desviaciones de las directrices de la naturaleza, la maquinaria fisiológica y psicológica comienza a funcionar mal de una manera cada vez más acentuada.

Por lo general, ésta es la etapa de la vida en que se está más aislado, solitario y, en muchas de las ocasiones, con pocos recursos económicos.

Todo esto forma una combinación perfecta para provocar una decadencia rápida, aun total, con un desencadenamiento de reacciones, las cuales con frecuencia llevan al desenlace: la muerte.

La muerte es inevitable. La vejez es una etapa de la vida como lo es la niñez o la juventud, pero ¿por qué vivirla de esa manera, llena de achaques, enfermedades y penas? La vida misma, tan maravillosa, increíble y llena de tantas posibilidades, ¿por qué malgastarla en hospitales, operaciones, enfermedades, sufrimientos…?

Todas las personas dicen: **yo no quiero sufrir**, pero sus acciones dicen lo contrario. Se apartan de las leyes naturales y las consecuencias no se hacen esperar, acompañándolos y martirizándolos, a veces, toda la vida. Recuerde: "No cuenta tanto lo que se dice, sino lo que se hace".

Así, la senilidad, con su endurecimiento de las arterias cerebrales, su pérdida de energía, de memoria; con sus problemas digestivos, circulatorios; con sus depresiones, deficiencias, etc., es el resultado del descuido de una maquinaria casi abandonada, cuya falta de mantenimiento la presenta, ahora, enmohecida, desajustada, caduca.

No es de sorprender, pues, que los análisis realizados en los ancianos muestren, por lo general, deficiencias nutricionales de diversos tipos.

En un experimento británico, se estudió a 254 ancianos y se encontró que sufrían de asma, anemia, la enfermedad de Parkinson, arterioesclerosis, problemas cardíacos, presión alta, fracturas, etc. Asimismo, el análisis de su sangre reveló grandes carencias de vitamina C y niacina (B3), principalmente.

Se procedió, entonces, a dar a todos esos pacientes una solución de vitamina C y complejo B, tres veces al día, con las comidas; aunque, en algunos casos de deficiencia extrema, la dosis se duplicó. En casi todos los casos se eliminó la **confusión mental** y se restableció la salud en general, en forma satisfactoria. Por supuesto, la dieta también se modificó, se prescribió una alimentación altamente nutritiva.

Otros estudios ponen de manifiesto el hecho de que en el estómago de los ancianos hay menos ácido clorhídrico, así como menor cantidad de algunas enzimas digestivas, producto del proceso de envejecimiento y de los malos cuidados durante la vida. En algunos ancianos el mecanismo de absorción en el tracto digestivo no funciona bien y algunos nutrimentos (como el ácido fólico) no son absorbidos, generando así anemia y/u otros problemas.

El Dr. Gerald Reaven, de la Universidad de Stanford, señala que el mecanismo regulador del azúcar en la sangre se va haciendo más inefectivo con la edad, presentándose con frecuencia un incremento en el nivel de azúcar en la sangre tanto después de comer como entre comidas.

La glucosa (azúcar orgánica esencial para la vida) alimenta el cerebro y células nerviosas, principalmente. El cerebro no puede sobrevivir a su ausencia, la cual puede causarle daños irreparables. Si el mecanismo regulador del nivel de glucosa se ve dañado por la edad u otros problemas, puede presentarse, entonces, un exceso de glucosa en la sangre, desarrollando de este modo la diabetes.

La situación crónica de baja glucosa en la sangre, por otra parte, trae como consecuencia la hipoglucemia. El consumo de azúcar blanca y otros hidratos de carbono refinados son, quizá, la causa principal de la diabetes e hipoglucemia. El tabaco, la obesidad y la presión, también están relacionadas con dichas enfermedades.

Otro problema característico de los ancianos (presente aun en adultos y jóvenes) es la condición bacterial de los intestinos, la cual puede conducir a la malnutrición y a sus amargas consecuencias. Cuando las bacterias de putrefacción crecen y se desarrollan en los intestinos, la digestión es inadecuada y la nutrición deficiente. Pero si se hacen cambios correctos en la dieta, como evitar las carnes (promotoras de las bacterias de putrefacción) y aumentar el consumo de vegetales, frutas, **yogur** (rico en bacterias de **fermentación**, las cuales son benéficas al intestino y favorecen la buena digestión), cereales integrales, cápsulas de lactobacilos para mejorar la flora intestinal, etc., se puede restablecer una condición favorable para la buena digestión, síntesis y asimilación de los nutrimentos.

El uso abundante de medicamentos incrementa, también, los problemas nutricionales de los ancianos, dado que varias medicinas causan la pérdida de minerales y/o vitaminas, destruyen la flora intestinal, esencial para la salud, y que aunada a otros factores colaterales causan con frecuencia más problemas que alivio.*

La inmunidad celular también disminuye con la edad; de acuerdo con el Dr. Dilman, del Instituto de Oncología de Leningrado, las tensiones, el embarazo, la obesidad, el crecimiento rápido y el envejecimiento traen consigo cambios en los niveles de insulina y ciertos tipos de grasas en la sangre, afectando la inmunidad celular, y haciéndolos más susceptibles de contraer cáncer.

Muchos químicos carcinógenos afectan también al cuerpo, desajustando la maquinaria que controla el nivel de azúcar, la insulina y la presencia de grasas indeseables en la sangre. Actualmente, vivimos rodeados de peligrosos químicos, carcinógenos que contaminan el aire, el agua, los alimentos, y algunos de los cuales son usados en plásticos, insecticidas, cosméticos.**

Otros síntomas de senilidad (depresión, mala memoria y confusión) pueden tener su origen en desarreglos de la glándula tiroides y son, en general, más difíciles de identificar en los ancianos, pues no presentan, con frecuencia, los síntomas característicos de la baja o alta actividad tiroidea.

Cada día se reconoce más que el motivo por el cual las personas de edad más avanzada y los ancianos se enferman, en una proporción mayor a los jóvenes, no es el resultado inevitable del proceso de envejecimiento. La raíz de estos problemas está en los años mozos y en los

* *Véase "Medicamentos".*
** *Véase, "Cáncer".*

tratamientos inadecuados e incompletos en cuanto a alimentación, y cargados de medicamentos, los cuales, lejos de ayudar, perjudican más. Así, la solución está en dar los pasos necesarios para corregir o, al menos, aminorar los problemas creados varios años atrás.

Sin duda, esta etapa de la vida se podrá enfrentar más feliz y fácilmente si se sigue un régimen de moderación, se lleva una dieta integral, se evita el sobrepeso, tratando a la vez de mantenerse activo; si se toman suplementos de vitaminas C y E, complejo B, zinc, lecitina (muy importante para mejorar la actividad neurocerebral) y levadura de cerveza, principalmente, cuyo valioso contenido nutricional es de: 40% de proteínas de excelente calidad (tiene 16 aminoácidos); 17 vitaminas diferentes, incluyendo la extensa gama del complejo B (de suma importancia para retardar el proceso de envejecimiento); 14 minerales (una de las más ricas fuentes de hierro y cromo orgánico); enzimas llamadas proteasas (abundantes también en la piña y papaya), las cuales estimulan el sistema inmunológico, retardan el proceso de envejecimiento y las arrugas de la piel; y, sobre todo, 15% de su peso es ARN (ácido ribonucleico) que ayuda a aumentar la inmunidad del organismo ante las enfermedades y el proceso de envejecimiento.

Otros factores que contribuyen a hacer más grato este periodo de la vida es la eliminación del café, tabaco, alcohol, medicamentos. Estos últimos merecen una especial atención, ya que si no es posible descontinuarlos, al menos deberán investigarse qué efectos negativos provocan al ser ingeridos y, de ser así, tomar los suplementos de las vitaminas y minerales que utiliza el cuerpo para contrarrestar dichos efectos. También, es recomendable hacer ejercicio moderado, quizá caminatas por el parque, al aire libre; trabajar en el jardín; evitar el uso o contacto con elementos generadores de cáncer.

En una palabra, llevar un sistema de vida que cubra todos los aspectos en una forma acorde con la naturaleza, y con la situación particular en que se ha arribado a esa etapa, con el fin de hacer de ésta una época feliz, saludable, de plenitud y no un período de achaques, de causar lástima y compasiones como, casi, es la norma general hasta ahora.

¡Hay que vivir, o prepararse a vivir una vejez sin senilidad!

Terapia alimenticia

Siga las indicaciones dadas en "Dietoterapia básica",* con las siguientes particularidades:

• Consuma cereales integrales como: arroz, trigo, cebada, centeno, etcétera.

• Los alimentos ricos en nutrimentos como los germinados, semillas y nueces, frijoles y lentejas, son importantes para esta etapa de la vida.

• El ajo, la miel, las frutas, las verduras crudas, los champiñones, así como el tónico de vida (en pequeñas cantidades) y el tónico cerebral son muy recomendables.

Ayuno**

Un ayuno sistemático de una vez por semana ayuda a desintoxicar el organismo y a mantenerlo en óptimas condiciones de funcionamiento.

Bioterapias complementarias***

• Baño vital de 15 minutos, una o dos veces al día.

• Baño de sol como un excelente tónico y depurador.

• Cepillado de la piel en seco, 15 minutos.

• Compresa fría al vientre después de comer, para mejorar la digestión.

Complementos nutricionales

• Vitamina E   400 UI, 1 o 2 veces al día
• Vitamina A   25 000 UI con el desayuno

---

* *Véanse en la cuarta parte: "Dietoterapia básica", "Tónico de vida" y "Tónico cerebral", mencionados en este apartado.*
** *Véase en la cuarta parte, "Ayunos".*
*** *Véanse en la cuarta parte: "Baño vital", "Sol", "Cepillado de la piel" y "Compresa al vientre", que se mencionan en este apartado.*

• Vitamina C	1 gramo, 3 veces al día, con los alimentos
• Lecitina	3 cápsulas, 3 veces al día, o 1 cucharada, 3 veces al día si es granulada
• Polen	2 cucharaditas al día
• Algas marinas (*kelp*)	3 tabletas, 3 veces al día
• Levadura de cerveza	6 tabletas, 3 veces al día, o 1 cucharada, 2 veces al día
• Complejo B	1 tableta con la comida
• Papaína	1 tableta después de cada comida
• Piridoxina (B6)	100 miligramos al día
• Zinc	30 miligramos al día
• Aceite de semillas de uva extravirgen	1 cucharada con cada comida, 3 veces al día

Complementos nutricionales de "Margarita Naturalmente"

• Betazinc	1 tableta con el desayuno y la comida
• Super C Natural	1 tableta con el desayuno y la comida
• Lecitina	2 cápsulas, 3 veces al día, con los alimentos
• Levadura de Cerveza	1 cucharada en jugo, mañana y tarde
• Complejo B-100	1 cápsula con la comida principal
• Linaza Canadiense	1 cucharada en jugo, 1 o 2 veces al día

Herbolaria*

Elija una de las siguientes opciones:

- *Ginseng*.
- Zarzaparrilla.
- Hinojo, menta, muérdago y llantén.

Herbolaria con productos de "Margarita Naturalmente"

- Crema de Camote Silvestre, esencial para el equilibrio hormonal en ambos sexos, prevención y tratamiento de osteoporosis, etcétera.
- Hierbas Suecas, 1 cucharada en 1 taza de agua, después de cada comida. Ayuda a mejorar la digestión y depurar el organismo.
- Ginkgo Biloba Compuesto, 20 gotas en agua antes de cada comida.

* *Véase en la cuarta parte, "Tés de plantas medicinales".*

CALCULE SU EDAD MÉDICA

- Si tiene duda en alguna pregunta, déjela en blanco.
- Ponga los valores (anotados entre paréntesis) en la columna de + o de –, según el caso.
- Al final de cada sección sume las columnas; luego, reste el número menor del mayor, para encontrar un resultado, + o –, de tal sección.
- Siga las instrucciones finales para calcular su edad médica.

I. ESTILO DE VIDA   +   —

Carácter:

De naturaleza excepcionalmente buena (-3).   —   —
Promedio (0).   —   —
Extremadamente tenso, nervioso la mayor parte   —   —
del tiempo (+6).

Ejercicio: +   —

Trabajo muy activo o un trabajo sedentario con ejercicio
bien planeado (-12).   —   —
Trabajo sedentario con ejercicio moderado y regular (0).   —   —
Trabajo sedentario y sin ejercicio (+12).   —   —

Ambiente en el hogar:

Mucho muy agradable (-6).   —   —
Promedio (0).   —   —
Muchas tensiones y problemas (+9).   —   —

Satisfacción en el trabajo:

Satisfecho (-3).   —   —
Promedio (0).   —   —
Insatisfecho (+6).   —   —

Expuesto a polución del aire de una manera sustancial: (+9). — —

Fumar:

No fuma (-6). — —
Fuma ocasionalmente (0). — —
Moderadamente (20 cigarros al día) (+12) — —
40 o más cigarros al día (+24). — —
Mariguana (frecuente) (+24). — —

Bebidas alcohólicas:

Nunca o rara vez (-6). — —
Moderado (2 cervezas o su equivalente al día) (+6). — —
Más de 2 cervezas (o su equivalente al día) (+24). — —

Alimentos: + -

Toma sólo leche descremada (-3) — —
Come muchos alimentos integrales (-3). — —
Come carne, 3 veces al día (+6). — —
Más de 2 porciones de mantequilla al día (+6). — —
Más de 4 tazas de café, té negro o refrescos de cola al día (+6). — —
Añade más sal a la comida casi siempre (+6). — —

TOTAL SECCIÓN I = _____

II. ESTADO FÍSICO

Peso:

El **ideal**, que tuvo a los 20 años, ____ kilos. — —
Si su peso actual excede en más de 10 kilos al anterior, marque (+6) por cada 10 kilos que esté arriba. — —
Si el peso es el mismo, o menor en 10 kilos (-3). — —

Presión arterial:

Menor de 40 años, si es arriba de 130/80 (+12).   — —
Mayor de 40 años, si es arriba de 140/90 (+12).   — —

Colesterol:

Menor de 40 años, si es mayor de 220 (+6).   — —
Mayor de 40 años, si es mayor de 250 (+6).   — —

Pulmonía:

Si se ha padecido neumonía bacterial más de 3 veces (+6).   — —

Asma:

                                                    +   -

(+6).   — —

Pólipos rectales:

(+6).   — —

Diabetes:

(+18).   — —

Murmullo cardíaco:

Si es del tipo **inocente** (+24).   — —
Con historial de fiebre reumática (+48).   — —

Depresión:

Severa y frecuente (+12).   — —

Examen médico regular:

(De acuerdo con la edad:
60 o mayor - cada año
50 a 60 - cada dos años
40 a 50 - cada tres años
30 a 40 - cada cinco años
25 a 30 - según se necesite.)
Examen completo (-12).   — —
Examen parcial (-6).   — —

Chequeo dental:

Dos veces por año (-3).   — —

TOTAL SECCIÓN II =   ——————

III. FAMILIAR

Padre: +   -

Vivo y mayor de 68; por cada 5 años mayor de 68 (-3).   — —
Vivo y menor de 68, o muerto a los 68 (0).   — —
Muerto por enfermedad antes de los 68 años (+3).   — —

Madre:

Viva y mayor de 73; por cada 5 años mayor de 73 (-3).   — —
Viva y menor de 68, o muerta a los 68 (0).   — —
Muerta por enfermedad antes de los 73 (+3).   — —

Estado civil:

Casado (0).   — —
Soltero y mayor de 40 años (+6).   — —

Hogar:

En una ciudad grande (+6).   — —
En un suburbio (0).   — —
En un pueblo pequeño o en un rancho (-3).   — —

TOTAL SECCIÓN III =   ———

IV. SÓLO PARA MUJERES

Cáncer en los senos, en la madre o en una hermana (+6).   — —
Examina sus senos mensualmente (-6).   — —
Examen médico anual de los senos (-6).   — —
Examen vaginal anual (-6).   — —

TOTAL SECCIÓN IV =   ———

TOTALES:

De la sección I   ———
De la sección II   ———
De la sección III   ———
De la sección IV   ———

Suma de totales   ———

Gran total (+ o -)   ———
Su edad actual   ———

Divida el **gran total** por 12 e indique el signo (+ o -)   ———

Su edad médica es:

(Sume o reste ese último número a su edad actual)   ———

SÍNDROME DEL *SHOCK* TÓXICO (SST).

Ésta aún misteriosa y rara enfermedad se identificó prácticamente hasta hace apenas unos años, en 1978. Empieza a manifestarse con fiebre, diarrea, presión arterial baja, irritaciones de la piel, como quemaduras de sol; mal funcionamiento de los riñones; en algunas ocasiones, despellejamiento de las palmas de las manos y las plantas de los pies; pérdidas de cantidades peligrosas de fluido. En algunos casos se llega a experimentar un *shock* y después puede venir hasta la muerte.

Esta enfermedad se presenta sobre todo en la mujer, en especial en el período de la menstruación, y casi siempre ante el uso de tampones.

En los Estados Unidos se habían identificado y reportado, de octubre de 1979 a mayo de 1980, tan sólo 55 casos, de los cuales 95% eran mujeres cuyas edades fluctuaban entre los 13 y el 52 años. De estas mujeres, siete habían muerto a causa del *shock*.

El síndrome del *shock* tóxico se ha diagnosticado también en niños, hombres y en mujeres que no están menstruando. Esto se debe a la presencia de bacterias en alguna infección local, cuyas toxinas pudieron entrar al torrente sanguíneo desarrollando las reacciones antes mencionadas. Sin embargo, la gran mayoría de los casos corresponde a las mujeres en el período de su menstruación, las cuales usan tampones para bloquear el flujo sanguíneo. Además de su relación con esta enfermedad, los tampones causan también úlceras vaginales, laceraciones y una variedad de problemas.

Los tampones fueron inventados en los años treintas, siendo 1936 el año en que entraron al mercado en forma definitiva. Su uso se incrementó en forma extraordinaria convirtiéndose, hoy por hoy, en un producto con ventas anuales de unos 500 millones de dólares.

La enfermedad del SST se asoció, originalmente, con el uso de un tampón de marca reconocida, de una compañía norteamericana que afrontó costos por 75 millones de dólares para retirar el producto del mercado (en los Estados Unidos), además de una infinidad de demandas legales por daños y perjuicios causados por su producto, y que suman muchos millones de dólares más. Sin embargo, el retiro de la marca del mercado no detuvo los problemas. Los hechos sugieren (y algunos médicos e instituciones médicas lo corroboran) que el tampón en general, y no una marca en particular, es el causante principal del SST. Hasta el 3 de abril de 1981, en los Estados Unidos se confirmaron 1 056 casos de SST, de los cuales 80 resultaron en muertes.

De acuerdo con las investigaciones, la capacidad de absorción de un tampón es directamente proporcional al riesgo de contraer el SST, es decir, los tampones superabsorbentes crean un riesgo **17** veces mayor de contraer SST, en comparación con las mujeres que no usan tampones; los tampones de baja absorbencia presentan un riesgo tres veces mayor. Las mismas investigaciones sugieren que las mujeres con síntomas del SST pueden, **por lo general**, anularlos con sólo remover y descontinuar el uso de los tampones. El Dr. Robert Tofte advierte que muchas mujeres y doctores que han aceptado por largo tiempo ciertos problemas menstruales como síntomas de **esa etapa del mes** no han advertido, quizá, casos del SST.

Otro resultado interesante de la investigación revela que las compañías fabricantes de tampones han promovido una publicidad y tipos de etiqueta de carácter dudoso u oscuro, que ignoran el daño potencial correlacionado con el uso de tampones. Señala, además, que esos mismos fabricantes, los médicos y las organizaciones médicas en general ofrecen al público consejos y direcciones erróneos e inadecuados acerca de la enfermedad y del producto.

A pesar de que se sabe de algunas advertencias sobre los posibles problemas de los tampones (expresadas ya desde 1938), se han hecho muy pocas investigaciones al respecto, incrementándose ahora, un poco, por los problemas del SST, los cuales se han empezado a presentar, y debido a los cientos o miles de millones de dólares involucrados en esto.

Una agencia de salud del gobierno norteamericano señala que quizá lo más conveniente para disminuir o evitar las posibilidades de sufrir el SST sea que las mujeres dejen de usar tampones durante sus períodos menstruales, y los sustituyan, acaso, por toallas sanitarias u otro producto cuya acción no sea intravaginal.

SORIASIS.   Véase "Psoriasis".

TIROIDES.   La glándula tiroides se encuentra en el cuello, delante de la laringe, y aunque pequeña y ligera (pesa menos de 28 gramos), es una de las **piezas** más importantes y poderosas de la maquinaria humana.

La tiroides regula el crecimiento, el equilibrio de los niveles de varios minerales (como el potasio), la forma del uso del oxígeno, el metabolismo de los hidratos de carbono, la desintegración de las proteínas en aminoácidos para la reconstrucción celular; colabora en la transformación de las grasas en energía, controla la fertilidad, sensibiliza el sistema nervioso y regula el uso del colesterol. Todo esto pone de manifiesto su importancia, la cual se hace más patente y patética cuando, por algún motivo, no funciona bien.

La falta de hormonas de la tiroides, en un recién nacido, determina al típico incapaz mental, cretino, enano, con labios gruesos y nariz aplastada. El cretinismo llega a ser muy común, en algunas regiones geográficas remotas, en donde el yodo no está presente en el agua ni en la tierra.

Una tiroides hipoactiva (baja actividad) crece en demasía, produciendo así el bocio (abultamiento en el cuello). La baja actividad de la tiroides origina falta de oxígeno en las células dando como resultado una depresión; produce una tendencia a aumentar de peso, aun cuando la persona coma poco, pues sus tejidos retienen gran cantidad de agua. La persona se fatiga con facilidad, tiene poca energía e incluso siente frío en clima algo caliente; su piel se reseca y transpira poco no obstante que haga mucho calor; disminuyen su pulso disminuye y su presión arterial.

Una tiroides hiperactiva (muy activa) provoca casi lo opuesto. Se da un crecimiento extra de la glándula; el pulso se acelera, la presión arterial sube; el apetito aumenta, aunque el peso no se incrementa, no importa cuánto se coma; la piel se presenta muy húmeda, con transpiración excesiva. El paciente se torna muy nervioso, irritable, le tiemblan las manos; llora con facilidad; los ojos se hinchan, con la sensación de presión desde el interior de la cabeza hacia afuera.

La tiroides forma sus hormonas principalmente a base de yodo, el cual es tomado de la sangre y combinado con un aminoácido (tirosina). Así, crea la tiroxina, hormona de la tiroides, la cual manda de nuevo al torrente sanguíneo, enviando de esta manera sus órdenes y mensajes a otras glándulas y muchos otros tejidos y células.

En ciertas circunstancias, como el embarazo y la pubertad, la tiroides requiere una mayor cantidad de yodo para funcionar en forma adecuada. Casi todo el yodo que entra al torrente sanguíneo va de inmediato a la tiroides, en donde se almacena cualquier exceso. La tiroxina debe estar presente en el hígado con el fin de que éste pueda sintetizar la carotina en vitamina A; colabora en la asimilación de la vitamina B12; combinada con la vitamina C, ayuda a proteger al cuerpo contra el frío, en situaciones extremosas; junto con la niacina, otra vitamina B, contribuye al buen funcionamiento de las mitocondrias (pequeñísimas estructuras celulares).

El Dr. H. Newbold, psiquiatra indica que las reacciones psicológicas causadas por desarreglos de la tiroides pueden ser muy variadas. En los ancianos, los desajustes de la tiroides son más difíciles de detectar, por tanto, la mala memoria, la depresión y la confusión mental pueden ser interpretados erróneamente como síntomas de senilidad. Los síntomas psicológicos se manifiestan en formas como: coraje, paranoia (se sospecha de todo el mundo sin motivo), depresión, excitación, estados temblorosos, y otras aún más serias, como en un estado psicótico.

La cuestión sexual tanto del hombre como de la mujer se ve seriamente afectada. El hombre puede llegar a la impotencia, sus deseos sexuales y su producción de esperma bajan sobremanera. En la mujer se da una baja de los impulsos sexuales, la menstruación se vuelve irregular y excesiva, pudiendo desaparecer por completo evitando así la ovulación. En ocasiones, esto puede ir acompañado de pérdida del cabello, constipación, piel reseca, mucha sensibilidad al frío, uñas quebradizas, insomnio, etcétera.

Las enfermedades de la tiroides deben enfrentarse del área general al área particular, es decir, con una dieta integral completa y altamente nutritiva, además de la inclusión de una buena suplementación de yodo, básico para el buen funcionamiento de la tiroides, y la producción de su importantísima hormona tiroxina.

Las algas marinas, el alga espirulina, el ajo, los berros, los rábanos, las hojas de nabo, los mangos, la piña, las peras, las alcachofas, la yema de huevo y las frutas cítricas son las mejores fuentes naturales de yodo.*

TOS. Véase "Bronquitis".

TUMORES. Véase "Cáncer".

* *Véase "Bocio", para un tratamiento específico.*

ÚLCERAS GÁSTRICAS. La úlcera es el resultado de la incapacidad del estómago de segregar mucosidad suficiente para protegerse de los fuertes ácidos requeridos para la digestión. Si la úlcera ocurre en el estómago se llama úlcera gástrica; si se localiza en los intestinos, es péptica; si se encuentra en el duodeno (tubo a través del cual el estómago se vacía), la úlcera es duodenal.

Los pacientes con úlcera deben evitar el estrés y las tensiones, llevar una dieta bien balanceada, completa y sana, libre de tóxicos e irritantes, bebidas alcohólicas, café, cigarros, ya que éstos aumentan la cantidad de ácido en el estómago.*

Herbolaria**

- Árnica y cuachalalate, mezclado en partes iguales; es el té idóneo para las úlceras. Se recomienda tomar una taza en ayunas y una antes de cada alimento.

VEJEZ. Véase "Senilidad".

VENAS VARICOSAS. Existen diversos factores que inhiben la circulación de la sangre, mismos que habrán de evitarse y combatirse, tales como: obesidad, ropa muy ajustada, una vida muy sedentaria, cruzar las piernas e incluso algunos factores hereditarios. También, el embarazo puede ser una causa, ya que el peso del producto aumenta la presión en las piernas, dando lugar a las várices.

En un organismo muy intoxicado, la sangre es más densa debido a la gran cantidad de materias de desecho que transporta y eso también puede ocasionar problemas circulatorios y venas varicosas.

Terapia alimenticia***

Siga las indicaciones dadas en "Dietoterapia básica",* con las siguientes particularidades:

* *Véase "Acidez estomacal" y síganse las indicaciones.*
** *Véase en la cuarta parte, "Tés de plantas medicinales".*
*** *Véanse en la cuarta parte: "Dietoterapia básica" y "Tónico de vida", mencionados en este apartado.*

- Llevar una dieta (80% cruda) con abundantes ensaladas, germinados, frutas y verduras.
- Consumir nueces, semillas y cereales integrales que, además de ser muy nutritivos, son una fuente muy rica de vitamina E.
- Usar el aceite de oliva y/o aceite de semillas de uva, de preferencia extravirgen (prensado en frío y de primera extracción), en aderezos de ensaladas. Es muy benéfico.
- Tomar todos los días tónico de vida; sus ingredientes son muy importantes para la circulación, además de que ayuda a evitar el estreñimiento, mismo que debe combatirse a toda costa. Si existe este problema consulte "Estreñimiento".
- Tomar jugo de piña, de verduras, licuado de alfalfa con piña y miel.
- El siguiente preparado es excelente en el tratamiento de úlceras varicosas: se hierven 10 centímetros de maguey (de pulque o aguamiel), una raja de canela y una ramita de mejorana, en dos litros de agua durante 30 minutos. Se deja enfriar y se agregan dos cucharadas de miel de abeja. Se toma durante el día como agua de uso, diariamente hasta que haya alivio.

Bioterapias complementarias *

- Cepillado de la piel en seco, seguido de frotación para mejorar la circulación.
- Baño de piernas en agua fría, de la rodilla para abajo, durante cinco minutos, diariamente, sobre todo si hay mucho cansancio o dolor. Este baño puede ser directamente bajo el chorro del agua, o bien sumergirlas en una cubeta. Al finalizar, se secan y envuelven; después, el paciente deberá recostarse un momento, con las piernas un poco elevadas.
- Ejercicio, caminatas, nadar, andar en bicicleta. Evitar estar mucho tiempo sentado o de pie sin moverse.
- Poner un pequeño soporte (madera, ladrillo) en las patas de la cama para que al dormir las piernas queden un poco más le-

---

* *Véanse en la cuarta parte: "Cepillado de la piel", "Frotación", "Ejercicio", "Baño de vapor", "Sol" y "Geoterapia", que se mencionan en este apartado.*

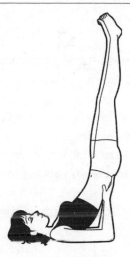

vantadas (8 a 10 centímetros). Es de gran ayuda; sin embargo, está contraindicado si hay problemas cardíacos.

- Los baños de vapor o de sol son muy benéficos por su gran acción depuradora y estimulante de la circulación.
- Evitar los anticonceptivos orales será excelente, ya que pueden ocasionar venas varicosas.
- No fumar, puesto que es un factor de riesgo para las venas varicosas.
- Realizar la postura invertida contra la pared (véase figura), durante cinco minutos, una o dos veces al día; ayuda a que la sangre baje de las piernas y circule mejor. Si no puede elevarse tanto, un ángulo de 45° es suficiente. Puede acostar su espalda en el piso y apoyar los pies sobre la cama.
- Envolver las piernas con compresas frías mojadas en té de árnica y cola de caballo, para dormir. Después, envolver en una manta o paño de lana.
- Si hay úlceras varicosas, aplicar cataplasma de barro amasada con el té indicado a continuación, sobre el área afectada dos o tres veces al día y por la noche.

Al retirar el barro, ya seco, lavar con infusión de manzanilla, consuelda, corteza de encino y flores de rosas, mezcladas en partes iguales. Mezclar tres cucharadas de la mezcla por cada litro de agua. Al poco tiempo después:

- Aplicar sobre las úlceras varicosas aceite de semillas de uva o de germen de trigo, de 3 a 5 veces al día.

Complementos nutricionales

Las vitaminas B y C son necesarias para mantener fuertes las venas.

La vitamina E ayuda a dilatar las venas propiciando así una mejor circulación y evitando las várices.

Los bioflavonoides (vitamina P) fortalecen las paredes de los capilares, previenen hemorragias y actúan como anticoagulantes.

- Complejo B (alta potencia)   1 cápsula al día
- Vitamina C   1 gramo, 3 veces al día
- Vitamina E   400 UI con el desayuno y la comida
- Bioflovonoides   300 a 500 miligramos al día
- Lecitina   1 cápsula, 3 veces al día
- Levadura de cerveza   1 cucharada u 8 tabletas
- Cápsulas de ajo   1, 3 veces al día

Complementos nutricionales de "Margarita Naturalmente"

- Complejo B-100   1 cápsula con la comida principal
- Levadura de Cerveza   1 cucharada en jugo, por la mañana
- Super C Natural   2 tabletas, 3 veces al día, con los alimentos
- Lecitina   2 cápsulas, 3 veces al día, con los alimentos
- Linaza Canadiense   1 cucharada en agua o jugo, mañana y tarde

Herbolaria*

- Hojas de nogal, pensamiento, melisa, manzanilla y cola de caballo, mezcladas en partes iguales.
- Tomar una de las siguientes recetas:

a) Tintura de hamamelis, tintura de hidrastis, tintura de viburnum y tintura de pulsatila, mezcladas en partes iguales (10 gotas, 3 veces al día en medio vaso de agua, antes de los alimentos).

b) Extracto de castaño de Indias (20 gotas en medio vaso de agua, 3 veces al día, antes de los alimentos).

* *Véase en la cuarta parte, "Tés de plantas medicinales".*

Tomarlo durante un mes, descansar uno y volver a tomarlo un mes más.

Si no consigue las plantas indicadas en su tratamiento, consulte en una yerbería acerca de un compuesto adecuado para su problema. Por lo general, las personas que atienden estos lugares conocen muy bien las plantas medicinales.

Herbolaria con productos de "Margarita Naturalmente"

- Castaño de Indias Compuesto para la circulación mayor. Tomar 20 gotas en agua o jugo, 3 veces al día, antes de cada comida.
- Ginkgo Biloba Compuesto para la microcirculación. Tomar 20 gotas en agua o jugo, 3 veces al día, antes de cada comida.
- Hierbas Suecas, 1 cucharada en 1 taza de agua, después de cada comida. Para ayudar a depurar el organismo.

VESÍCULA BILIAR (PROBLEMAS DE LA).

La existencia de la vesícula biliar pasa prácticamente inadvertida hasta que, por la mala alimentación y descuidos, la persona experimenta agudos dolores de estómago y sufre molestias gástricas poco tiempo después de sus comidas. Si el problema no se corrige, o si se incrementa, puede sufrirse, entonces, un ataque de la vesícula. El ataque se presenta, por lo general, como consecuencia de varios desarreglos y problemas; muy probablemente por haber llevado una dieta abundante en grasas y azúcares, los cuales se vuelven eventualmente indigeribles, dando lugar a gases, eructos y malestares estomacales. Cuando el ataque se presenta, en forma definitiva, la persona sufre un dolor muy agudo en la parte derecha superior del abdomen; luego, se extiende al hombro derecho y a la parte derecha de la espalda; la persona, en un intento por disipar esa agonía, se dobla materialmente.

El proceso para llegar hasta este estado es el siguiente: en el metabolismo de las grasas, éstas son llevadas al hígado, en donde experimentan descomposiciones químicas y cambios metabólicos, antes de entrar al torrente sanguíneo. En el hígado, gran cantidad de esas grasas son transformadas en colesterol, las cuales al ser excretadas en la bilis, retornan al intestino como compuestos químicos diversos. Una vez en el intestino, parte del colesterol y de las grasas es reabsorbida de nuevo. Si la proporción y concentración de colesterol en la bilis se torna muy alta, entonces se precipita (deposita) y forma de esta manera las piedras biliares, capaces de motivar la indigestión y esos dolorosos ataques.

Si las piedras (depósitos) pasan a los ductos biliares y quedan atrapadas ahí, causan dolores, cólicos e ictericia (enfermedad producida por la mala eliminación de la bilis y caracterizada por el color amarillento de la piel, la orina y los ojos). Si en los ductos esas piedras llegan a bloquear el paso de la bilis, ésta retorna entonces al hígado y al torrente sanguíneo, trayendo resultados desastrosos. Como las piedras biliares contienen colesterol, es evidente que la falla del metabolismo de las grasas sea el responsable de los problemas biliares. Así, se ha establecido que las materias primas que forman dichas piedras se producen cuando el organismo quema (utiliza) las grasas. La manera en que el organismo quema las grasas depende del buen o mal funcionamiento glandular. La cantidad de grasas que el cuerpo debe procesar y quemar depende de la dieta. Algunos o varios factores negativos en esta cadena de hechos pueden originar los problemas biliosos y las piedras en la vesícula biliar.

De lo anterior se deduce que una práctica importante para evitar y/o corregir esos problemas está en la dieta misma. Deben evitarse las comidas abundantes en grasas y mantecas (carnes o comidas fritas); no debe abusarse del consumo de mantequilla, queso, crema, etc. La enorme cantidad de grasas en la dieta se asocia también a enfermedades cardíacas, circulatorias y al cáncer.*

Es importante llevar una dieta totalmente integral, sin productos refinados (varios de los cuales incrementan el colesterol en el organismo); sin café, alcohol, azúcar, tabaco; además de seguir las normas ya tratadas en esta obra.

La lecitina es un suplemento muy importante en este caso, pues contiene colina e inositol (dos de las vitaminas B), directamente relacionadas con el uso y manipulación de las grasas en el organismo. La colina ayuda a transportar las grasas ya digeridas del hígado hacia otras partes del cuerpo, para que sean usadas, quemadas. El inositol, por su parte, colabora en la reducción de la cantidad de grasas que más tarde pueden convertirse en un peligro. De esa manera, la lecitina desintegra el colesterol en partículas, las cuales mantiene en suspensión evitando su precipitación (su depósito) y, como consecuencia, la formación de piedras en la vesícula y los ductos biliares. A este respecto, Adelle Davis comentaba

* *Véanse: "Corazón", "Circulación" y "Cáncer", respectivamente.*

que una bilis con alto contenido de lecitina es muy importante para prevenir las piedras en la vesícula y ductos biliares.

Otros investigadores señalan la importancia de la vitamina A en este renglón, dado que es esencial para la salud de las membranas mucosas, las cuales forran los órganos y ductos del cuerpo. Cuando se presenta una deficiencia en vitamina A, muchos millones de células de las membranas mucosas mueren y se desprenden; las que lo hacen dentro de la vesícula y sus ductos se acumulan y ayudan a detener el colesterol, que al depositarse formará las indeseadas piedras.

Otras investigaciones han mostrado una similar e importante relación entre las vitaminas C y E, y la buena salud y previsión contra los problemas de la vesícula y la formación de piedras en la misma. Como la característica principal de las enfermedades de la vesícula es el sobrepeso y/o las grasas en la dieta, ésta deberá ser proteínica, muy baja en grasas y sin alimentos calóricos **vacíos** como: azúcar, dulces, refrescos…, productos refinados. Esto proporcionará, además de un peso adecuado, una ayuda para mantener bajos los niveles de colesterol, de modo que las grasas ya presentes sean metabolizadas en forma satisfactoria.

Terapia alimenticia

Dado que el hígado y la vesícula biliar están estrechamente relacionados en sus funciones y enfermedades, toda la terapia a seguir deberá ser la misma que la indicada para "Hígado".

Tomar todos los días en ayunas medio vaso de jugo de limón con 4 cucharadas de aceite de oliva.

Puede empezar con el jugo de 1 limón y 1 cucharada de aceite de oliva y cada semana ir aumentando 1 limón y 1 cucharada de aceite hasta llegar a la cantidad indicada.

Bioterapias complementarias*

• Evitar el estreñimiento.
• Realizar un enema o lavado intestinal.

---

* *Véanse en la cuarta parte: "Lavado intestinal" y "Geoterapia", mencionados en este apartado.*

Hierva un litro de agua con dos cucharadas de café. Cuele y deje enfriar; aplíquelo y trate de retenerlo durante el mayor tiempo posible. No se debe aplicar mientras haya cólico.

- Aplicar las cataplasmas de barro sobre la zona afectada, cuando hay dolor. Se cambia cuando esté seco.
- De la misma forma, se aplican cataplasmas de hojas de col. Se colocan varias hojas, una sobre otra en el lado inferior derecho del vientre; encima de la cataplasma se pone una manta de algodón y luego se faja. Se debe cambiar cada tres horas.

Complementos nutricionales

Se tomarán los complementos indicados en el tratamiento de las afecciones del hígado, pero se aumentarán los siguientes:

- Vitamina A   25 000 unidades al día
- Alfalfa   6 tabletas cada 3 horas

Complementos nutricionales de "Margarita Naturalmente"

- Betazinc   1 tableta con el desayuno y la comida
- Lecitina de Soya   2 cápsulas con cada comida

Herbolaria*

- Menta, cardo bendito, boldo, cola de caballo, diente de león y hojas de alcachofa, mezclados en partes iguales. En un litro de agua se ponen dos cucharadas soperas de la mezcla. Se toma en ayunas, entre comidas y antes de dormir.

Herbolaria con productos de "Margarita Naturalmente"

- Hierba del Sapo Compuesta, tomar 20 gotas en agua, 3 veces al día, antes de los alimentos.
- Hepatonic, tomar 20 gotas en agua, antes de los alimentos.
- Hierbas Suecas, 1 cucharada en 1 taza de agua tibia, 3 veces al día, después de los alimentos.

---

* *Véase en la cuarta parte, "Tés de plantas medicinales".*

TERCERA PARTE
LO QUE DEBEMOS EVITAR

La enfermedad representa en el hombre un accidente
durante el curso de su evolución, de la misma manera
que las Imperfecciones materiales de nuestro planeta,
considerado como en vías de perpetua evolución.
La cura constituye el mismo problema para el cuerpo
que debe tender a la perfección y para el espíritu
que debe encontrar su verdadera actitud, problema
triple del cual cada parte no puede ser completamente
resuelta hasta que las otras no lo sean.
De tal modo que la verdadera y suprema cura no
será accesible al hombre hasta el día en el cual el mundo
entero habrá llegado a la Armonía final. Esa cura es una
forma de redención, es la Gran Obra, bajo su triple aspecto: material (Piedra Filosofal), terapéutico
(Medicina Universal) y espiritual (Realización Mística).

Serge Raynaud de La Ferrière

CAPÍTULO VII

FACTORES NOCIVOS PARA SU SALUD

Disfruta tus placeres presentes de modo que no queden dañados los que te seguirán.

Séneca

En este capítulo, la atención se dirige hacia muchas de esas simplezas que, pasadas por alto, son usadas o tratadas como algo normal, inofensivo y simple, y que a corto o largo plazo pueden acarrearnos problemas de salud y sorprendernos algún día con una enfermedad, ataque o padecimiento, los cuales arruinarían nuestra vida, economía y felicidad.

Algunas personas consideran correctas esas costumbres porque ven que los demás piensan y actúan de igual manera, pero no toman en cuenta que esto se debe a la influencia de la publicidad y a la mala orientación de algunos industriales apoyados, casi siempre, por médicos y gobernantes, cuyos intereses económicos se anteponen a su preocupación por el bien social, y no como resultado de su conocimiento.

Usted conocerá el por qué deben evitarse esas **simplezas** para disminuir los riesgos de sufrimientos, operaciones y gastos innecesarios futuros.

El futuro es la cosecha de los actos presentes, combinados y amalgamados con un marco social, económico y cósmico en el cual nos ha tocado vivir; no es el resultado de los caprichos, deseos o pensamientos de un ser equis. El futuro se forja en el presente. El presente es el resultado del pasado; es la cosecha de los actos del pasado.

ALCOHOL. Recientemente, el Instituto Nacional de la Nutrición (INN) en su folleto "Guías de alimentación", refiriéndose al consumo del alcohol, nos dice que definitivamente es antifisiológico y que la opinión tan generalizada de que el consumo moderado del alcohol no sólo no es malo sino que puede ser benéfico porque ayuda a prevenir la ateroesclerosis y a regular la presión arterial, es solamente una opinión sin ninguna prueba científica, ya que el alcohol sólo sube una fracción de lipoproteínas de alta densidad (LAD) que no tiene que ver con la prevención de la ateroesclerosis. Sube también los triglicéridos, cuyo papel en la formación de placas ateroesclerosas es mayor de lo que antes se creía. Y aunque el alcohol puede bajar momentáneamente la presión arterial por dilatar los capilares de la piel, después ocurre un rebote y pude subir más.*

Las bebidas alcohólicas abundan en nombres, concentraciones y presentaciones. Estas bebidas se acostumbran con el pretexto de celebrar éxitos o despreciar derrotas; en momentos de felicidad tales como nacimientos, bautizos, graduaciones, bodas y en momentos de tristeza, por ejemplo: un fracaso amoroso, soledad o muerte; en tratos de negocios, en días de descanso; para dar la bienvenida o despedir a alguien... No hay quizá nada tan multifacético sobre la faz de la Tierra como el alcohol y el tabaco.

Esas bebidas alcohólicas tan comunes, vistas como algo muy natural, son la causa y el efecto de innumerables problemas familiares, sociales, nutricionales, económicos, de salud, psicológicos y de **fracasos humanos**.

Su consumo trae consigo una pérdida orgánica, por eliminación, de varias vitaminas y minerales esenciales para la salud, entre los cuales podemos mencionar la vitamina B12, el ácido fólico (B9), el magnesio, el zinc.

La deficiencia de los tres primeros nutrimentos provocan alteraciones aun psicológicas: apatía, confusión mental, mala memoria, paranoia y estados de coma; síntomas, con frecuencia, presentes en la descripción del alcohólico. El alcohol interfiere también en la síntesis de las proteínas en las células causando, entre otras cosas, debilidad muscular.

Los resultados de varias investigaciones indican, sin duda, que la malnutrición lleva a la adicción, es decir, la mala alimentación crea adictos.

* *De Chávez, Miriam M., et al., "Guías de alimentación", Instituto Nacional de la Nutrición, México, mayo de 1993.*

El alcohol, tomado en exceso y con frecuencia, puede acarrear al hombre dificultades en el ámbito y actividad sexual; en muchas ocasiones esa misma incapacidad o impotencia se convierte en un pretexto para beber más, empeorando así ese aspecto sexual y los mencionados anteriormente.*

El Dr. Peter Carlen, quien ha investigado quizá mucho más que nadie sobre los efectos del alcohol en el cerebro, comenta cómo aun jóvenes bebedores en exceso sufrirán tarde o temprano una atrofia cerebral, la cual se manifiesta en un encogimiento del cerebro.

El alcohol destruye algunas células cerebrales y origina el mal funcionamiento de otras. Afortunadamente, los alcohólicos que se deciden a cambiar y dejan de tomar pueden hacer que la atrofia sea **parcialmente** reversible. En cuestión de semanas o meses, luego de abandonar el vicio, experimentan la recuperación progresiva de sus funciones mentales, sobre todo si la abstinencia va unida a una dieta sana y nutritiva y a los lineamientos expuestos en esta obra.

Durante muchos años se aceptó como una verdad científica que mientras otras células del cuerpo podían reproducirse o regenerarse, las neuronas (células cerebrales) eran incapaces de hacerlo.

Esta aseveración se debió principalmente a que los estudios científicos se realizaron en cerebros inactivos y degenerados.

Recientemente, las revistas médicas han reportado que, bajo condiciones adecuadas de nutrición, salud, actitud positiva, actividad mental, etc., las células cerebrales son igualmente capaces de regenerarse o reproducirse a lo largo de nuestra vida, pudiendo el ser humano incluso mejorar sus capacidades mentales aún después de los 60 años. La clave: ¡mantenerse saludable y activo!**

ALIMENTOS PROCESADOS.

Los alimentos se procesan, por lo general, para hacerlos más atractivos a la vista, o más ricos en sabor, o para tratar de preservarlos por más tiempo. El problema con el procesamiento de alimentos es que normalmente se les despoja de gran

---

* *Véase en la segunda parte, "Alcoholismo".*
** *Cooper, Robert K., Ph. J. Health and Fitness Excellence, Houghton, Mifflin, U.S.A. 1989, p. 439.*

parte de sus elementos nutritivos, los cuales son de vital importancia para la salud. Muchas vitaminas y minerales, presentes en los alimentos naturales, están prácticamente ausentes en los alimentos procesados. Éste es el caso de un cereal de reconocida marca y gran consumo. Primero, se refina la harina integral del cereal, con lo que se eliminan varios minerales y vitaminas del germen y salvado (*bran*), tan necesario éste para la actividad y el movimiento intestinales. Luego, se añade, por lo regular, azúcar refinada, sal, conservadores y/o saborizantes como un esfuerzo por restablecer el sabor perdido en el procesamiento, lo cual hace que estos cereales sean aún más indeseables y perjudiciales desde el punto de vista nutricional. También, se acostumbra rociarlos con algunas vitaminas y minerales sintéticos, muy útiles en la publicidad y promoción de sus productos. De ahí que con frecuencia escuchemos hablar de un cereal equis excelente para el desayuno de chicos y grandes, enriquecido con vitaminas, hierro y otros minerales. La mayoría de la gente, al ver un cereal **enriquecido**, lo compra de inmediato porque no sabe nada de nutrición. No entiende que su valor nutricional es muy bajo, en comparación con el mismo producto al natural y más barato en muchas ocasiones.

Es necesario mencionar que actualmente se utilizan unos 10 000 productos químicos diferentes en el procesamiento de alimentos, los cuales son usados como conservadores, colorantes, saborizantes, para dar determinada textura, junto con toneladas de azúcar y sal que agravan los problemas de salud y nutrición. Por otra parte, nadie sabe cuántos de esos químicos serán luego señalados como agentes del cáncer.

Es imposible esperar que los industriales, el gobierno o los médicos en general expresen algún día la verdad al respecto y emitan una publicidad clara y certera sobre los pros y contras de esos alimentos procesados, ya que en la industria alimenticia se encuentran involucrados muchos miles de millones de pesos. De esta manera, no es sino usted quien deberá investigar a fondo sus alimentos, así labrará el curso futuro de su salud e indirectamente también el de su economía y felicidad. No olvide que las células humanas están formadas por proteínas que deben ser reparadas, mantenidas y sustituidas luego por otras a base de proteínas, minerales y vitaminas. Recuerde que una dieta completa, nutritiva y proteínica cubrirá tales necesidades, las cuales serán a su vez imposibles de satisfacer con una dieta basada en productos refinados y cargados de azúcar y químicos dudosos.*

ANTICONCEPTIVOS. Las píldoras anticonceptivas provocan la pérdida de ácido fólico (B9) en el *serum* y en los glóbulos rojos de la sangre.

Los niveles de esa vitamina B se mostraron, en promedio, 42% más bajos en las mujeres que ingieren anticonceptivos orales que en aquellas que no los toman. Otras pérdidas de nutrimentos, originadas por esos anticonceptivos, incluyen: vitamina B6, lo cual provoca depresiones; vitamina C, vitamina A y en general las vitaminas del complejo B, especialmente B6, así como vitamina E.

Los anticonceptivos además interfieren con el metabolismo de las grasas y los hidratos de carbono; aumentan los niveles de hierro y cobre en la sangre y disminuyen el nivel de zinc. Pueden también agravar los síntomas de la esquizofrenia, provocar hipertensión o migrañas.

Las mujeres fumadoras, de sangre tipo A y mayores de 35 años, son muy susceptibles a la formación de coágulos sanguíneos, por esta razón no deberían tomar anticonceptivos.

Las píldoras anticonceptivas, entre otras consecuencias nocivas, pueden producir cambios en la coloración de la piel con manchas amarillas o cafés en la frente y/o en las mejillas, a veces.

El yodo, presente, entre otros alimentos, en las algas marinas, ayuda a contrarrestar los efectos cancerígenos de los estrógenos (hormonas femeninas), las cuales se encuentran en estas píldoras .**

Por lo antes descrito, los complementos nutricionales indicados para reducir el daño causado por los anticonceptivos orales son:

- Vitamina A
- 10 000 UI (tomarla durante un mes, descansar otro e iniciar de nuevo)
- Vitamina C
- 2 gramos, 3 veces al día
- Complejo B
- 1 cápsula con el desayuno
- Vitamina B6
- 100 miligramos

* *Véanse: "Azúcar", "Harina blanca", "Café", "Golosinas", "Refrescos", "Sal" y "Té".*
** *Véase también, "Medicamentos".*

- Levadura de cerveza
- Algas marinas

- Vitamina E*

- 6 tabletas, 3 veces al día
- De 5 a 10 tabletas al día, o de 1 a 2 cucharadas si es en polvo
- 400 UI

Complementos nutricionales de "Margarita Naturalmente"

- Betazinc — 1 tableta con el desayuno y la comida
- Super C Natural — 1 tableta con el desayuno y la comida
- Complejo B-100 — 1 cápsula con la comida
- Levadura de Cerveza — 1 cucharada con jugo, por la mañana
- Cápsulas de Semilla de Uva — 2 cápsulas con el desayuno y la comida

AZÚCAR (BLANCA, REFINADA).

El uso y abuso del azúcar refinada está tan extendido y se ve tan natural, como profundos son sus efectos negativos en la química del organismo. Esto ha llevado a algunos médicos e investigadores a sugerir una etiqueta de **advertencia** en todos los productos que contengan azúcar blanca, donde se mencionen los problemas que ésta puede causar a la salud. No se trata de una exageración de nadie, no; y en seguida, se demostrará el porqué:

Una vez cosechada la caña de azúcar, se lleva al ingenio donde se muele y extrae su jugo.

La **purificación** de éste empieza posteriormente; se remueven las llamadas **impurezas**, muchas de las cuales son de valor nutritivo. Luego, esos jugos se hierven y se concentran por medio de la evaporación, obteniéndose así la melaza y el azúcar mascabado, el cual se refina finalmente para obtener el azúcar blanca.

Este proceso de purificación despoja al azúcar prácticamente de todo su valor nutritivo y la convierte en un simple montón de calorías, que sólo ofrece hidratos de carbono al organismo.

Antes de ver cómo el azúcar refinada perjudica al cuerpo, sus funciones y vitalidad, conviene analizar y comparar los elementos nutritivos contenidos en la melaza y los que quedan en el azúcar refinada, después de efectuada dicha **purificación**, en la siguiente tabla.

---

* Debe haber de 8 a 10 horas de diferencia entre el consumo de vitamina E y la píldora.

COMPARACIÓN DE ELEMENTOS NUTRITIVOS		
Nutrimento	Una taza de melaza	Una taza de azúcar
• Calcio	2 052.00 miligramos	0 miligramos
• Fósforo	252.00 miligramos	0 miligramos
• Hierro	48.30 miligramos	0.2 miligramos
• Potasio	8 781.00 miligramos	6.0 miligramos
• Tiamina	33 miligramos	0 miligramos
• Riboflavina	0.57 miligramos	0 miligramos
• Niacina	6.00 miligramos	0 miligramos
• Inositol	450.00 miligramos	0 miligramos
• Piridoxina	810.00 microgramos	0 microgramos
• Ácido pantoténico	780.00 microgramos	0 microgramos
• Biotina	48.00 microgramos	0 microgramos

Cabe señalar que la melaza contiene más hierro que cualquier otro alimento, con excepción de la levadura de cerveza. Casi 10% de la melaza está constituida por minerales, como se observa en la tabla anterior; prácticamente nada queda en el azúcar blanca refinada.

Usted dirá: bien, el azúcar blanca no provee de vitaminas o minerales al organismo, pero ¿cómo la convierte esto en un peligro para la salud?

El cuerpo humano requiere unos 40 nutrimentos distintos, absolutamente esenciales para la salud. Necesita de proteínas, grasas, vitaminas, minerales, aminoácidos, hidratos de carbono, todos ellos presentes, en mayor o menor grado, en los alimentos naturales.

El azúcar no contiene nada de eso, con excepción de hidratos de carbono. Así, al consumir azúcar, ésta roba al organismo vitaminas y minerales, esenciales y necesarios para metabolizar los hidratos de carbono que el azúcar contiene. En consecuencia, al consumir azúcar se recibe un doble perjuicio: primero, toma un lugar en la dieta que podría ser ocupado por otros elementos nutritivos, en lugar de golosinas, helados y refrescos; segundo, no contiene minerales ni vitaminas, por lo que los roba al organismo cuando éste utiliza los suyos para poder digerir y metabolizar los hidratos de carbono del azúcar.

De acuerdo con el *Medical Tribune*, algunas investigaciones realizadas en varias partes del mundo señalan que el azúcar puede producir ensanchamiento del hígado y los riñones, una alteración considerable en la actividad de las enzimas en el hígado, los riñones y los tejidos grasos, disminución de la utilización de las proteínas ingeridas, además de cambios funcionales en la retina de los ojos y en los testículos.

Es muy probable que el azúcar, y no las grasas saturadas, sea el causante principal de los problemas de las arterias coronarias. Su consumo abundante, como es la norma social, no sólo provoca un incremento de grasas en la sangre (como el colesterol), también aumenta la concentración de ácido úrico (causante de la gota) en la sangre; disminuye la tolerancia de glucosa, la cual lleva a la diabetes e hipoglucemia; incrementa la adhesividad de ciertas células sanguíneas (situación que puede conducir a ataques cardíacos); y aumenta la concentración de insulina y cortisol.

En la Universidad de Alabama, un grupo de voluntarios en buen estado de salud se sometieron a una prueba. Algunos de ellos, al tomar tan sólo 3/4 de litro de un refresco de cola (que contiene azúcar y cafeína), mostraron una disminución de las células de la sangre encargadas de destruir invasores como bacterias, virus, etc. En cambio, otros que tomaron un refresco sin azúcar no presentaron este estado.

Después de consumir azúcar, se presenta una eliminación considerable de calcio, lo cual es aún más marcado en personas con un historial familiar de problemas de piedras en los riñones o la vejiga.

Se manifiesta, además, una disminución tan drástica de fósforo, por unas horas luego de comer azúcar, que durante ese lapso se cuenta con muy poco fósforo para la calcificación de los huesos, dado que el calcio, el fósforo y el magnesio se balancean recíprocamente en el organismo.

De esta manera, la destrucción ósea puede exceder a la formación de los huesos en ese período. Y si ese consumo de azúcar se repite dos, tres o más veces al día, es muy fácil experimentar luego los problemas de la osteoporosis (ablandamiento de los huesos) u otros problemas óseos, tan comunes hoy en día.*

---

* *Véase en la segunda parte, "Huesos".*

El Dr. Sheldom Reiser encontró en sus experimentos, en el laboratorio, que el azúcar produce, sin excepción, síntomas prediabéticos similares a los señalados en párrafos anteriores.*

Los doctores Donal Masters y Howard Lewis señalan que el azúcar está involucrada, al menos en parte, en los siguientes trastornos orgánicos: trombosis coronaria, incremento de colesterol y triglicéridos en la sangre, acortamiento de la longevidad, alcoholismo, enfermedades mentales, dispepsia, alergias, problemas de la piel, gota, artritis, miopía, obesidad, malnutrición, presión arterial muy alta y problemas dentales.**

El Dr. H. Roberts añade aún más trastornos al consumo del azúcar: diabetes e hipoglucemia, las cuales, a su vez, se relacionan con inestabilidad emocional, problemas visuales, de la retina, depresiones y esclerosis múltiple.

El Dr. Leo Sreebny señaló, en el Congreso de la Asociación Dental Americana, que el azúcar es el causante principal de caries y problemas dentales, así como de diabetes, hipoglucemia y hasta problemas del corazón.

El Dr. Miles Robinson narra en su obra *Azúcar y harina blanca… La pareja peligrosa*, cómo el azúcar perjudica la flora intestinal, conjunto de bacterias tan necesarias para una buena digestión, nutrición y eliminación, pues forman alrededor de una tercera parte de las heces fecales.

El consumo de azúcar promueve el desarrollo de unas bacterias de tipo anormal. Crea desórdenes intestinales, degeneración de nervios y músculos, pérdida de células que ayudan a la absorción de alimentos, señales de infecciones y desarreglos en los vasos sanguíneos que conducen a otros problemas. Todos éstos son síntomas encontrados en los intestinos de los diabéticos.***

El azúcar conduce a la obesidad. Su consumo eleva el nivel de glucosa en la sangre en una proporción mayor que cuando se ingieren hidratos de carbono no refinados (plátanos, papas). Como respuesta a esto, se excreta gran cantidad de insulina en el torrente sanguíneo, lo cual origina una baja rápida de glucosa en la sangre que raya, a veces, en hipoglucemia. Entonces, el individuo siente hambre al poco tiempo,

* *Véase en la segunda parte, "Diabetes"*
** *Véase en la segunda parte, "Encías".*
*** *Véase en la cuarta parte, "Yogur", para mayores detalles sobre la importancia de la actividad bacterial.*

come de nuevo sus hidratos de carbono refinados (azúcar, harina blanca) y da comienzo el ciclo descrito que lo predispondrá a la obesidad, diabetes, etcétera.

Investigaciones de laboratorio sobre los efectos del azúcar en relación con el cáncer concluyen que animales alimentados con dietas altas en contenido de azúcar desarrollaron un número de tumores mamarios considerablemente mayor, en comparación con los animales nutridos con hidratos de carbono naturales sin refinar como: vegetales, cereales integrales, legumbres, etcétera.

Al refinar el azúcar de caña se elimina 93% del cromo, 89% del manganeso, 98% del cobalto, 83% del cobre, 98% del magnesio, 98% del zinc, esenciales para el procesamiento del azúcar en el organismo.

El consumo de azúcar se asocia asimismo a la hiperlipoproteinomia, complicación derivada de la diabetes y que conduce a la gangrena, requiriéndose la amputación de miembros como: dedos, pies, manos, piernas, etcétera.

Todo lo descrito hasta ahora preocupa a muchos médicos e investigadores, los cuales, al ver cómo se consume azúcar a través de casi todos los productos, no se sorprenden de ver el número creciente de diabéticos, cancerosos, con problemas cardíacos, etc. Son estas razones por las que el Dr. Leo Sreebny sugiere que se incluya una advertencia en la etiqueta de todos los productos que contengan azúcar acerca de los problemas que ésta puede causar.

El Dr. John Yudkin indica que si tan sólo se presentara una fracción de los efectos del azúcar en otra materia prima usada en los alimentos, su uso se habría prohibido de inmediato.

El Dr. Feingold ha restablecido la buena conducta de niños problema, sólo con eliminar de sus dietas alimentos con azúcar y otros aditivos químicos (saborizantes artificiales, conservadores, colorantes, entre otros).*

La Dra. Francés Stern señala cómo las drogas afectan la homeostasis (equilibrio) del organismo y fuerzan al adicto a ingerir otra dosis, una vez que el efecto anterior ha pasado. La doctora concluye en que una adicción similar resulta del consumo de heroína, café, tabaco y azúcar.

---

* *Véase en la segunda parte, "Niños problema".*

El azúcar es, en una palabra, quizá el agente más destructivo de la salud, a la vez que el más usado por la sociedad en general.

¿Hasta qué punto logrará decaer la salud social, cuando las estadísticas revelan que cada persona consume 60 kilogramos de azúcar al año y algunas hasta 200 kilogramos anuales?

¿Qué futuro se puede esperar de una juventud y niñez alimentada de esta manera, consumiendo cereales hasta con 68% de azúcar, además de todas las otras golosinas?

¿Quién podrá controlar o parar a esas industrias gigantescas, las cuales gastan cientos y miles de millones de pesos en publicidad, tratando de hacer un **lavado de cerebro social** para convencer al público de que todos esos productos cargados de azúcar, sal y aditivos químicos son muy buenos y sabrosos?*

Usted puede hacer algo al respecto. Controle y dirija bien su dieta y la de su familia, y comparta educación e información nutricional con parientes y amigos.

Seguramente, no hay duda ya del peligro que representa para la salud el consumo de azúcar (en especial la blanca, refinada). Pero, ¿qué usar para endulzar? Si necesita endulzar, utilice un poco de mascabado; mejor aún, use algo de piloncillo o miel de abeja, aunque sin duda lo mejor será emplear **melaza**, pues contiene un alto porcentaje de vitaminas y minerales, lo cual la acerca más a la categoría de alimento y no de simple endulzante. Sin embargo, cabe aclarar que si bien la melaza y la miel son mejores, no dejan de ser azúcares concentrados, los cuales, usados en abundancia también pueden acarrear problemas de salud. Empléelos con moderación y evítese así problemas futuros. Para la persona diabética, los mejores edulcorantes naturales son la miel de maguey y la stevia, por su bajo índice glicémico.

CAFÉ-CAFEÍNA.   En los supermercados y farmacias hay una infinidad de bebidas y productos que contienen, en distinta proporción, cafeína. Entre éstos se encuentran los chocolates, el café, el té negro, los refrescos de cola y algunas medicinas (para la tos, pastillas para no dormir, analgésicos). Dichos productos son consumidos como

* *Véase en la primera parle, "Hagamos conciencia".*

algo normal, natural y bueno, en una cantidad que sobrepasa, quizá, el consumo de los verdaderos alimentos. No obstante, la realidad es muy diferente de lo que cree la mayoría. Un creciente número de investigaciones señala, con gran vigor, los peligros que para la salud representa el consumo de cafeína, ya sea a través del café o de los múltiples productos donde está presente.

De una de las investigaciones realizadas en la Escuela de Salud Pública de Harvard, cuyos resultados fueron publicados en marzo de 1981, se concluyó que el consumo de café está en estrecha relación con el cáncer del páncreas, glándula situada detrás del estómago, el cual produce jugos digestivos y contiene, además, células productoras de insulina.

Un reporte señala que las personas que toman una o dos tazas de café diarias tienen el doble de probabilidades de contraer cáncer de páncreas, en comparación con quienes no ingieren café. Continúa diciendo que es posible que el café sea el responsable de más de 10 000 muertes al año, es decir, más de 50% del total anual de casos de cáncer del páncreas.

Dicho estudio comenta, en un esfuerzo por no parecer muy radical, que si bien se encontró una fuerte relación entre el tomar café y las cuatro enfermedades más fatales en los Estados Unidos, no se tiene una prueba contundente de que el café sea el causante de ellas. Añade que para este ángulo de estudio en particular, la cafeína por sí misma no representa un papel importante.

El cáncer del páncreas es detectado normalmente cuando su estado es ya avanzado, lo cual ofrece posibilidades muy reducidas para combatirlo. De acuerdo con dicha investigación, el consumo de dos o más tazas de café diarias incrementa la probabilidad de contraer este tipo de cáncer en 2.7 veces más, en comparación con quienes no toman café.

Los resultados de otra investigación, dirigida por el Dr. Solomon H. Snyder, de la Escuela de Medicina de la Universidad Johns Hopkins, revelan cómo actúa la cafeína en el organismo, esto es, como supresora de los tranquilizantes elaborados por él mismo. Por más de dos décadas, en el ámbito científico, se teorizó acerca de que la cafeína actuaba al inhibir una enzima conocida como fosfodiesterasa, involucrada con la energía celular.

Sin embargo, de acuerdo con el reciente estudio de la Universidad Johns Hopkins, se sabe que la cafeína bloquea la acción de un compuesto llamado adenosina, uno de los componentes del ADN, el cual está íntimamente relacionado con la energía celular. La cafeína actúa como neuromodulador, es decir, tiende a decrecer la actividad celular. Al inhibir la acción de la adenosina, da como resultado una sensación de más energía y estado de alerta, pero con efectos colaterales negativos, mucho más notables a largo plazo. El Dr. Snyder concluye diciendo que: **el café es la sustancia psicoactiva más usada en el mundo.**

La Secretaría de Alimentos y Medicinas de los Estados Unidos hizo pública una advertencia en relación con la cafeína en septiembre de 1980. En ella se informó a las mujeres embarazadas que el consumo de cafeína, presente en el café, las bebidas y refrescos de cola, el té negro y la cocoa, es un riesgo que puede acarrear defectos en los recién nacidos.

Este riesgo persiste y es decisivo aun cuando el consumo de cafeína sea el equivalente a dos tazas de café diarias. Los defectos congénitos significativos son el resultado de la ingestión diaria de cafeína con un equivalente de 12 a 24 tazas de café. Otros estudios, realizados en la Universidad de Washington, señalan también los peligros de la acción de la cafeína en el feto.

La cafeína se vincula con diversos problemas, los cuales van desde la hipertensión hasta las enfermedades en los senos de la mujer. Pruebas efectuadas en la Universidad de Vanderbilt revelaron cómo los efectos de una simple dosis de 250 miligramos de cafeína, en nueve voluntarios que no tomaban café, les produjo un incremento de 14% en la presión arterial (del diástole), una aceleración de 20% en su respiración, una disminución en su ritmo cardíaco, además de la manifestación de efectos inmediatos de varias hormonas.

Es, sin duda, más sano evitar el café, los productos que lo contienen, así como aquellos cuyos contenidos de cafeína son variables. Sustituya el café por tés de plantas: hierbabuena, manzanilla, menta, alfalfa y otras, los cuales tienen un rico sabor, no contienen cafeína y aportan efectos orgánicos positivos.

También puede tomar jugos de frutas o verduras. Evite a toda costa el té negro y los refrescos, en especial los de cola.*

* *Véase "Té negro".*

CARNES. Las personas comen carne, regularmente, por dos razones: primera, por costumbre; segunda, por su contenido proteínico. Lo cierto es que unos cuantos saben por qué comen carne. Hay quienes le confieren atributos como el de dar fuerza y ser el mejor alimento. Concluyen diciendo que el león y el tigre comen carne y son muy fuertes, pero ignoran la fuerza del toro y del elefante, animales vegetarianos.

El alimento de cada animal y de cada especie depende del diseño de su aparato digestivo, dentadura, estructura bucal, glándulas depurativas, etc. Cada animal obedece a su instinto consumiendo sólo el alimento más adecuado.

El hombre, producto de miles de millones de años de evolución lenta y constante, se encuentra un tanto emancipado de la naturaleza y sus dictados instintivos. Gracias a su uso de razón, puede actuar en favor o en contra de sus deseos o instintos. De esta forma, tiene la capacidad y potencialidad de realizar actos en perjuicio de sí mismo, así como de llevar a cabo otros que lo conduzcan a una emancipación mayor de la naturaleza misma, hacia una escala humana más alta, pues posee la inteligencia suficiente para discernir entre uno y otro polo. Lea *El miedo a la libertad*, del Dr. Erich Fromm, para entender de una manera más clara el aspecto psicológico de esa emancipación de la naturaleza y su proceso de desarrollo.

El hombre tiene la libertad de escoger su alimentación. De este modo, ha hecho del consumo de carne el centro de su dieta, contrariamente a los diseños orgánicos proporcionados por la naturaleza.

El estómago del hombre (como nos dice Lezaeta) carece de los ácidos adecuados con los que cuenta el animal carnívoro para digerir las carnes, aunque, por degeneración, llega a producir ácidos en exceso cuando se le habitúa a digerirlas. Esta producción anormal de ácidos ataca las mucosas estomacales destinadas, por la naturaleza, a soportar las reacciones alcalinas producidas por la digestión de los vegetales, originando úlceras y degeneración de tejidos.* El intestino del hombre, destinado por naturaleza a contener productos vegetales, es extremadamente largo si lo comparamos con el de los animales carnívoros, razón por la cual los residuos de las carnes permanecen en el

---

* *Manuel Lezaeta Acharán, La medicina natural al alcance de todos, p. 135.*

cuerpo mayor tiempo que el necesario para evitar la reabsorción de las toxinas propias de nuestra alimentación cadavérica.

En su aspecto fisiológico, el hombre carece de garras y colmillos característicos de los animales carnívoros, pero posee, en cambio, manos con dedos largos y uñas planas en forma análoga a los monos, vegetarianos por naturaleza.

Así pues, si la carne fuese el alimento óptimo para el ser humano, la naturaleza le habría proporcionado la fisiología adecuada para su consumo. El hombre disfrutaría al comerla tal como la ofrece el cadáver, sin necesidad de disfrazarla a sus sentidos por medio de la cocción, los aderezos, etcétera.

Actualmente, es posible encontrar a médicos que señalan el error que el hombre repite en su alimentación y por el cual paga un precio alto, tanto por capricho como por ignorancia. Por ejemplo, el Dr. Ernst Wynder, presidente de la Fundación Americana de la Salud, indica que el aparato digestivo humano no está preparado para trabajar, desde el punto de vista evolutivo, con una dieta como la actual. Por millones de años, la dieta humana ha consistido, principalmente, en vegetales, frutas y cereales ricos en celulosa; por tanto, concluye el Dr. Wynder: "el cambio de esta dieta por una rica en grasas, carnes, azúcar y productos refinados, ha traído una serie de enfermedades nuevas, incluyendo el cáncer, los infartos cardíacos y muchas más."

Otro aspecto, continuamente ignorado por la mayoría de la gente, es la gran cantidad de antibióticos, hormonas y otros compuestos químicos (incluso arsénico), añadidos de modo rutinario a los alimentos de los animales, los cuales se depositan en sus músculos y tejidos, y luego son transmitidos al hombre; todo esto, combinado con las toxinas de la carne, conservadores, colorantes artificiales, descomposición natural del animal muerto (no es ninguna coincidencia el que las carnicerías y pescaderías huelan tan mal, pues la refrigeración retarda, mas no detiene el proceso de putrefacción), la convierten en un alimento aún más indeseable.

De aquí la tan curiosa anécdota de aquella muchacha que ordenó en el restaurante el plato especial vegetariano. Más tarde, notó cómo un señor, sentado en la mesa contigua a la suya, pidió el mismo plato. Ella, algo curiosa, volteó sonriente y le preguntó: "¿Disculpe, señor, es usted vegetariano también?" El señor, con una sonrisa cercana a la carcajada, contestó: "No exactamente señorita, soy inspector oficial del rastro y de la carne."

En efecto, la gente que trabaja en estos lugares conoce su trabajo y sabe que en los alimentos para animales se emplean elementos químicos (entre ellos el dietilestilbestrol, DES), los cuales fueron retirados del mercado por producir cáncer, esterilidad en el hombre y otros problemas de salud.

Otro caso ejemplar es el de la contaminación causada por el bifenil polibrominado (PBB), que se dio a comer a animales de cría que luego murieron. Este accidente tardó un año en ser detectado, contaminó la cadena alimenticia del estado de Michigan, en los Estados Unidos, y dejó presente en los humanos un estigma con síntomas muy variados.*

Desde el punto de vista socioeconómico, la carne está lejos de ser la solución para el problema del hambre en el mundo, debido a que el animal, por encontrarse al final de la cadena alimenticia, necesita comer una gran cantidad de productos vegetales para poder formar su cuerpo. Así, vemos cómo una vaca necesita comer de 15 a 16 kilos de granos y forraje para producir un kilogramo de carne, y convertir en pelo, piel, estiércol o energía los 14 o 15 kilogramos restantes. Algo semejante ocurre con otros animales. Para producir un kilogramo de carne de pollo, el ave necesita ingerir 3 kilogramos de alimento, mientras que el cerdo debe consumir 6 kilogramos de comida para producir un kilogramo de carne. ¡Qué desperdicio y ofensa para un mundo hambriento!

Según la FAO, 40 millones de seres humanos al año mueren de hambre, mientras que el hombre se da el lujo de **engordar** ganado a un costo muy elevado. De acuerdo con los estudios de la doctora en nutrición Frances Moore Lappé, cada vez que usted come un bistec de 200 gramos, 45 o 50 personas, aproximadamente, podrían comerse una taza llena de cereales cocidos, si éstos no se hubieran utilizado para obtener dicho bistec. Afirma, también, que tan sólo "el ganado **estadounidense** ingiere cada año una cantidad de proteínas seis veces mayor que la necesaria para alimentar a toda la humanidad."**

Así pues, la alimentación vegetariana ofrece diversas y muy valiosas ventajas al hombre:

---

* *Véase "Polución".*
** *Frances Moore Lappé, Diet for a Small Planet, pp. 4-8.*

- Nutre sin intoxicar. Evita el colesterol, el ácido úrico, una gran variedad de sustancias tóxicas presentes en la carne, además de las sustancias contaminantes del ambiente.
- Alimenta a mucho menor costo a nivel personal y de nuestro hambriento planeta.
- Posibilita una relación menos cruel y más armónica con la naturaleza, pues nadie puede negar que la matanza de tantos miles de animales es despiadada y, por tanto, la alimentación a base de carne animal es una alimentación cruenta, producto de la violencia humana. **No hagamos de nuestro estómago un cementerio.**

De esta manera, no es de sorprender que el número de vegetarianos en México, los Estados Unidos, Europa y varias partes del mundo, se multiplique rápidamente.

Conviene, pues, eliminar las posibilidades de todas esas complicaciones y enfermedades, satisfaciendo las necesidades proteínicas del cuerpo a base de otros alimentos más afines al aparato digestivo humano, sin los problemas de putrefacción, colorantes artificiales, conservadores, toxinas, tipo y cantidad de grasas contenidos en la carne.

Entre los alimentos proteínicos que pueden sustituir a la carne se encuentran: las oleaginosas (nueces, almendras, semillas en general), los germinados, el yogur; las leguminosas (frijol, garbanzo, lenteja, etc., de una manera especial, el frijol de soya, que además se puede preparar de muchas maneras), los cereales, etcétera.

Recuerde además que las proteínas están formadas por aminoácidos y lo importante es que usted proporcione a su organismo los aminoácidos esenciales y la clave de esto radica en la combinación de los alimentos.* Para mayor información sobre las proteínas y nutrición en general, le recomiendo mi libro *Manual de la nutrición efectiva y cocina vegetariana*.

CONTAMINACIÓN.   Véase "Polución".

* *Véase "Proteínas".*

DROGAS. Véase "Medicamentos" y, en la segunda parte, "Droga-dicción".

GOLOSINAS. Tal vez pueda definirse como golosina todo aquello que se consume por sabroso y agradable, y que es inútil y aun perjudicial desde el punto de vista de la salud y la nutrición.

Con esta definición vienen a la mente, en forma rápida, cientos de productos que se consumen en abundancia en el hogar, escuela, cine, parque, restaurantes...

Todos esos productos, llámense dulces, chocolates, papas fritas, pastelillos, helados, refrescos, gelatinas, churritos y otros, llevan siempre uno o varios de los ingredientes señalados a menudo como harina blanca, café o cafeína, colorantes, saborizantes, conservadores, grasas, etcétera.

Lo malo de estas golosinas no sólo es la contaminación del organismo a través de sustancias indeseables que ocasionan la pérdida de vitaminas, minerales y otros nutrimentos importantes para la salud, sino que además ocuparán un alto porcentaje del total de la dieta, tomando el lugar de alimentos muy nutritivos. Esto generará deficiencias nutricionales que más tarde acarrearán, invariablemente, enfermedades.

Los niños son quizá los más susceptibles a todo esto, y se manifiesta en su conducta: niños muy inquietos, difíciles de controlar, con problemas de disciplina, irritables, con poca concentración mental y, en consecuencia, con logros y calificaciones escolares bajos.

El Dr. Peingold, de California, realizó varios estudios al respecto y trató con éxito a muchos niños con los problemas ya descritos. Logró desaparecer esos efectos en el transcurso de algunos días o semanas, después de eliminar el consumo de productos procesados, cargados de azúcar y todo lo ya mencionado. Bajo una dieta integral altamente nutritiva, los niños se mostraron más eficaces (y más disciplinados) en las actividades escolares.*

Esto no quiere decir que ya no podrá gozar de su postre al final de la comida. En realidad, significa que ahora deberá usar más su imaginación y creatividad con el fin de comer un postre, además de sabroso,

---

* *Véase en la segunda parte, "Niños problema".*

nutritivo; un postre que no requiera azúcar ni productos refinados y no incluya químicos dudosos y perjudiciales. Ésta es otra prueba de que el mantenerse sano es un reto a la inteligencia.

HARINA BLANCA.   La harina blanca es otro de los factores claves, responsables, en gran medida, en cuanto al número y características de las enfermedades sociales modernas. Está presente en un sinnúmero de productos; combinada, muchas veces, con el azúcar refinada, forma una mancuerna peligrosa, causa de tantas malnutriciones y enfermedades.

¿Cómo es posible que ese fino polvo blanco, tan atractivo, pueda ser negativo para la salud? Paralelamente con el azúcar, al refinar la harina integral y convertirla en harina blanca (refinada), muchos minerales, vitaminas y salvado son eliminados, dejando como resultado un producto desprovisto, en gran parte, de elementos nutritivos.

Los minerales removidos son hierro en 76%; cobalto, 89%; cobre, 68%; zinc, 78%; manganeso, 86%; y molibdeno, 40%. Así, al consumir harina blanca, el organismo gastará más zinc, por ejemplo, en procesarla, en comparación con la cantidad de zinc que ella aporta.

También se elimina el germen del trigo, fuente principal de vitamina E y de otros elementos básicos para la salud, como el octacosanol, cuyas funciones son mejorar la capacidad de resistencia del organismo; reducir la formación de ácido láctico, después del ejercicio, por lo cual resulta excelente para los atletas; ayudar al sistema nervioso y disminuir los niveles de colesterol sanguíneo.

El salvado es otro elemento clave muy importante que se excluye. La fibra no tiene valor nutritivo, ya que es indigerible; sin embargo, provee el volumen necesario para el conveniente funcionamiento de los intestinos. Ayuda a regularizar los movimientos peristálticos, ofreciendo evacuaciones adecuadas, así como una buena limpieza y eliminación de residuos químicos que de otra manera pueden acumularse a través de los años en los intestinos y/o en otras partes del organismo.

Cada vez más y más investigaciones revelan cómo muchos trastornos digestivos (cáncer del colon, diverticulitis, hemorroides, apendicitis, constipación, piedras biliares, etc.) están asociados directamente con la ausencia de fibra en la dieta; problemas de la civilización que no se presentan en culturas y naciones con dietas altas en contenido de fibra, la cual actúa como un laxante especial de la naturaleza (no digerible y presente en cereales integrales, frutas, vegetales, etcétera).*

Cabe advertir que la mayoría de los panes, los cuales se venden como integrales, son hechos a base de harina blanca con algo de salvado o de harina integral. Lo mejor es consumir panes elaborados en su totalidad con harina integral.

MEDICAMENTOS.

Decir que las medicinas deben ser vistas con cierta desconfianza quizá sorprenda a muchas personas; no obstante, luego de leer los siguientes párrafos, no habrá duda alguna a este respecto. Vale la pena considerar otros medios de curación que no incluyan drogas, medicinas y que aseguren no sólo la curación o control de las enfermedades actuales sino, más aún, su prevención. De esa manera, las enfermedades se convertirían en la excepción y no la norma social, como sucede en la actualidad.

Todas las medicinas (drogas), sin excepción, presentan efectos colaterales negativos, los cuales se manifiestan con la pérdida de minerales y/o vitaminas, proteínas, grasas; con erupciones de la piel, ronchas; la aparición de otros síntomas y desarreglos de la salud, lo que convierte a los productos famacéuticos en un **arma de dos filos**. La autoprescripción y el consumo de medicamentos resulta, para muchas personas, lo más común y natural en cualquier problema de salud (una inflamación, un dolor, para dormir mejor, para relajarse, etcétera).

Usted se admirará al saber que el uso y el abuso en el empleo de medicinas da origen a una crisis de la salud mucho más peligrosa y mortal que la ocasionada por las temidas cocaína, heroína y mariguana. Mucha gente no se atrevería a consumir estas drogas ilícitas; sin embargo, ingiere drogas lícitas (fármacos) sin cuestionárselo y esto da como resultado un nuevo tipo de pacientes, hombres y mujeres que, sin saberlo ni proponérselo, tienen un problema de adicción a ciertos medicamentos. Se sabe que hay cerca de 20 000 productos farmacéuticos psicoactivos que, al ser lícito su empleo, se prestan para su abuso creando adicciones.

---

* *Véase en la segunda parte, "Digestión".*

La simple aspirina, completamente inofensiva para muchos, aun cuando se tome en dosis diarias para aliviar dolores artríticos o de cabeza, además de destruir la vitamina C y la tiamina (B1), causa irritación en las paredes del estómago, así como pequeñas hemorragias internas (muy peligrosas para las personas que padecen úlceras), las cuales pueden conducir a la anemia. El butazolidin y otros calmantes recetados para la artritis y la gota producen problemas en el tracto digestivo, irritaciones de la piel, vértigos, dolores de cabeza, problemas de las vías urinarias, deficiencias de ácido fólico (B9), mal funcionamiento orgánico para la absorción de sodio, potasio, vitamina B12, grasas y la lactosa.

Otras investigaciones determinan que algunos antibióticos provocan dermatitis y pérdida de potasio, sodio, calcio, grasas y proteínas. La popular neomicina genera problemas en la absorción de varios nutrimentos, entre ellos la vitamina B12, el hierro, el sodio, el potasio, el calcio, las proteínas. Los diuréticos, causantes de una gran pérdida de agua en un período corto, van acompañados de una fuerte eliminación de potasio. Si su acción es demasiado precipitada, pueden llevar hasta el colapso del sistema circulatorio y originar un *shock*. El uso de diuréticos más suaves puede provocar anemia, irritaciones de la piel, boca seca y un sabor desagradable después de comer.

Las medicinas elaboradas a base de cortisona y sus derivados, usadas para tratar alergias, artritis, problemas de la piel, etc., generan pérdida de potasio, zinc, vitamina C y piridoxina. Algunos fármacos para el tratamiento de la osteoporosis causan, en la mujer, hemorragias del útero, dolores y sensibilidad aguda en los senos, así como deficiencia de piridoxina.

El uso de metales pesados, como la plata, el oro, el bismuto y el arsénico, llegan a producir una coloración café o azul gris en la piel. Asimismo, las operaciones quirúrgicas traen consigo pérdidas de nitrógeno (proteína), potasio, magnesio, zinc, etc., haciendo la recuperación del paciente aún más difícil.

Las embarazadas que toman dilantín (anticoagulante) pueden dar a luz niños con enfermedades glandulares, semejantes a las de Hodgkins. Este medicamento, administrado a los epilépticos y a los que sufren de otros ataques, puede ocasionar movimientos anormales de los ojos, confusión, mareos, insomnio, nerviosismo, dolores de cabeza, náuseas, vómito, constipación, fiebre, anemia, irritaciones de la piel, agrandamiento de las glándulas linfáticas, hepatitis, problemas en las articulaciones. Alguien podría justamente decir: prefiero mis ataques a todo eso. El dilantín se usa también para tratar el asma bronquial, la enfermedad de Parkinson y otras.

Las enfermedades son, por lo general, el producto de la mala nutrición; la culminación de la deficiencia de una o varias vitaminas, minerales, proteínas y otros nutrimentos, que no permiten el funcionamiento adecuado de órganos, aparatos y glándulas en el organismo en general. Esto lo debilita volviéndolo terreno fértil para el establecimiento de otras bacterias o virus perjudiciales al cuerpo, a las cuales se les declarará culpables de tal o cual enfermedad. La presencia de éstos, casi siempre, es sólo un efecto, el cual luego se torna en causa hasta cierto punto.

Esos pobres enfermos mal alimentados necesitan todos los nutrimentos posibles para recuperarse; sin embargo, al tomar esas dosis medicamentosas, generan una pérdida mayor de dichos nutrimentos, bloqueando su adecuada absorción; además de provocar, muchas veces, otros síntomas, resultados negativos colaterales de las drogas (medicinas). Así, se da el caso jocoso, pero real, del paciente que va al médico quejándose de tales o cuales problemas ocasionados por la medicina que le recetó. El médico entonces le da una segunda medicina para corregir los efectos negativos de la primera; no obstante, aquélla requerirá una tercera medicina para combatir los efectos colaterales negativos de la segunda. Y más tarde se hará necesaria una cuarta… y así sucesivamente.

Dadas las condiciones, los ancianos y los adolescentes corren mayores riesgos de sufrir efectos secundarios y consecuencias tóxicas. Los primeros, debido al deterioro de los órganos encargados de asimilar y eliminar las drogas del cuerpo (sustancias que permanecen en él más tiempo de lo normal), aumentando en forma considerable su toxicidad. Los segundos pueden resultar seriamente afectados porque sus órganos y sistemas todavía no están plenamente desarrollados.

Un experimento en el laboratorio revela cómo al dar grandes dosis de acetaminofén a ratones desarrollaron cataratas más tarde. El acetaminofén es un calmante recomendado para quienes no pueden tomar aspirina debido a los problemas que ésta les causa; es usado en excedrin, tylenol, febrinol, etcétera.

La mayoría de las medicinas puede acarrear un mal funcionamiento sexual en el hombre y la mujer. Estos problemas incluyen la pérdida de la libido, dificultades para obtener la erección en el hombre, dificultades para alcanzar el orgasmo en la mujer, etc. Cualquier medicina debería ser considerada como causa potencial.*

Usted dirá, pero ¿cómo es posible que mi médico no me haya advertido nunca de los potenciales negativos de las medicinas que me receta? La respuesta es muy triste. La mayoría de los médicos desconoce esto casi en su totalidad. Y, por si fuera poco, su preparación y conocimiento acerca de nutrición es mínimo, prácticamente nulo. Ésta no es sólo la opinión de los autores, sino el resultado de investigaciones y encuestas realizadas por médicos e instituciones médicas en los Estados Unidos de América, Latinoamérica y Europa. Este problema, combinado con el gran negocio (la medicina), hacen muy difícil la lucha contra el problema de la salud social.

La ignorancia en esta materia por parte del público, los médicos en general, los gobernantes, aunada a la participación de intereses, los cuales suman varios miles de millones de dólares, hacen que la ecuación de la salud quede mal planteada y, por ende, sin resolver.**

Otros problemas resultan de la combinación de algunas medicinas y/o de la mezcla de ellas con el consumo de bebidas alcohólicas. Se debe recordar que el alcohol es, en sí mismo, una droga y un potencializador, es decir, una sustancia que realza los efectos de otras drogas, tanto los benéficos como los tóxicos y mortales.

El doctor japonés Kideaki Hashimoto, de la Universidad de Juntendo, señala que existen grandes riesgos de generar daños al hígado a causa de las medicinas que se prescriben día con día. Tales problemas del hígado pueden pasar inadvertidos debido a que no siempre se acompañan de síntomas clínicos. En un estudio que él realizó con 170 pacientes, pudo detectar que al menos 70% de ellos mostró trastornos y daños en el hígado, en un período de una a cuatro semanas.

La mayoría de los pacientes mostró reacciones alrededor de la segunda semana. Los síntomas más comunes fueron fiebre, erupciones de la piel, comezón, ictericia. La lista de los medicamentos que causaron

* *Véase en la segunda parte, "Impotencia".*
** *Véase en la primera parte, "Hagamos conciencia".*

más daños está encabezada por los antibióticos (32% de los problemas), seguidos de los analgésicos (14%), drogas quimioterapéuticas, contra la arterioesclerosis, contra la presión alta, anestésicos, tranquilizantes, antídotos, anticonvulsantes, etcétera.

El calcio y la vitamina D (factores muy importantes para evitar y combatir las enfermedades de los huesos) se ven afectados negativamente con el uso de las medicinas donde la cortisona y su familia están presentes; además, de otras usadas para las alergias, la artritis, las convulsiones, la enfermedad de Paget, sedantes, etcétera.

El uso un tanto frecuente del gas de la risa (óxido nitroso), usado por algunos dentistas como anestésico ligero, puede traer daños al cerebro y a las células nerviosas; su resultado puede mostrarse, a veces, después de muchos años.

Quizá luego de leer estos breves comentarios de **algunas** de las desventajas del uso de las medicinas (drogas), pueda usted estar ya convencido de que vale la pena buscar otras soluciones a las enfermedades, tal como lo sugirió el Dr. George Highsmith hace ya algunos años.* Sin duda alguna, la mejor solución a las enfermedades será aquella que logre integrar las leyes naturales, adaptadas a la situación social, intelectual, personal y económica de cada persona.

En esta obra se presentan varias sugerencias, las cuales deberán combinarse con las de otros autores y con sus propias experiencias y estudios. De cualquier forma, no olvide que la nutrición es la base de la salud, y su incapacidad para mantenerla adecuadamente es la semilla de la enfermedad, del sufrimiento y de la infelicidad. Esperemos que algún día la sociedad entienda y viva lo ya certificado desde hace tantos siglos por Hipócrates cuando indicaba: "Que tu medicina sea tu alimento, y que tu alimento sea tu medicina"; a lo que quizá habría que añadir o modificar: "Que tu alimento y suplementos (vitaminas, minerales) sean tu medicina; y tu alimento...", todos ellos necesarios para poder contrarrestar las demandas de la vida social moderna (tensiones, contaminación), inexistentes cuando se dieron estas directrices.

---

* *Véase al comienzo de la segunda parte, "Palabras de sabiduría".*

POLUCIÓN (ESMOG). Este factor es una realidad en el mundo actual, y nada ni nadie puede escapar de su acción e influencia. Realidad triste; sin embargo, existe la posibilidad de disminuir el contacto con los agentes destructores si se tiene el cuidado de revisar los productos que se usan, el ambiente en donde se vive y se trabaja, etcétera.

El superdesarrollo industrial de las últimas décadas ha llevado a grandes logros, y ha transformado la sociedad mundial de una manera trascendental. Esa misma expansión, que prácticamente no dio tiempo a nadie para prepararse a recibirla y entenderla, permitió que se cometieran muchos errores, a la vez que no se apreciaron plenamente los potenciales negativos de dichas técnicas y logros. Por supuesto, y con la idea de ahorrar dinero en determinada empresa y dejar al gobierno los problemas de salud como consecuencia de ellos, esos errores fueron y siguen siendo **errores voluntarios**.

Gran parte de esos errores tuvieron lugar por la falta de experiencia. En el aspecto químico, por ejemplo, pocos previeron o contemplaron los riesgos que eso traería consigo, es decir, cáncer, contaminación de aguas, tierras, animales, humana. Muchos de esos problemas, como se comentó, fueron previstos pero no evitados con el fin de defender los intereses económicos de una o varias industrias y/o los intereses del gobierno en esa área.

El ser humano ocupa el segundo, tercero o cuarto lugar en importancia en las sociedades actuales (capitalistas, comunistas o de cualquier denominación), debido a que el dinero y el poder rigen las prioridades de las decisiones y marcan el desarrollo económico. Esto sienta las bases para crear y permitir industrias, las cuales llegan y arrasan materialmente con una población, su ambiente y recursos, sin importar tanto las enfermedades y la aniquilación derivada de los habitantes y de la región.

El objetivo de la industria es competir en precio con su producto en los mercados nacional e internacional, y cuanto menos les cueste, mejor. Desde luego, se conoce la técnica necesaria para manufacturar tal producto sin crear problemas ambientales, pero eso incrementaría el precio y la fábrica quebraría. Así, la economía ocupa el primer lugar en la escala mundial de valores. Quizá podrá realizarse algún cambio cuando el ser humano aprenda a apreciarse un poco más y deje de considerarse como una materia prima o un artículo de mercadeo; mientras tanto, debe aprender a vivir con esta realidad, la cual no puede cambiar. Esto, por supuesto, no significa que se considere correcta o se pretenda vivirla a ciegas.

Al abordar la materia en forma particular, conviene citar algunos casos presentes en la vida diaria.

- El simple talco (silicato de hidromagnesio) es químicamente similar a los asbestos, y la inhalación de sus partículas puede ser un factor importante para desarrollar cáncer u otros problemas pulmonares a través de los años, si se inhala en abundancia, por un período razonable o en forma repetida. Sin duda, los obreros de fábricas de asbestos, talcos, etc., están muy expuestos a ese peligro, ya que se han reportado varios casos de cáncer entre ellos.

  Entre los reportes médicos se encuentran casos en los cuales se descubrió fibrosis pulmonar. Por ejemplo, una niña sufrió de gripas frecuentes, garganta irritada, etc., durante tres años. Al examinar partículas removidas de sus pulmones, se concluyó que éstas eran la causa de los problemas. Luego, se interrogó a la madre ampliamente, encontrándose que, unos ocho años antes, la niña había abierto un frasco de talco del cual aspiró una cantidad considerable, durante un lapso prolongado, mientras jugaba con él. Varios médicos sugieren descontinuar el uso del talco, principalmente en los bebés, para evitar riesgos futuros. Algunas madres han sustituido el talco por maizena, reportando que ésta les parece mejor.
- Los productos usados en la elaboración de diversos artículos, que van desde cosméticos, algunos ingredientes de ciertas pastas de dientes, tinturas para el cabello, acondicionadores, pinturas de uñas, etc., y medicinas contra el cáncer, han sido catalogados como agentes carcinógenos.*
- El DDT, los pesticidas (usados sin límite en la agricultura y en el hogar) pueden traer trastornos de la salud, que van desde la esterilidad** hasta cáncer y deformaciones genéticas, en las que las embarazadas dan a luz niños anormales

* Véase en la segunda parte, "Cáncer".
** Véase en la segunda parte, "Impotencia".

Todos los seres humanos ya llevamos, en mayor o menor grado, cierta cantidad de pesticidas en el organismo. Dichos pesticidas, también, han sido detectados en animales que viven muy lejos de áreas habitadas.

- El llamado **agente naranja,** cuyo dudoso componente es el 2,4, 5-T, fue usado en forma intensa por los Estados Unidos de América en la guerra de Vietnam, con el fin de que los árboles perdieran su follaje y así el enemigo no pudiera esconderse debajo de ellos. Los resultados de esta acción; un sinnúmero de deformaciones en los hijos que tuvieron los soldados, sobre quienes cayó dicho químico luego de la guerra. Los soldados y los habitantes de esas regiones desarrollaron cáncer y muchos otros problemas.

  Usado luego en otras regiones de los Estados Unidos, causó los mismos problemas en los habitantes de esos lugares.

- La radiactividad en la atmósfera, la tierra, el agua…, provocada por las pruebas de armas nucleares y la inadecuada disposición de los desechos de materiales radiactivos puede acarrear cáncer y otros problemas más, aunque los trabajadores de ese ramo y quienes habitan las regiones circundantes a las plantas nucleares y los almacenes de desechos radiactivos, corren aún más peligro. Unos estudios muestran cómo las abejas acumulan sustancias radiactivas existentes en la atmósfera; por esta razón, las abejas han sido usadas para la elaboración de mapas de mediciones de la presencia de radiactiviad, así como de otros 40 elementos (entre ellos cadmio, plomo, sulfuro), la mayoría en pequeñísimas cantidades. El biólogo Bromenshek comenta que no por eso debe dejarse de comer miel, pues las abejas poseen filtros naturales en el abdomen, los cuales prácticamente extractan esos elementos, haciéndolos casi inexistentes en la miel. Como ya se ha hecho notar con insistencia: **por desgracia, nadie ni nada escapa de la polución.**

- La polución del aire, casi siempre directamente proporcional al crecimiento de una ciudad, crea un estigma de graves consecuencias. Se estima que quienes vivimos en, o alrededor de, las grandes ciudades, respiramos un mezcla de aire combinado con unos 40 o 60 contaminantes.

El esmog (de autos o cigarros) destruye la vitamina C en el organismo; asimismo, ciertos radicales libres, creados por la polución del aire, pueden acabar con una sustancia llamada prostaglandina E2 (hormona que controla el flujo de oxígeno a las células pulmonares). Otros contaminantes a los cuales se está expuesto a respirar con cierta frecuencia provienen simplemente de pinturas, thinner, detergentes, removedores de pinturas, humo de cigarros, etcétera.

El Dr. Raplh Dougherty, quien ha investigado arduamente sobre los efectos de los contaminantes en la producción de esperma en el hombre, señaló que el humo del cigarro, de la mariguana, los pesticidas y otros elementos contribuyen a disminuir la producción de esperma. Más aún comenta, los químicos que decrecen la producción de esperma también pueden causar cáncer y malformaciones en los recién nacidos.

- El uso y abuso de los antibióticos en la crianza de animales para consumo humano ha creado gérmenes capaces de resistir esas drogas, forzando el desarrollo de antibióticos todavía más potentes, seguido de la posterior inmunización de dichos gérmenes respecto del nuevo antibiótico. Estas prácticas han dado origen a enfermedades bacterianas de vastas dimensiones, en las cuales se presentan bacterias resistentes a diversos antibióticos, significando un peligro cada vez mayor para el ganado y los humanos que comen tales carnes, y en quienes se alojará parte de esas drogas. Entre los gérmenes más peligrosos están los causantes de la gonorrea, neumonía, fiebre tifoidea.
- Todos estamos prácticamente expuestos a la radiación, en mayor o menor grado. La radiación tiene su origen en las instalaciones de radar, las estaciones de radio y televisión, las centrales telefónicas, las alarmas, los hornos de microondas.
  La evidencia refuerza la conclusión de que las microondas son responsables de causar e influir en el desarrollo de cataratas, infertilidad, defectos de nacimiento, problemas psicológicos, etc. Se ha comprobado que aun la baja exposición a la radiación de microondas presenta efectos dañinos en el ser humano.
- Desastres ocurridos por errores humanos, como el sucedido en el estado de Michigan, en los Estados Unidos de América, ofrecen resultados imposibles de predecir. En 1973, unos 900 kilos de

bifenil polibrominado (PBB, peligroso aun en concentraciones de una fracción de una milmillonésima), se mezclaron en forma inadvertida con alimento para ganado. Más tarde, este alimento se vendió a los granjeros, causando la muerte de muchos de sus animales; otros, sin embargo, sobrevivieron y terminaron en la cadena alimenticia de aquella región. Durante un año, no se supo de este error, pero para entonces gran parte de la población estaba ya contaminada, y muchos de los ranchos y granjas se encontraban en la bancarrota.

Los síntomas del PBB fueron apareciendo lentamente. Los animales no comían, perdían su pelaje y su piel parecía la de un elefante. Los becerros nacían muertos o morían poco tiempo después haber nacido. Asimismo, en los humanos se presentaron varios trastornos; los médicos no sabían cómo actuar, ya que nunca antes habían enfrentado tales problemas. Unos granjeros olvidaron súbitamente cómo arar la tierra, luego de haberlo hecho por muchos años; algunas amas de casa no recordaban cosas importantes. Muchos necesitaban dormir de 12 a 14 horas diarias. Los dolores de huesos, las irritaciones de la piel, las heridas que no sanaban, el crecimiento acelerado de las uñas fueron otros de los problemas. En el ganado se dio esto último: sus cascos crecían mucho y de manera deforme.

El PBB (así como un gran número de compuestos existentes en el mercado) es un químico de carácter persistente, es decir, su presencia no desaparece con facilidad; aun cuando se limpie y se usen agentes limpiadores potentes, se puede detectar en el lugar y objetos contaminados.

REFRESCOS. Véanse: "Azúcar", "Golosinas" y "Alimentos procesados".

SAL. El resultado de estudios realizados por varios biólogos indica que el uso de la sal está en relación directa con la incidencia de la presión arterial alta en los países occidentales y en ciertas áreas de Japón, donde el consumo de sal en la alimentación es considerable. En cambio, concluyen diciendo que los países donde se consume poca sal no presentan esta situación.

Un solo gramo de sal necesita alrededor de 120 gramos de agua para ser disuelta en el cuerpo. Así, el organismo de una persona que come mucha sal se carga de una cantidad de agua bastante grande, incrementando, además, su peso en forma importante.

TABACO

El tabaco destruye el cuerpo, ataca a la inteligencia, embrutece a las naciones.

Honorato de Balzac

El hábito de fumar se adquiere, por lo general, en la pubertad o en la adolescencia. El adolescente se ve bombardeado por la publicidad, la cual señala que al fumar el hombre es más atractivo, varonil y seductor, así como la mujer, además de atractiva y seductora, es más femenina. Tienen influencia en este hábito el ejemplo del padre y/o de la madre; los héroes fumadores, tanto en las películas como en los negocios.

El adolescente fuma como un signo de rebeldía contra los padres y la sociedad; es una prueba de iniciación que, si la pasa, tiene la aceptación de los amigos, del grupo en el cual se desenvuelve, ya que esto demuestra su capacidad para realizar aquello que se percibe como incorrecto para su edad; es el deseo de ser reconocido; un signo de que se ha crecido, aunque no se disfrute el fumar y sí, en cambio, se sufran dolores de cabeza, problemas digestivos, etc. Pero con el tiempo, el cuerpo aprende a reaccionar, se acostumbra a sus dosis de nicotina, y al ser un acto repetitivo, se convierte en un hábito llegando, muchas veces, a ser una necesidad. En esta última instancia la dependencia del tabaco es ya un hecho.

En el aspecto psicológico el cigarro cumple otra función. Cuando la sociedad se transforma en una sociedad neurótica, cuando el tiempo y el dinero dejan de ser sirvientes del hombre y se convierten en su dueño y maestro, cuando la popularidad y el éxito se vuelven la única medida de comparación para autoaceptarse y considerarse realizado, cuando todo eso se combina, crea grandes estragos humanos y da como resultado personas escapistas y de conducta evasiva. La presión y las tensiones socioeconómicas, familiares y de tiempo, son de tal magnitud que fácilmente pueden conducir a la persona hacia alguna forma de escape, de evasión de todo eso y de sí misma.

Las formas de evasión o escape se manifiestan de múltiples maneras, de las cuales algunas son más aceptadas que otras, socialmente hablando. Las más comunes son el trabajar en exceso, fumar, beber, usar drogas, etc. Quizá, la característica principal de la conducta evasiva esté en la incapacidad de detener, en un momento dado, toda actividad externa, para enfrentarse a sí mismo; es una imposibilidad de generar una verdadera y profunda actividad interna. Luego que la persona se ha negado a sí misma varias necesidades de desarrollo interno y personal como ser humano, y ha supeditado éstas a la economía y al éxito social, percibe entonces un vacío interno que no quiere enfrentar. Tiene miedo de ver desatendidas sus necesidades humanas y busca cualquier excusa o actividad para no tener tiempo de pensar o enfrentarse a sí misma (de ahí el nombre de evasión o escape). Así, cuando se sienta y tiene tiempo para estar sola, busca un cigarro y/o una copa, o algo que atraiga su atención, para no llegar a sí misma y no recibir los reclamos de su Yo interno abandonado.

El cigarro, como el alcohol, entre otros, casi siempre son manifestaciones casi siempre de una conducta de sobrevivencia y auto-destrucción; son una válvula de escape a presiones que no se han sabido controlar.*

Considerando la acción dañina del tabaco en la salud y la perturbación de la homeostasis, deben entenderse los siguientes puntos.

- El tabaco, por principio de cuentas, contiene alrededor de 20 o 30 compuestos altamente tóxicos. Cualesquiera de ellos es suficiente para generar muchos problemas de salud. Además, el humo del tabaco (así como el esmog) destruye la vitamina C en el organismo.
- El nivel de lipoproteínas de alta densidad (LAD) en la sangre baja al fumar. Las LAD son grasas existentes en los vasos sanguíneos que los protegen contra la arterioesclerosis. Ésta es una forma

---

* Lea la obra: El miedo a la libertad, del Dr. Erich Fromm, y véase en la cuarta parte, "Meditación".

de colesterol positivo. El colesterol negativo es el formado por lipoproteínas de baja densidad (LBD). De este modo, el peligro de fumar no reside sólo en el cadmio, el monóxido de carbono, en los agentes causantes de cáncer y en los otros químicos peligrosos que se ingieren; también lleva a problemas circulatorios y cardíacos.*

- Un estudio sobre el tabaco y sus efectos (financiado por seis de las compañías tabacaleras más grandes de los Estados Unidos de América, el cual sumaría 14 años de investigaciones) concluyó, muy a pesar de dichas compañías, que el cigarro juega un papel muy importante en el desarrollo de enfermedades pulmonares crónicas, constituyendo un grave peligro para las personas con problemas previos de las arterias coronarias. Asimismo, confirmó que, en forma considerable, se produce una aceleración **altamente significativa** de depósitos de colesterol (LBD) en la sangre unos 30 minutos después de fumar. Por otra parte, el cigarro inhibe la acción de las células que defienden al organismo consumiendo bacterias invasoras en los pulmones, lo cual significa que los fumadores son más susceptibles a infecciones.

- Un estudio efectuado en la Universidad de California, y dirigido por el Dr. John Houston, concluyó que la nicotina de los cigarros puede causar una reducción significativa en la habilidad de las personas para recordar y aprender. De ahí la sugerencia de alguien de poner una advertencia en las cajetillas de cigarros que diga: **Precaución, el fumar puede conducir a la estupidez**.

- El cigarro es una causa común de mal aliento. La esencia del tabaco va a la sangre, regresando eventualmente a los pulmones; por esta razón el olor es persistente y detectable aun por largo tiempo después de haber fumado.

  Analice ahora la parte más triste del asunto, cuando el fumador incrimina a terceras personas, las cuales no fuman, y se ven obligadas a respirar los irresponsables humos del fumador.

- Las pruebas son cada vez más contundentes sobre los efectos que tiene en los niños vivir con un padre y/o madre fumadores.

---

* *Véase en la segunda parte, "Arterioesclerosis", para mayor información sobre las LAD y las LBD.*

Estos hijos de fumadores se enferman con más frecuencia que los hijos de padres que no fuman. Hay una clara correlación entre las enfermedades respiratorias agudas y la cantidad de fumadores en la familia.

• La razón de lo anterior se confirma gracias a otros estudios, cuyos resultados ha publicado la Organización Mundial de la Salud, la que señala que las personas que NO fuman y permanecen una hora en un salón lleno de humo de cigarro inhalan lo equivalente a fumar un cigarro. Más aún, añade, los productos negativos de la combustión del cigarro son en sí más desastrosos que los que el fumador mismo absorbe, pues él está protegido por el filtro.

En el humo del cigarro que respira quien no fuma (sin pasar por el filtro), existen cinco veces más de carbono, tres veces más nicotina y alquitrán, cuatro veces más benzol y **46** veces más amonia (y otros más) en comparación con el humo que absorbe el fumador a través del filtro. No es justo, ¿verdad?

Tal reporte indica que la concentración de monóxido de carbono presente en áreas poco ventiladas y llenas de fumadores (bares, automóviles, oficinas) es tal que no se toleraría aun en la industria.

• El número de mujeres fumadoras se ha incrementado rápidamente, con el fin de mostrar, quizá, un intento por ser aceptadas, como ya se señalara con anterioridad; pero a igual paso se ha ido incrementando el número de enfermedades (bronquitis, enfisema, distintos tipos de cáncer, enfermedades cardiovasculares) y muertes.

Las mujeres que fuman y usan anticonceptivos orales incrementan aún más el riesgo de sufrir ataques cardíacos.

Otras personas que sufren a causa del fumar de las mujeres son **sus propios hijos**. Las mujeres embarazadas que fuman aumentan las posibilidades de dar a luz niños muertos, o bien, si viven, muy enfermizos. Cuanto más se fume en el embarazo, mayores serán las probabilidades de que el bebé sufra serias consecuencias. Existe así una correlación directa entre cuánto se fuma y la incidencia de abortos, niños prematuros, niños con bajo peso al nacer y otras complicaciones.

Varios científicos consideran a los fumadores como **un misterio en llamas**, ya que, por más que se les hace ver lo peligroso de ese hábito, continúan con él sin inmutarse, o encuentran casi imposible tratar de abandonarlo. Tal parece que el fumador enfrenta un reto similar al que afronta el adicto a la heroína cuando lucha por dejarla.

Algunos estudios sugieren que quizá existan algunas áreas del cerebro sensibles a la nicotina, las cuales median (regulan) la adicción a la misma. La nicotina, por otra parte, no produce el **éxtasis** que otras drogas generan, complicando un poco el entender la atracción a la misma.

Contrariamente a lo que muchas veces se cree, el fumador no mejora su estado de ánimo al fumar ni calma sus nervios ni mejora su actuación, en comparación con la persona que no fuma. Sin embargo, el no ingerir suficiente nicotina desencadena una actuación pobre en el fumador. La nicotina por sí sola no puede explicar la conducta de los fumadores y su dependencia del cigarro. Esto se ve claramente en algunos fumadores consuetudinarios que, aunque adictos al cigarro, nunca lo inhalan realmente hasta los pulmones; lo detienen en la boca y lo exhalan luego. Estos últimos no muestran presencia de nicotina en su plasma sanguíneo.

Para tener una idea aún más clara de los efectos dañinos del tabaco sobre la salud y la sociedad, se citan los siguientes datos estadísticos.

En los Estados Unidos de América, mientras que 6 000 personas mueren cada año por consumir cocaína y opiáceos, casi 400 000 mueren anualmente por enfermedades relacionadas con el tabaco. Las estadísticas de muchos países revelan que cada año hay muchas más muertes por causas relacionadas con el tabaco que las que resultan de enfermedades y problemas como el sida, la cocaína, la heroína, los incendios, los accidentes de tránsito y asesinatos sumados.

Para poder entender bien a los fumadores es necesario considerar el aspecto psicológico que los motiva, como se explicó brevemente al principio de esta sección.

Sin duda, éste es un problema económico, familiar y social serio, ya que como los fumadores no viven aislados, sino rodeados de personas que no fuman, afectan los derechos y la salud de estos últimos. Por supuesto, no se les puede negar su derecho de fumar y autoaniquilarse, pero deberían respetar a su vez el derecho de los demás a respirar aire puro.

Hoy, como siempre, nos encontramos con que el derecho al respeto ajeno es la base de la paz y la convivencia social.

TAMPONES. Los tampones son un producto cada vez más popular; son fabricados a base de algodón y otras fibras sintéticas.

Se colocan dentro de la vagina para absorber los flujos de la mujer en el período de la menstruación.

La publicidad los promueve como algo que ofrece libertad de acción a la mujer en dicho período; sin embargo, investigaciones y desenlaces de enfermedades recientes señalan a los tampones como los causantes de permitir y promover el desarrollo de ciertas bacterias, cuyas toxinas son trágicas para las mujeres, una vez que éstas logran entrar al torrente sanguíneo.

La enfermedad originada por el uso de tampones se conoce como *síndrome del shock tóxico* y, como su nombre lo indica, puede provocar un *shock*, el cual puede ser seguido por la muerte.

Sin duda, convendrá a las mujeres usar otras alternativas; quizá alguna que no incluya producto alguno de carácter intravaginal.*

TÉ NEGRO. El té negro tiene la desventaja de contener cafeína,** cuyos efectos se consideran un factor importante en los problemas de úlceras pépticas, diarrea, acidez estomacal, además de sus efectos estimulantes en el sistema nervioso central.

El té negro, junto con la cafeína, contiene teobromina (2 miligramos/taza), teofilina (1 miligramo/taza) y tanina, presente también en el café y otros alimentos vegetales.

En general, la cantidad de cafeína por taza de té negro varía. según la marca y preparación, de 36 a 81 miligramos. El refresco de cola contiene de 40 a 72 miligramos de cafeína. La cocoa contiene, alrededor de 35 miligramos de cafeína por cada 100 gramos. Una taza de café contiene de 100 a 150 miligramos de cafeína.

* *Véase en la segunda parte, "Síndrome del shock tóxico".*
** *Véase "Café".*

Lo más conveniente sería tomar jugos naturales o tés de otras plantas que no contengan cafeína, cuyo sabor, e incluso sus efectos en la salud, sean de carácter benéfico.

TENSIONES. Las tensiones son casi siempre resultado de las múltiples presiones socieconómicas y de tiempo, características del hombre moderno. Esto se presenta sobre todo en las personas que viven con un comportamiento catalogado como tipo A, lo que las hace más susceptibles a desarrollar arterioesclerosis, ataques cardíacos y otros problemas más.

Características de las personas tipo A:

- Piensan y hacen dos cosas al mismo tiempo.
- Planean más y más actividades en menos tiempo.
- Son incapaces de notar el ambiente e interesarse en su belleza.
- Se irritan gravemente cuando se ven forzados a manejar detrás de otro automóvil que se mueve con lentitud, así como cuando deben formarse en la línea de espera.
- Tienen gran dificultad en sentarse sin hacer nada.
- Creen que para que algo esté bien hecho deben hacerlo ellos mismos.
- Golpean frecuentemente la mesa con los dedos o vibran las rodillas.
- Son fanáticos de la puntualidad.
- Miden su éxito y el de los demás en relación con números (número de clientes, pacientes).
- Se impacientan al ver que otros hacen aquello que ellos consideran poder hacerlo mejor.
- Parpadean intensamente o levantan las cejas con frecuencia.
- Juegan siempre tratando de ganar, aun cuando compitan con niños.
- Tratan de acelerar a los otros en lo que deben decirles.

Los estudios realizados al respecto, principalmente en la Universidad de Stanford, han probado que al modificar esos tensos patrones de conducta se reducen los riesgos de sufrir ataques cardíacos, se mejora la salud, la productividad y **la satisfacción en la vida**.

Se debe advertir el sentido de urgencia constante de tiempo, así como la excesiva dedicación al trabajo. Es necesario disminuir los sentimientos de hostilidad e ira, los cuales, quizá, causan más problemas. Hay que ejercitarse en hacerse una persona tipo B.

Características de las personas tipo B:

- Organizan su vida y sus actividades, dejando tiempo para disfrutar de la música, el teatro, la literatura, la naturaleza, las amistades, la familia y para ejercitarse físicamente todos los días.
- Cuando deben formarse en una línea de espera, aprovechan la ocasión para reflexionar en aquello en lo que normalmente no tienen tiempo de pensar; conversan con extraños; observan a los demás, para descubrir la conducta tipo A en sus actividades.
- Practican la relajación, una o dos veces, todos los días.
- Cuidan muy bien su dieta.

La combinación de todo esto seguramente evitará que su nombre forme parte de esa creciente lista de personas que sufren ataques y problemas cardíacos, la cual amenaza cada vez más con ser vista como algo natural y normal, producto, sin duda, del tipo de civilización que hemos venido desarrollando.*

VIDA SEDENTARIA.

Uno de los fabulosos resultados de la vida social es la subdivisión del trabajo, lo cual permite gozar de una inmensa variedad de artículos y servicios, a pesar de que sólo se trabaje en un área económica determinada. Es posible comer cuando se quiere, ir de compras, al cine, etc., gracias a que todos cumplen con la pequeña tarea que les corresponde. Así pues, esto permite cultivarse más, vacacionar, disfrutar de la vida y de su variedad.

Sin embargo, una de las desventajas es que exige, en cierta forma, una actividad física menor. Un gran número de personas trabaja

---

* *Véase en la cuarta parte, "Relajación".*

en oficinas, negocios, actividades en las cuales se habla o se hace mucho, pero sentado, o con poca actividad física. En consecuencia, los músculos, el corazón (un músculo también), el sistema circulatorio, el sistema respiratorio, etc., trabajan a un nivel muy bajo en relación con su capacidad, lo que, aunado a errores dietéticos y de nutrición, resultan en un aumento de colesterol en la sangre, falta de flexibilidad, debilidad del corazón, debilidad muscular, falta de oxigenación celular adecuada, arterioesclerosis, irritabilidad, constipación, tensiones.

La vida sedentaria es una de las causas más fuertes de las enfermedades y muertes modernas, pues priva al individuo de movimiento y tonificación orgánica. La pasividad y lo estático llevan inevitablemente a la decadencia y la destrucción.*

* *Véase en la cuarta parte, "Ejercicio" y "Relajación".*

LO QUE DEBEMOS INCORPORAR A NUESTRAS VIDAS

Nuestra vida verdadera yace en lo más profundo
de nosotros. Lo que percibimos como inquietud
y debilidad es en realidad solamente ondulación
en la superficie, en la profundidad hay tranquilidad,
certidumbre y libertad.
Por ello deberíamos sumergirnos diariamente
en el silencio del fondo profundo de nuestra alma,
para reconocer nuestra vida verdadera.
Entonces también nuestras palabras y nuestros actos
serán manifestaciones de la verdad.

Rabindranath Tagore

CAPÍTULO VIII

PARA MANTENER
Y RECUPERAR SU SALUD

*Es en verdad triste si extiendo una mano vacía a
los hombres y nada recibo: pero es aún más triste
si extiendo una mano llena y nadie toma de ella.*

Gibrán Jalil Gibrán

En el capítulo anterior se revisaron algunas conductas y elementos que
deben evitarse en la vida con el objeto de poder vivir más sanos y felices.
En este capítulo se presentan otras conductas y elementos diferentes, los
cuales deben incorporarse a la vida conservando aún el mismo objetivo,
mejorar e incrementar las posibilidades de disfrutar una vida sin enfermedades, sin dolencias, lo cual dará un matiz y una perspectiva inimagi-
nable a la existencia.

En efecto, cuando el hombre aplica todos estos conceptos en su vida
diaria, se enferma cada vez menos y no necesita de medicinas en lo absoluto. Imagínese la aplicación de esto en una escala mundial. Todos esos
miles de millones de pesos que se derrochan mensualmente en cons-
truir hospitales, fabricar numerosos medicamentos (drogas), los salarios
de infinidad de personas, etc., se podrían entonces dedicar a algo más
constructivo, que impulsara a la raza humana hacia horizontes jamás so-
ñados. Sin duda, sería un triunfo doble: primero, la eliminación de las enfermedades por medio de su prevención, con los cambios psicosociales
y económicos subsecuentes; segundo, el avance hacia áreas del conocimiento y la convivencia sociales nuevos, más humanitarios e inclusivos,

sin menguar el avance tecnológico y científico, que permiten al hombre conquistar y entender mejor la naturaleza, el cosmos y a sí mismo.

Éstos son sólo sueños e ideales ahora, pero quizá algún día cercano se vuelvan realidad, o al menos varios miles de años más tarde, cuando el proceso evolutivo empuje al hombre a estados psicofisiológicos más avanzados. Sin embargo, de lo que sí puede estar seguro es que si usted colabora en la erradicación de las enfermedades y del egoísmo social, ese día la humanidad estará más cerca de establecer la salud y el entendimiento mutuos como la norma de conducta humana.

Al exponer brevemente los elementos que deben incorporarse a la vida, se hace necesario destacar que algunos de ellos son los opuestos directos de los presentados en la parte anterior, por lo cual éstos son tratados en forma más breve, para evitar repeticiones.

AGUA.   El agua es el elemento vital, el medio donde la vida se originó hace algunos millones de años.

El agua forma alrededor de 65% del cuerpo del hombre, combinada con minerales, proteínas, hidratos de carbono, vitaminas. Su importancia para la salud radica en que debe ser excretada constantemente a través de la orina, el sudor, la respiración, la boca y las heces fecales. Su renovación frecuente se vuelve un imperativo; la insatisfacción extrema de tal renovación puede llevar a la muerte.

Ese 65% de agua en el cuerpo representa la suma de 5% presente en el plasma, 20% en el líquido intersticial y 40% en el líquido intracelular. No hay duda entonces de la necesidad de renovar el contenido acuoso del organismo; necesidad que, por lo general, se satisface en forma limitada.

La falta de una hidratación adecuada puede conducir a diversos problemas como: constipación, dolores de cabeza, boca seca, mal aliento.

En promedio, se eliminan del cuerpo unos 2.5 litros de agua diariamente, los cuales deben ser repuestos para poder mantener un equilibrio.

Debido a que dentro del cuerpo se forman a diario unos 200 mililitros de agua, por vía metabólica por combustión dentro de las células, se deben reponer sólo 2.3 litros a través del tracto digestivo, un equivalente a beber alrededor de nueve vasos de agua al día. Hay circunstancias, como cuando el clima es muy caluroso, o se vive muy activo, o se practica ejercicio, donde la pérdida de agua del cuerpo es mucho mayor y las necesidades de reponerla también se incrementan.

Al ver las cifras de 2.3 litros, nueve vasos de agua, se puede captar casi de inmediato que pocas personas satisfacen plenamente las necesidades de agua de su organismo (alimento especial de la naturaleza).

Lamentablemente, el total de los líquidos ingeridos por muchas personas está constituido por refrescos, café, cerveza, té negro, etc., los cuales presentan los inconvenientes señalados ya en el capítulo anterior.

Las células están compuestas en 65% de agua, porque ésta ofrece las siguientes propiedades y características muy importantes.

- Es un buen solvente y mantiene en suspensión aquello que no puede disolver.
- Hace que muchas sustancias se ionicen, lo cual les permite reaccionar químicamente con una mayor facilidad.
- Puede absorber mucha energía sin que cambie demasiado su temperatura. En el metabolismo celular se genera mucho calor, el cual debe ser eliminado, así el agua lo lleva a los sitios apropiados para su eliminación usando la corriente sanguínea.
- Es una molécula dipolar polarizada; esto permite realizar uniones magnéticas con otras partículas cargadas y formar capas de hidratación alrededor de dichas partículas.
- La cohesividad de sus moléculas es de gran importancia para conservar el contenido acuoso de sus membranas y de sus soluciones coloidales en las células.

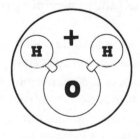

Molécula de agua
(dipolar)

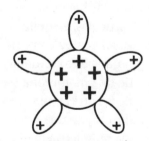

Formación de
una capa hidratada

Existe ahora un gran problema en lo concerniente al agua, debido a la contaminación con químicos muy tóxicos causantes de cáncer, enfermedades cardíacas, defectos congénitos, desórdenes neurológicos y muchas otras enfermedades. Algunos de ellos menos tóxicos se pueden convertir en verdaderos peligros para la salud al combinarse y reaccionar con otros metales.

Por una parte, están los químicos (cloro, flúor) que se agregan al agua para potabilizarla; por la otra, los residuos de cobre, plomo, asbesto, PVC, etc., provenientes de los desechos químicos originados en las industrias o las tuberías, los cuales van a dar a los ríos o al mar.

Para disminuir algunos riesgos, debemos observar los siguientes aspectos.

1. No utilice para tomar la primera agua que sale de las tuberías por la mañana, ya que durante la noche se acumulan metales como cobre, cobalto, plomo, etc. Deje correr el agua durante dos o tres minutos; después, puede usarla para su consumo si es filtrada o si va a hervirla.

2. Hierva el agua de 20 a 30 minutos (destapada) para eliminar bacterias y remover algunos químicos volátiles como el cloro; después, oxigénela vaciándola de un traste a otro, durante unos minutos.

3. Existen diferentes tipos de filtros que eliminan diversos problemas:

   a) Los filtros de carbón activado remueven los químicos más volátiles como cloro, solventes, pesticidas; sin embargo, no eliminan las bacterias, virus, metales pesados (mercurio y plomo), partículas, etcétera.

   b) Los filtros de osmosis inversa evitan el paso de contaminantes orgánicos e inorgánicos, ya que hacen que el agua pase a través de una membrana semiipermeable, la cual no permite el paso de las otras moléculas (mucho más grandes); no obstante, este filtro tiene una desventaja: sólo puede eliminar parcialmente los químicos volátiles, los pesticidas, los metales pesados, las bacterias.

c) El empleo de un filtro en que se combine el carbón activado y la osmosis inversa será lo más efectivo.

- Insistir en la forma de tomar los líquidos también es importante, ya que casi es regla general el tomar precipitada y bruscamente, no permitiendo ni siquiera saborear lo que se bebe. Quizá debiera utilizarse la técnica empleada para beber los vinos finos, es decir, tomar tragos pequeños, reteniéndolos en la boca para paladearlos y finalmente tragarlos

El agua tiene además una gran importancia para el uso externo, no sólo en lo referente al aseo personal, sino como agente curativo-estimulante, cuando se usa en compresas, baños especiales, etc., muy benéficos para la salud. Dichas técnicas están contenidas en la ciencia de la Hidro terapia.*

AIRE PURO.
De acuerdo con la tradición naturista, el aire puro es el primer alimento y el primer medicamento.

Según la tradición del yoga, el aire es también un factor muy importante para la salud y ocupa toda una rama especial de estudio y prácticas. Analiza, por ejemplo, cómo el ritmo respiratorio cambia según el estado de ánimo de la persona, presentando un ritmo muy particular cuando está enojado, o contento, o tenso, o relajado.

De esa manera, al regular la respiración se controlan los estados emotivos y psicológicos.

Es un hecho triste e innegable que el hombre actual no utilice bien su capacidad respiratoria, desaprovechando un porcentaje considerable del volumen de sus pulmones. La falta de ejercicio hace a un lado ese potencial respiratorio, dejando de beneficiarse de una buena oxigenación y **alimentación** y generando un terreno propicio para el desarrollo de infecciones, anoxia (asfixia) y mal funcionamiento de la maquinaria orgánica en general.

Nadie debería sorprenderse de encontrar ese índice de violencia, crimen, drogadicción y enfermedades que han plagado la sociedad, si

* *Véase "Hidroterapia".*

a esa respiración pobre y deficiente se añaden la malnutrición y la alimentación deficiente, así como la costumbre de fumar, la cual en lugar de proveer oxígeno aporta monóxido de carbono y otros compuestos negativos, además de los 40 o 60 contaminantes del aire existentes en la atmósfera de las grandes ciudades.

Se ha reconocido en el pasado que los hijos de madres que fuman durante el embarazo son más propensos a comportamientos violentos, a la indisciplina, etc., debido a la anoxia a la cual fueron sujetos en su etapa fetal. Basta quizá con analizar los movimientos y conducta de una persona que está siendo asfixiada; ésta actúa de una manera violenta e inconsciente importándole sólo satisfacer su necesidad de aire.

Una sociedad medio asfixiada se comporta medio violenta, medio enferma, atraída por las drogas, etc. El satisfacer la necesidad de aire puro se ha vuelto verdaderamente un reto. Se debe salir de las ciudades los fines de semana e ir a la montaña, la playa y dar paseos, caminatas, practicar ejercicios que tonifiquen los músculos y satisfagan plenamente las demandas de oxígeno del cuerpo.

Una práctica de oxigenación sencilla y muy efectiva es la siguiente:

- Siéntese cómodamente, con la espalda erguida y las manos descansando sobre los muslos.
- Aspire despacio tratando de jalar el aire con la garganta, de tal forma que la inhalación sea gutural y no por la nariz.
- Jale el aire lentamente, visualizando cómo sus pulmones se van llenando desde la base e inflándose lenta y suavemente hacia arriba hasta quedar llenos. Todo esto es internamente, casi no se percibe movimiento en el exterior.
- Retenga la respiración unos instantes; después, vaya exhalando en sentido inverso, de arriba abajo, hasta sacar el aire por completo. Visualice sus pulmones **desinflados** por un instante y en seguida vuelva a llenarlos de la misma manera.

En cada inhalación piense en las cosas bellas y positivas que le gustaría tomar de la vida y la naturaleza para llenarse de ellas. En cada exhalación concéntrese en lo negativo que desee eliminar, sacar de su organismo, de su vida: tensiones, preocupaciones, enfermedades, sentimientos negativos. Así, cada inhalación nos carga positivamente y cada exhalación nos vacía de lo negativo.

- Realice este ejercicio durante cinco minutos máximo, al principio, ya que la falta de costumbre puede hacer que este exceso de oxigenación le haga sentirse mareado, con dolor de cabeza. Con la práctica podrá ampliar el tiempo de realización.

Puede hacer respiraciones de este tipo cuando esté cansado, tenso, enojado, con dolor de cabeza. Sentirá una mejoría inmediata. Sin embargo, la constancia en la práctica nos permitirá observar cómo nuestros estados físicos y emocionales se benefician enormemente.

AYUNO. El ayuno es la terapia más antigua utilizada por el hombre, ya que, mucho tiempo antes del desarrollo de la medicina, éste dejaba de comer instintivamente cuando se sentía enfermo. Aun regidos por su instinto, los animales actúan de la misma manera y una vez recuperada la salud vuelven a comer.

El hombre, tan alejado ahora de la naturaleza y con una vida tan insana, ha olvidado el gran valor del ayuno. Aquí, cabe mencionar el error tan común en el cual incurren muchas madres al forzar a sus hijos a comer cuando éstos no tienen apetito.

La falta de apetito se presenta porque su aparato digestivo está sobrecargado por comer tanto y quizá mal; en forma instintiva el apetito se pierde solicitando un descanso para el organismo, pero por nuestra ignorancia forzamos al niño a comer, lo obligamos a recargar el estómago provocando un rechazo a la comida, amén de los problemas de salud. Por supuesto, se debe observar si esta pérdida de apetito no obedece a una anemia o desnutrición de algún tipo; de lo contrario, habrá que recurrir al especialista en nutrición. En general, cuando los niños rechazan la comida, conviene brindarles un día de ayuno como aquí se indica, al cabo del cual nos sorprenderá no sólo la mejora de su salud, su estado de ánimo, sino también su apetito.

Afortunadamente, las cosas han empezado a cambiar y ahora se realizan en el mundo muchos estudios científicos para comprobar y determinar los efectos terapéuticos, profilácticos y rejuvenecedores que brinda el ayuno.

La vida es el resultado del doble proceso de nutrición y eliminación. Al simplificar el primero, activamos el segundo; por tanto, el objetivo del ayuno es dar la oportunidad al organismo de descansar del trabajo de digerir alimentos para que, de este modo, se pueda concentrar en las actividades de depuración y eliminación de elementos, los cuales por una u otra razón permanecen aun por años, sobre todo en los intestinos, causando problemas en el funcionamiento orgánico y que más tarde originarán enfermedades.

Analicemos las bases sobre las que se funda esta teoría. El prestigiado doctor canadiense Hans Seleye dice: "la vida, la cadena biológica que mantiene nuestras partes unidas, es sólo tan fuerte como lo sea el más débil eslabón vital: la célula." Esto significa que somos tan saludables y tan jóvenes como lo sean nuestras células; por ende, la enfermedad y el envejecimiento comienzan cuando se disminuye el proceso normal de regeneración y reemplazo celular. Es necesario comprender que cada célula de nuestro organismo es una entidad, con su propio metabolismo, sus requerimientos nutricionales (oxígeno, proteínas, vitaminas, minerales) y sus funciones de desecho de sustancias tóxicas o inútiles a su economía.

Si consideramos que alrededor de 50% de nuestras células está en la cúspide de su desarrollo y capacidad de trabajo, 25% está apenas en el proceso de desarrollo y el otro 25% está ya en la etapa de decadencia y muerte, entenderemos la importancia de ayudar a nuestro organismo a descomponer y eliminar en forma adecuada este 25% para que sea reemplazado rápidamente por células nuevas, lo cual permitirá a nuestro sistema mantenerse en óptimas condiciones, joven y saludable.

Cuando hay deficiencias nutricionales, tan comunes hoy en día debido a la mala calidad de la dieta, al elevado consumo de alimentos chatarra, las malas digestiones, la vida sedentaria, la polución, las células se ven privadas de una nutrición adecuada y empieza su degeneración y muerte; y si además el proceso normal de reemplazo está alterado, el organismo inicia su envejecimiento, disminuyendo su resistencia a las enfermedades. Es posible que esto suceda a cualquier edad y usted sea un **joven viejo**, pero con conocimientos y acción puede prolongar la juventud y vida de sus células y, por tanto, la de su organismo.

Ésta es, en última instancia, la finalidad de este libro. Todos sus capítulos están enfocados a ayudarle a tomar conciencia de que su salud, por lo menos en su mayor parte, está en sus manos; particularmente, esta sección pone énfasis en la importancia de ayudar a su cuerpo a mantenerse saludable.

Decíamos que la vida depende del doble proceso de nutrición y eliminación y que al simplificar el primero, activamos el segundo. Veamos cómo. En un ayuno de más de tres días consecutivos, se presenta un hecho asombroso, el cuerpo empieza a vivir de sus propias sustancias. Al verse privado de nutrimentos, sobre todo proteínas y grasas, comienza a quemar y digerir sus propios tejidos (autolisis); pero la naturaleza es muy sabia y no actúa de manera indiscriminada; primero inicia con la descomposición y la quema de los tejidos y las células enfermos, viejos y dañados. Aquí estriba el gran valor del ayuno.

En este período, el organismo se alimenta de los materiales más impuros (células muertas, depósitos de grasa, tumores, acumulaciones tóxicas y malsanas): es una quema de la basura orgánica.

Sin embargo, cuando las células viejas o enfermas son descompuestas durante el ayuno, los aminoácidos que forman sus proteínas no son desperdiciados, sino reutilizados en la construcción de las células nuevas, mientras que los desechos (tóxicos) son eliminados del sistema.

Durante el ayuno, se aumenta considerablemente la capacidad de eliminación y limpieza de los órganos (pulmones, hígado, riñones y la piel) encargados de estos procesos, provocando la excreción de grandes cantidades de desechos metabólicos.

Este proceso es el responsable de que durante los días de ayuno, sobre todo cuando se comienza un tratamiento, se presenten los siguientes síntomas: mal aliento, evacuaciones fétidas, erupciones de la piel, transpiración excesiva y maloliente, orina oscura, mucosidades. Esto, lejos de alarmarnos, debemos entenderlo como una parte muy positiva del proceso de desintoxicación.

El proceso depurativo influirá notablemente no sólo en el aspecto físico. Nuestro sistema nervioso se verá fortalecido, al igual que nuestras capacidades mentales.

De hecho, las grandes realizaciones mentales nunca han sido el resultado de digestiones pesadas. Aun en casos de esquizofrenia, los ayunos bien dirigidos han brindado excelentes resultados.

En los Estados Unidos de América, en estudios de laboratorio, se han obtenido resultados asombrosos. Uno de ellos, realizado con lombrices, consistió en hacerlas ayunar cada tercer día; el resultado reveló que su promedio de vida aumentó hasta 50 veces.

En la Universidad Cornell del citado país, se llevaron a cabo estudios hechos con ratas, a las cuales se les evitó el exceso de alimentos y se les sometió a ayunos sistemáticos, permitiendo observar que su promedio de vida aumentó dos y media veces.

Existen diversos tipos de ayunos. Sólo a base de agua, jugos, frutas o verduras.

El primero, el ayuno a base de agua, presenta algunas desventajas y debe ser muy vigilado por un especialista.

El ayuno a base de frutas o verduras (sólidos) es muy efectivo, ya que presenta la ventaja de contener buenas cantidades de fibra, la cual ayudará en el trabajo de descomposición y limpieza intestinales. Este ayuno aumenta el efecto terapéutico del mismo, estimulando la eliminación de desechos y ácidos inorgánicos como el ácido úrico; aunado a la acción del pH alcalino y el gran contenido de vitaminas y minerales de los jugos que colaborarán en el proceso de curación.

El ayuno, como se recomienda aquí, es absolutamente inofensivo y de gran importancia en el tratamiento de cualquier enfermedad.

Es muy importante evacuar el día del ayuno; de lo contrario, a la mañana siguiente, antes del desayuno, se procederá a aplicar un enema.*

Al ayunar se toma, como único alimento durante todo el día, el jugo cada dos horas o la fruta indicada cada tres horas, aproximadamente, o cuando se sienta apetito. También se da la opción de tomar agua y/o té de manzanilla endulzado con miel.

La necesidad de aire puro, la relajación, los baños de sol, el ejercicio moderado son de una importancia vital durante el ayuno.

Cuando se quieran realizar ayunos prolongados, deberán hacerse bajo la supervisión de un especialista.

---

* *Véase "Lavado intestinal" para seguir instrucciones.*

AYUNOS

Las siguientes combinaciones son algunos ejemplos de jugos o licuados muy recomendables para ayunar.

1. Zanahoria, apio y betabel.
2. Lechuga, apio, perejil y zanahoria.
3. Zanahoria, apio, betabel, lechuga, alfalfa, pepino y jitomate.
4. Licuado de alfalfa, perejil, piña y miel.
5. Licuado de berros con limón y miel.
6. Jugo de piña.
7. Jugo de lima.
8. Jugo de naranja.
9. Jugo de naranja licuado con guayaba y miel. Se debe colar.
10. Jugo de tuna. Se debe colar.
11. Jugo de mango.
12. Jugo de uvas (sin fermentar).
13. Agua de limón endulzada con miel o melaza.
14. Jugo de naranja licuado con papaya y miel.
15. Manzanas licuadas con un poco de jugo de naranja o agua.
16. Fresas licuadas con un poco de miel (sin agua). Es excelente para artríticos.
17. Jugo de limón. Un vaso en ayunas.
18. Jugo de zanahoria licuado con apio, perejil y lechuga.
19. Jugo de toronja licuado con xoconostle, nopal y un trozo de pulpa de sábila (manchas de paño, hígado, vesícula).
20. Jugo de piña licuado con apio, perejil y lechuga.
21. Jugo de jitomate licuado con berros.
22. Jugo de limón (medio vaso) licuado con tres dientes de ajo y cinco ramas de perejil. Excelente depurativo.
23. Jugo de piña licuado con fresas. Especial para artríticos.
24. Jugo de piña, apio y chayote. Especial para los riñones.
25. Jugo de limón (medio vaso) licuado con tres dientes de ajo y 1/4 de cebolla morada. Especial para tumores y para fortalecer el sistema inmunológico.

Éstas son sólo algunas de las muchas posibilidades que hay para hacer los ayunos a base de jugos; puede alternarlos a su gusto o necesidad.

Tome un jugo cada dos horas. Recuerde que debe de tomarlos recién preparados, pues de lo contrario pierden muchas de sus propiedades curativas y nutricionales.*

BAÑOS ESPECIALES.   Véase "Hidroterapia".

BARRO.   Véase "Geoterapia".

BUEN HUMOR.   El buen humor es útil para conservar la salud o para recuperarla, si se ha perdido. La mayoría de las personas vive siempre de una manera muy rígida, seria, sin sentido del humor, y eso las hace vivir en tensión. Ésta, muy común en nuestros días, perjudica el sistema circulatorio y el corazón y psicológicamente produce estados de ánimo de irritabilidad, ira, depresión, amargura.

Al incorporar el buen humor en la conducta se produce una relajación física y psicológica de esas tensiones, y se deja al organismo actuar en forma más libre y natural. La risa es sin duda un remedio infalible, barato y confortable. Se puede observar el grado de tensión en el semblante de una persona, ya que forma arrugas en la cara con mucha facilidad. Cuando la persona se relaja, ésas disminuyen o desaparecen.

El Sr. Norman Cousin, quien había sido deshauciado por varios médicos, sorprendió a todos con su fantástica recuperación, al aplicar técnicas un tanto ortodoxas desde el punto de vista alópata. Entre sus técnicas estaba el buen humor, fomentado por libros y películas cómicas.**

El Sr. Cousin comenta cómo las enfermedades se agravan cuando el paciente pierde las esperanzas de recuperación, deprimiéndose cada día más. La depresión debilita su resistencia a las enfermedades.

El buen humor es también excelente para establecer mejores relaciones con quienes le rodean, haciéndole más sociable, más aceptado y mejorando su autoimagen, así como sus posibilidades de mayor éxito

---

* Véase "Jugos naturales".
** Véase en la segunda parte, "Artritis".

económico. Muchas veces se puede comenzar a despertar y desarrollar este hábito del buen humor con sólo sonreírse a sí mismo frente al espejo, pensar positivamente y querer ser feliz.

CEPILLADO DE LA PIEL.   **Beneficios**.

Diariamente es eliminado más de medio kilo de productos de desecho a través de los cientos de miles de diminutas glándulas sudoríparas, las cuales actúan también como reguladoras de la temperatura corporal y órganos detoxificantes que liberan al organismo de sustancias nocivas.

Si nos encontráramos ante un caso supuesto como el de que nuestra piel tuviera una actividad muy mediocre y la mayoría de sus poros estuvieran taponados por células muertas, impurezas, ácido úrico, sucedería, entonces, que los desechos destinados a ser eliminados por este conducto tendrían que ser excretados por otros órganos de eliminación (hígado, riñones), causándoles un exceso de trabajo, lo cual los debilitaría y enfermaría y por consiguiente a todo nuestro cuerpo.

De esto podemos deducir la importancia del cepillado diario de nuestra piel. En efecto, no sólo nos ayudará a eliminar las células muertas dejando libres nuestros poros para que puedan trabajar adecuadamente, sino que estimulará y aumentará la circulación sanguínea, facilitando así la eliminación de las sustancias tóxicas transportadas por la sangre.

El cepillado de la piel fortalece el sistema nervioso al estimular las terminaciones nerviosas localizadas en ella; evita y corrige las estrías tonificando los músculos; colabora en el logro de una adecuada distribución de los depósitos de grasa eliminando así la celulitis; da lozanía y vitalidad a la piel; brinda una mayor resistencia a las enfermedades por el hecho de tener una eliminación adecuada de toxinas y una capa de contacto con el exterior fuerte y saludable.

Son tantos los beneficios encontrados en esta sencilla práctica que muchos doctores, nutriólogos, naturistas, etc., se refieren a ella como la **fuente de la juventud**, lo cual no resulta nada utópico si analizamos que el hecho de eliminar diariamente células muertas, activar la circulación, ayudar a la óptima eliminación de impurezas, etc., redundará en una piel sana, tersa, joven y llena de vitalidad.

¡Cepíllese la piel! Sienta esta fabulosa sensación de vitalidad.

Técnica

- Primero, necesitamos un cepillo de cerdas naturales; **nunca** de plástico, pues daña la piel. Los cepillos de lechuguilla son muy adecuados. Las fibras vegetales también sirven para este fin (estropajos o zacates) o los guantes tejidos a base de ixtle, aunque lo óptimo es el cepillo, pues cada fibra actúa como agujas de acupuntura, estimulando y tonificando.
- El cepillo no debe ser duro, con el fin de ir adaptando nuestra piel poco a poco. Una vez que ésta sea más resistente, podremos aumentar la dureza del cepillado, que por cierto debe usarse en forma personal, por razones higiénicas. Asimismo, cada tres meses deberemos lavarlo con agua y jabón neutro, y asolearlo después para eliminar las impurezas que haya recogido de la piel.
- El cepillado se iniciará desde la planta de los pies con un masaje vigoroso, pero sin lastimarlos, en círculos, y ascendiendo a lo largo de las piernas, lentamente; los glúteos, la espalda, los brazos y el vientre; el pecho y el cuello deberán cepillarse con más suavidad, por ser más sensibles.
- Se deberá evitar siempre el masaje en áreas de la piel irritadas o infectadas. La piel del rostro es, por lo regular, muy sensible, así que es mejor no cepillarla.
- Si usted está embarazada, evite el cepillado de la piel en el vientre y senos, lubríquelos con aceites.
  En el resto del cuerpo, el cepillado ayudará en gran medida a mejorar su circulación; evitará la hinchazón de pies, la aparición de várices, hemorroides, etc., y le brindará más vitalidad y un mejor estado de ánimo.*
- Diez minutos de cepillado son suficientes para eliminar una gran cantidad de células muertas.
- El cepillado atrae sangre abundante a nuestra piel; elimina las impurezas; nutre nuestras células y da un color, lozanía y vitalidad envidiables a nuestra piel.

Véase, a este respecto, la sección de belleza para las mujeres embarazadas en mi libro: Manual de Belleza Natural.

- El cepillado deberá ir seguido de una frotación o un baño* para retirar las células muertas y desechos que eliminamos al cepillar.

CEREALES INTEGRALES.   Véase "Harinas integrales".

COMPRESAS DE AGUA.   Véase "Hidroterapia".

COMPLEMENTOS NUTRICIONALES Y ANTIOXIDANTES.   La complejidad del mundo actual, los efectos colaterales negativos del superdesarrollo y las exigencias de conducta social, prácticamente nueva, implicadas en todo eso, marcan una necesidad imperiosa de usar complementos nutricionales y antioxidantes con el fin de llevar y desarrollar una vida saludable.

Los practicantes del naturismo ultraconservador, casi por regla general, se niegan, en lo absoluto, a utilizar las cápsulas o pastillas de tales complementos, ya que las ven y catalogan en el mismo nivel que las medicinas.

Sin duda, esto es un gran error cometido por la incorrecta asociación de ideas, es decir, al ver que los complementos tienen la misma presentación que los medicamentos y al saber que no son un producto creado por la naturaleza, que no crecieron en un árbol o planta, sino que son el resultado del ingenio y trabajo humano, las consideran como algo artificial, antinatural.

Desde luego, esto sería tanto como rehusarse a leer libros, porque muchos de los que existen en las librerías son pornográficos, o novelas baratas, etc., olvidando las grandes obras científicas y literarias que, aunque tienen la misma presentación, poseen un contenido totalmente diferente, ya que instruyen y ponen de manifiesto la realeza pensante del hombre.

Existe también la actitud opuesta de querer utilizar las terapias a base de vitaminas y minerales (sobre todo de los antioxidantes que tienen la capacidad de prevenir cáncer y enfermedades degenerativas, en-

* *Véase "Frotación".*

tre otros), con el mismo criterio con que se emplean los medicamentos alópatas, es decir, tomando los antioxidantes sin hacer ningún cambio en la dieta y en los hábitos de vida.

Por supuesto que de esta manera los resultados serán casi nulos o nulos.

Debemos comprender, como ya se ha mencionado, que la salud es el resultado de nuestros hábitos de vida y de no querer cambiar los medicamentos alópatas por vitaminas o minerales. No hay píldoras mágicas en el camino hacia a la salud.

Dichos complementos vitamínicos, minerales, etc., son sólo un alimento concentrado, que al entrar al tracto digestivo, no requerirán prácticamente ser digeridos, facilitando el trabajo de este sistema, dado que están listos para la asimilación. Por supuesto, no se propone sustituir la ensalada o el guisado; éstos se usarán en combinación con los suplementos, los cuales representan un trabajo de la naturaleza a través del hombre.

Pero, ¿qué no basta con comer bien? Si se lleva una dieta completa, ¿para qué se necesitan? ¿No son acaso un exceso? Por principio de cuentas, estos complementos son una **necesidad** para los enfermos. A lo largo de esta obra, se ha presentado de maneras diversas cómo las deficiencias de determinados nutrimentos promueven y generan el mal funcionamiento de un(os) órgano(os), lo cual concluye en una enfermedad. Al llevar una dieta integral completa, aunada a una complementación bien diseñada, y de acuerdo con la enfermedad y situación de la persona, se incrementarán y acelerarán sus posibilidades de recuperación en forma notable. Si una persona tiene grandes deficiencias en hierro, vitaminas B12 y C, por ejemplo, deberá comer gran cantidad de alimentos para poder comparar éstos con el equivalente a una simple tableta. Las ventajas de una y otra son muy claras; no es bueno recargar el estómago del enfermo; en cambio, resulta sumamente benéfico añadir nutrimentos extras (casi listos para ser asimilados) a la comida.

Nótese también que el aparato digestivo de las personas mayores, los ancianos y ciertos enfermos no funciona correctamente, ya que carecen de las enzimas, y/o jugos digestivos, y/o de una capacidad de absorción de nutrimentos adecuada y eficiente, que contribuye de nueva cuenta a sus deficiencias y problemas. Al usar los complementos nutricionales se provee de una mayor abundancia de esos nutrimentos en una forma ya un tanto aislada y lista para asimilar, incrementando así los porcentajes de absorción y recuperación.

De acuerdo, los complementos son buenos para los enfermos, pero, ¿también para quienes están sanos? La respuesta ya la sabe usted: ¡Claro! Todos vivimos en un ambiente contaminado en mayor o menor grado, respiramos esmog y otros contaminantes, comemos productos que han sido rociados con pesticidas, tomamos agua de calidad dudosa. Muchos de los productos consumidos hoy en día son de media o baja calidad nutritiva debido al uso de fertilizantes, la velocidad en la producción, los procesamientos.

La sociedad actual demanda acción constante, previsión, cálculo y revisión del futuro; el tiempo y el dinero se vuelven la **medida absoluta**; las distancias se alargan; las relaciones humanas se estropean o ignoran; en una palabra, las tensiones se multiplican y, con ellas, la malnutrición, problemas nerviosos, circulatorios y cardíacos que acarrean; de ahí la necesidad de protegerse y defenderse lo más posible contra tales factores.

Algunos de ellos pueden ser controlados; muchos otros escapan de nuestra capacidad y estatura.

Los complementos nutricionales se usan con tres propósitos diferentes:

1. Combatir todos esos problemas del ambiente, la contaminación, el estrés originado por la vida acelerada, los alimentos de contenido muy bajo de nutrimentos dada su forma de producción; y, como consecuencia, mantener nuestra salud en óptimas condiciones previniendo enfermedades.
2. Corregir deficiencias nutricionales que, como ya hemos visto en varias partes de esta obra, generan diversos problemas de salud.
3. Como medicamentos sumamente efectivos en el tratamiento de diversas enfermedades, ya que al utilizar la vitamina apropiada, en la dosis adecuada, ésta actúa como un antibiótico natural, proporcionando los beneficios de los medicamentos, pero sin las desventajas de éstos.

Este tipo de terapias nutricionales, con dosis elevadas de vitaminas y/o minerales, según el caso, son practicadas actualmente (con excelentes resultados en el tratamiento de las enfermedades) por muchos médicos, nutriólogos y terapeutas en todo el mundo. Esto obedece a que las vitaminas y minerales tienen una doble función: primera, llenan los requerimientos nutricionales del organismo y, segunda, combaten enfermedades y/o aumentan la capacidad de resistencia a las mismas cuando son utilizadas, en forma correcta, en megadosis.

A continuación se citan sólo algunos ejemplos de la gran cantidad de posibilidades terapéuticas de algunas vitaminas.

La vitamina C

El cuerpo la requiere, en condiciones normales, en dosis de 100 a 200 miligramos para mantener una salud adecuada.

Cuando se administra en dosis elevadas, de 5 000 a 10 000 miligramos al día, ofrece los siguientes beneficios:

- Previene y cura todo tipo de infecciones, incluyendo los resfriados; actúa como un antibiótico natural y tiene también una actividad antihistamínica.
- Neutraliza, en casos de intoxicación, el poder de las toxinas o venenos, así como en el caso de picaduras de insectos.
- Tiene una acción directa sobre la colágena, al fortalecerla, previene el envejecimiento prematuro.
- Aumenta la virilidad sexual.
- Ayuda a acelerar el proceso curativo de las enfermedades en general.

La vitamina E

Los requerimientos establecidos son de 45 UI, aunque se estima que llegan a 100 UI las necesidades orgánicas de esta vitamina. Cuando se toma en dosis de 500 a 1 500 UI brinda los siguientes beneficios:

- Protege contra los efectos dañinos de la contaminación ambiental.

- Actúa como vasodilatador, como una antitrombina muy efectiva, siendo ideal, por tanto, en el tratamiento de la ateroesclerosis.
- Disminuye enormemente la necesidad de oxígeno del organismo.
- Acelera la cicatrización, evitando que queden marcas.
- Está relacionada con la fertilidad y la potencia sexual masculina.

La vitamina A

El requerimiento oficial establecido es de 4 000 UI al día. Cuando se toma en dosis elevadas, hasta de 100 000 unidades diarias, brinda los siguientes beneficios:

- Corrige diversos tipos de problemas de la piel, como el acné.
- Cura infecciones crónicas de los ojos.
- Previene el envejecimiento prematuro de la piel y, en consecuencia, las arrugas.
- Aumenta la tolerancia del organismo contra los tóxicos y venenos en general.
- Protege las membranas mucosas del tracto digestivo y del sistema respiratorio.

Por supuesto, cuando las vitaminas y los minerales se emplean en dosis elevadas, deberá hacerse bajo la supervisión de un especialista o según se indique en los tratamientos recomendados en la segunda parte de esta obra, pues recuerde que cada caso requiere una atención especial. Hay vitaminas y minerales que, tomados en exceso, sin necesidad, se acumulan en el organismo y son tóxicos.

En cambio, usted no tendrá problema alguno en el empleo de complementos nutricionales que contienen complejos vitamínicos y minerales tal como nos los presenta la naturaleza. Los complementos nutricionales que a continuación detallamos no sólo son inofensivos, sino excelentes medios, como ya dijimos, para mejorar y conservar la salud.

Si usted no tiene una enfermedad específica ni está siguiendo algún tratamiento de los aquí indicados en la segunda parte, elija dos o tres de los complementos siguientes cambiándolos cada mes; de este modo, su organismo recibirá los diversos beneficios que éstos brindan.

La forma ideal de tomarlos es con las comidas o inmediatamente después de ellas, pues así cumplen su función de complementar los nutrimentos de los alimentos.

Distribuya la cantidad a tomar en dosis iguales entre las diferentes comidas del día, de preferencia en las comidas de la mañana y el mediodía.

	Adultos	Niños
• Jalea real	50 miligramos	
• Polen de flores	1 cucharada	
• Levadura de cerveza	1.2 cucharadas	1 cucharaditas
Si son tabletas	12 tabletas	4 tabletas
• Lecitina de soya	4 cápsulas	1 cápsula
• Aceite de germen de trigo	2 cucharadas	2 cucharaditas
• Vitamina C*	3 000 miligramos	1 500 miligramos
• Tabletas de alfalfa	8 tabletas	4 tabletas
• Alga espirulina	8 tabletas	4 tabletas

En conclusión, los suplementos alimenticios serán de gran ayuda para la persona sana, dado que representarán una defensa contra el ambiente adverso y reforzarán su capacidad de mantener dicho estado de salud.

De preferencia, de pétalos de rosa de Castilla y/o escaramujo (el futo de la rosa), o pimiento morrón, o cereza acerola, y bioflavonoides cítricos, ya que son las mejores fuentes naturales de vitamina C. Ésta es precisamente la fórmula de "Super C Natural", producto de "Margarita Naturalmente".

DIETOTERAPIA BÁSICA. Una dieta adecuada, bien planeada, que incorpore debidamente la combinación de cereales, tubérculos, semillas, leguminosas, lácteos, frutas, verduras, etc., que lleven a la obtención de las cantidades adecuadas de proteínas, ácidos grasos, hidratos de carbono, vitaminas y minerales necesarios para el bienestar y equilibrio físico-químico del organismo, resulta de primordial importancia, dado que la salud es el producto de una forma de vida sana.

A continuación se describen algunos lineamientos generales acerca de la dieta que se ha de seguir, los cuales habrán de adaptarse a la situación personal de cada quien, de acuerdo con sus enfermedades y necesidades, entendiendo que cada organismo tiene una forma muy particular de reaccionar ante un mismo estímulo externo.

Combine las siguientes indicaciones con las descritas en la segunda parte, según sea su padecimiento.

1. **Al levantarse.** Lavarse la boca y limpiar el sarro de la lengua.
   Después, tomar un vaso de agua (a la temperatura de la habitación), para comenzar a hidratar el organismo y permitir al intestino una evacuación completa y sin esfuerzo.
   Más tarde (30 minutos aproximadamente), tomar el té de la planta correspondiente, según su problema de salud, como está indicado en la segunda parte.
   Prepare un litro de este té, ya que deberá tomar una taza antes de cada alimento.* Si le parece demasiado líquido en la mañana, sólo tome el té.
2. **Antes del desayuno.** Tomar, sobre todo, un jugo de verduras, por su alto contenido de minerales y su acción alcalina en el organismo, ya que la dieta actual es en su mayoría ácida (en cuanto al pH) y pobre en minerales.
   Una combinación muy recomendable es un jugo de zanahoria, apio y betabel, o bien un jugo de fruta de la estación, también magnífico.
   Recuerde que las vitaminas y minerales se oxidan rápidamente una vez extraídos los jugos; por tanto, se deben tomar lo más pronto posible.

---

* Véase "Tés de plantas medicinales".

3. **En el desayuno.** Tomar el té indicado; fruta de la estación con yogur, salvado y miel o melaza. También, se puede añadir germen de trigo, o avena, o nueces, o algún cereal integral.

   No se recomienda hacer combinaciones de diversas frutas, sobre todo si su digestión no es muy buena. Lo ideal es elegir una o, como máximo, dos tipos de frutas.

4. **Entre comidas.** Tomar un té o jugo al gusto (puede ser de verdura o fruta), aproximadamente a las 11 y a las 17 horas.

5. **En la comida.** a) Tomar el té indicado. b) Ensalada de verduras crudas tan variada como se desee (lechuga, apio, zanahoria, berro, perejil, aguacate, rabanitos, pepino, jicama), incluso muchas verduras (calabacitas, chayotes, elotes, ejotes, nabos) que por lo general sólo las comemos cocidas; crudas son riquísimas en ensaladas. En fin, aquí puede utilizar su creatividad para obtener una deliciosa ensalada. La función nutritiva y depuradora de la ensalada es básica en una dieta de este tipo; de ahí que deba ser abundante y apetitosa para que usted la coma con gusto. En general, la ensalada debe constituir por lo menos 50% de nuestra comida, aunque en algunos casos equivaldrá a 80%. Por otra parte, un buen **aderezo**, además de aumentar el valor nutritivo de nuestra ensalada, enriquecerá su sabor.* c) Sopa de verduras. Hay una gran variedad de opciones, como pueden ser diversas combinaciones o crema de alguna verdura, etc. Se recomienda que las cremas no se espesen con harinas. A un caldo de verduras se le puede agregar algún cereal integral (trigo, cebada, arroz). d) Guisado de verduras. Preparar guisados sencillos (verduras al vapor); no deben freírse ni capearse, tampoco deben ser grasosos, de harina ni de pastas, cuando se trata de una dieta de desintoxicación como ésta.

6. **En la cena.** Tomar el té indicado, un jugo o un té, y, si desea, alguna fruta o ensalada. Como dice el refrán, "hay que desayunar como reyes y cenar como mendigos". Esto confirma que nuestra cena debe ser frugal para que la digestión sea rápida y fácil y nuestro sueño reparador y tranquilo.

---

* *Le recomiendo mi libro: Manual de la nutrición efectiva y cocina vegetariana, donde encontrará alrededor de 700 recetas deliciosas.*

El orden de los platillos puede variar en cualesquiera de las comidas de acuerdo con su capacidad y calidad de digestión.*

EJERCICIO.   El ejercicio es vital para la salud. El movimiento constante y vigoroso fortalece los huesos (además de los músculos, el corazón y el sistema cardio-pulmonar) y previene la pérdida de minerales que acompaña a la inactividad, sea cual sea la edad.

Esa pérdida de minerales, por ejemplo, fue notable en los astronautas debido a la falta de ejercicio y movimiento durante los viajes espaciales.

El Dr. Alexander Leaf, quien ha investigado a las personas de áreas geográficas con una longevidad muy alta, ha encontrado resultados muy interesantes. En su visita a Georgia, población de la ex Unión Soviética, encontró a los famosos comedores de yogur, los cuales viven sanos y por muchos años; se mantienen activos y trabajan arduamente hasta el final de su vida. Allí, la senilidad es prácticamente desconocida.

Otra costumbre de estos habitantes consiste en interrumpir sus labores, en la mañana, para ir a sentarse y refrescarse en un riachuelo de aguas frías. La gordura es considerada por ellos como una enfermedad; dicen que el caldo de la carne es como un veneno.

Algunos hombres procrean aun a los 85 o 95 años; otros llegan a vivir hasta 120 o 130 años, siempre con una forma de vida activa.

El Dr. Leaf comenta: "todas las personas mayores de 100 años que he examinado en distintas partes del mundo aún trabajan, llevan una vida muy activa y caminan mucho". Hacer ejercicio y caminar debería ser un hábito tan importante como dormir. Un estudio británico encontró que las personas que, rumbo al trabajo, caminan durante 20 minutos tienen una mejor salud del sistema circulatorio, en comparación con aquellas que casi no caminan; los beneficios a la circulación y corazón son mayores cuanto mayor y prolongada es la caminata.

El corazón es un músculo y necesita ser ejercitado, pues de otra manera se puede dañar. Los ejercicios que presentan y requieren mucha tensión y esfuerzo del corazón (como la carrera de los 100 metros planos) lo pueden perjudicar en vez de fortificarlo.

---

* *Véase en la segunda parte, "Digestión", para mayores explicaciones al respecto.*

Hasta hace poco, el tratamiento para enfermos del corazón incluía una inmovilización por períodos considerables. Actualmente, los conceptos han cambiado y ahora los enfermos del corazón son motivados a caminar todos los días, incrementando sus distancias y velocidad en forma paulatina. Las personas con mejor condición física tienen un ritmo más lento. El corazón se nutre durante a de descanso, entre latidos (en la diástole), las cuales al ser más largas dan oportunidad al corazón de nutrirse y rejuvenecerse. También los problemas de la presión arterial se pueden solucionar con la práctica diaria de ejercicio; caminar, brincar, correr, etc., causa incremento del flujo sanguíneo, dilatando las arterias en los músculos. El calor generado escapa a través de la piel, forzando sus vasos sanguíneos a dilatarse; esto atrae más sangre a la piel, la cual permite el escape del calor. Como la piel y los músculos constituyen la masa mayor del cuerpo, al ensancharse sus vasos sanguíneos se reduce asimismo la presión de la sangre, pues hay una menor resistencia a su circulación, y el corazón se esfuerza menos para moverla.

El proceso de envejecimiento es el resultado de la inactividad en gran parte. Después de los 30 años, la mayoría de las personas pierde alrededor de 1% por año de su capacidad para trabajar y ejercitarse. Sin embargo, una mitad de esta pérdida (en lo referente a la función cardíaca, flexibilidad, masa ósea, fuerza muscular y masa y consumo de oxígeno) puede reducirse con el ejercicio.

El ejercicio promueve la presencia de las lipoproteínas de alta densidad (LAD, colesterol bueno) en las arterias, lo cual mejora la salud del sistema circulatorio y disminuye los riesgos de ataques cardíacos.

En los diabéticos, cuya adhesividad sanguínea y problemas circulatorios son muy altos, el ejercicio trae mejoras y cambios considerables en la adhesividad de su sangre.*

El ejercicio mejora la salud, termina con la obesidad, tonifica el corazón, el sistema circulatorio y respiratorio; provee oportunidad de estar al aire libre, de recibir los rayos solares para la obtención de la vitamina D, combate la constipación, mantiene joven a la persona. Por todas estas razones, no queda duda de que se debe evitar la vida sedentaria y pasiva. Pero, ¿cuál ejercicio se debe seleccionar? Para responder a esto es nece-

---

* *Véanse en la segunda parte: "Diabetes" y "Arterioesclerosis", en relación con las LAD y las LBD.*

sario considerar la edad, la salud, la constitución física, los intereses, los gustos personales. Puede elegir desde caminar, brincar la cuerda, nadar, correr, subir escaleras, etcétera.

Hay una serie de precauciones dignas de ser consideradas como las siguientes:

Para las personas con problemas de artritis (y de las coyunturas en general) es mejor nadar que correr; esto, además de ser bueno para el sistema cardiovascular, evita esos tremendos esfuerzos presentes en las rodillas, los tobillos y pies al correr. En general, al correr se absorbe a cada paso el equivalente de dos a cuatro veces el peso del corredor. Al caminar, el pie y la pierna absorben a cada paso el equivalente a una y media veces el peso de la persona.

Las embarazadas deben evitar la práctica de ejercicios prolongados y severos como el buceo, la carrera de grandes distancias, el alpinismo en montañas de más de 3 000 metros de altura sobre el nivel del mar, ya que se presenta una reducción de oxígeno para el feto (el aire se enrarece con la altura).

Los requerimientos de sangre en el cuerpo aumentan con el ejercicio brusco, reduciendo así el envío de sangre oxigenada al feto. Sin duda, las actividades y ejercicios moderados serán lo más acertado para ellas.

El Dr. Kelly Brownell, de la Universidad de Pensilvania, declara que subir escaleras es el mejor ejercicio para quemar calorías y fortalecer el corazón.

El resultado de su investigación señala que al subir escaleras se queman 250% más calorías que al nadar (por el mismo período); 23% más calorías que al correr; 15% más que jugar tenis; 150% más que jugar boliche; 63% más que al andar en bicicleta; 400% más que al caminar (a tres kilómetros por hora); 94% más que al jugar frontenis. También bajar escaleras es bueno; sin embargo, sólo tiene una tercera parte de la eficiencia para quemar calorías, comparado con el subirlas.

ESTUDIOS DE NUTRICIÓN.   Es necesario insistir una vez más, como ya se ha hecho en otras secciones del libro, acerca de la importancia de que cada persona se prepare en esta rama de estudio: **la nutrición**. No, por supuesto, esto no se refiere a que todos deban ir a la universidad y a la misma carrera durante cuatro o cinco años. El punto es darle mucha importancia. No importa si se es ingeniero, obrero, licenciado, secretaria, comerciante, etc., lo que importa es darse tiempo para seleccionar las obras más adecuadas y estudiarlas.

El ser humano no está regido por los instintos de una manera tan determinante como sucede con los animales, lo cual le ofrece muchas libertades y con facilidad puede hacer cosas que le perjudican. Por tanto, debe estudiar la naturaleza y sus leyes para poder así conocer la solución idónea a cada problema y situación. Debe estudiar su cuerpo, anatomía, fisiología e historia para entender mejor su óptimo camino nutricional. Al no seguir este sendero, caerá irremediablemente en la enfermedad, el sufrimiento y la autoaniquilación.

Éste es el precio de no usar sus potencialidades racionales, sustituto de los instintos, con la cuales la naturaleza le ha provisto.

Tampoco espere resolver todos sus problemas de salud con el médico. Es lamentable, pero algunas investigaciones han revelado varios problemas y deficiencias en ese sentido; "los médicos en general no saben casi nada de nutrición; no conocen, o casi no conocen, los efectos colaterales negativos producidos por las medicinas que se recetan. Los programas en las universidades dejan lagunas en su preparación; la medicina ha tomado un giro comercial y así se realizan operaciones innecesarias, se recetan y venden medicinas con un efecto real dudoso, o se proveen servicios excesivos sin necesidad, pero con un solo objetivo bien definido... **mayores ingresos**".

En una palabra, como ya se insistió en la primera parte del libro, usted debe tomar las riendas de su salud. Lea, investigue, escuche opiniones y razones, **escuche a su organismo**, a la naturaleza, y luego decida su camino.

FIBRA.   La dieta humana en general, hace todavía algunos años, estaba constituida por alimentos naturales e integrales que contenían no sólo los nutrimentos requeridos, sino también la cantidad de fibra necesaria para una correcta función intestinal.

La constipación y demás problemas derivados de ella eran casi desconocidos para el hombre. A medida que avanzó la civilización, y con ella la tecnología, se introdujeron poco a poco en la alimentación humana productos procesados y refinados: harina, azúcar, cereales pulidos, etcétera.

Estos alimentos, al ser sometidos a dichos procesos, no sólo perdían varios elementos nutritivos como la variedad de los minerales y vitaminas que se encuentran en el azúcar mascabado, en la miel o la melaza; la vitamina E (importante factor en la nutrición celular), presente en los cereales, sino que –quizá esto sea lo más grave– la fibra se eliminaba de la dieta significando el principio de una gran serie de problemas del aparato digestivo.

El estreñimiento se convierte en un problema crónico debido a que los restos de las dietas bajas en fibra pasan a través del tracto intestinal con mucha mayor lentitud. Si el consumo de fibra es muy pequeño, los residuos que llegan al colon son eliminados con dificultad, ya que, en lugar de una masa voluminosa fácilmente removible, sólo se encuentra una cantidad pequeña de material pastoso, seco.

En Inglaterra se han realizado estudios en personas habituadas al consumo frecuente de pastelitos, dulces y alimentos refinados, encontrándose que en casos como éstos se requiere más de una semana para que la pequeña masa sobrante de la asimilación de estos productos sea evacuada.

En cambio, en los países en los cuales la gente consume alimentos no refinados ni procesados, el tránsito de la comida a través del tracto intestinal puede reducirse a sólo cuatro o seis horas.

Cuando el estreñimiento se ha vuelto crónico, las heces no eliminadas se endurecen y adhieren a la pared intestinal, formando así divertículos que al inflamarse dan lugar a la diverticulosis.

Recientemente se ha estudiado cómo las enfermedades frecuentes (como el cáncer del colon) en el hombre occidental moderno eran prácticamente desconocidas en los grupos humanos que tenían una dieta integral.

La fibra tiene la capacidad de absorber o retener ciertas sustancias tóxicas o irritantes del organismo, eliminándolas a través de las heces. Entre esas sustancias se encuentra la bilis, que cuando no es eliminada en forma normal es modificada por ciertas bacterias, convirtiéndola en una sustancia capaz de causar cáncer en el colon.

Por otra parte, este tipo de bacterias son mucho menos comunes en los intestinos de aquellas personas cuya dieta no incluye carne y es rica en fibra.

De lo anterior se dedujo que muchos problemas de salud eran debidos a la falta de fibra en la dieta y, como consecuencia, se inició una tendencia casi exagerada a añadir grandes cantidades de salvado en la alimentación.

La celulosa (un polisacárido) es uno de los componentes más importantes de la fibra, casi idéntico al almidón (una de nuestras principales fuentes de energía), cuya única diferencia estriba en el tipo de enlace que une a cada una de sus moléculas.

Nuestro organismo tiene la capacidad de romper los enlaces alfa del almidón, aprovechando así sus elementos nutritivos.

En cambio, no sucede lo mismo con los enlaces beta de la celulosa, ya que nuestro organismo no tiene las enzimas requeridas para romper este tipo de enlace, razón por la cual la celulosa no se digiere, sin que por esto deje de ser importante, como ya hemos mencionado.

Por tanto, la fibra no es un elemento nutritivo, pues no la podemos digerir. Su importancia estriba en absorber agua y bilis durante la digestión, aumentando el volumen del excremento, ayudando así a que éste pueda ser eliminado en forma plena, adecuada y en menor tiempo.

Sin embargo, debe aclararse que la actitud de agregar salvado en la dieta, incrementada recientemente, es la solución ideal para la constipación.

El salvado contiene un ácido, el que al ser consumido en mayor cantidad de la que se encuentra naturalmente en los alimentos integrales puede capturar minerales durante el proceso digestivo, **robándoselos** a nuestro cuerpo, produciendo así deficiencias en zinc, calcio, etcétera.

De ahí que deba usarse con moderación y sólo como un auxiliar para combatir la constipación.

Asimismo, los experimentos demuestran que, cuando el salvado se incluye en la dieta, en forma aislada, en lugar de utilizar alimentos integrales ricos en fibra, se pierden varios de los beneficios obtenidos en la digestión y asimilación de éstos.* Por ejemplo, uno de los beneficios del consumo de dietas integrales es que su fibra disminuye casi dos veces más el nivel de colesterol en la sangre que cuando se ingiere el salvado en forma aislada, aun en el caso de que el consumo de éste sea doble.

* *Véase "Salvado".*

Otro gran beneficio del consumo de alimentos integrales, mencionado varias veces a lo largo de la obra, es la obtención de todos los nutrimentos: por supuesto, las proteínas, los ácidos grasos esenciales, los hidratos de carbono, las vitaminas, los minerales y, desde luego, la fibra.

Se debe mencionar también otro tipo de fibra importante, la pectina, un hidrato de carbono hidrosoluble pero resistente a las enzimas digestivas.

La pectina se encuentra en la mayoría de las frutas, especialmente en las manzanas, el mamey y muchos vegetales; tiene la capacidad de absorber agua dentro del organismo, dando volumen y suavidad a las heces, facilitando de esta manera su eliminación; y posee compuestos que ayudan a disminuir el nivel de colesterol en el organismo.

Para concluir, podemos decir que los tipos ideales de fibra más benéficos para el intestino, especialmente cuando hay problemas de estreñimiento crónico, son las fibras suaves y mucilaginosas, como la pectina, ya mencionada.

La semilla de la linaza es esencialmente benéfica en estos casos, ya que tiene la capacidad de suavizar y lubricar el tracto intestinal evitando la constipación.

Cuando el estreñimiento es crónico, se aconseja tomar una cucharada de semilla de linaza remojada durante 20 minutos en agua caliente, dos veces al día. También se puede comer seca, masticándola perfectamente, o molida previamente y mezclada en agua o jugo.

Recuerde, sin embargo, que la forma ideal para obtener la fibra es a través de una alimentación integral.

GEOTERAPIA. BARRO (SUS APLICACIONES).

La geoterapia es el empleo del barro (arcilla) con fines medicinales. Su capacidad terapéutica estriba en el poder desinfectante, calmante, purificador, cicatrizante, vitalizador, etc., debido a las sustancias magnéticas, químicas y radiactivas que posee.

La geoterapia, al igual que la hidroterapia y la helioterapia, provoca en el organismo reacciones térmicas, circulatorias y nerviosas, las cuales, aunadas a las características ya mencionadas, hacen del barro un excelente auxiliar en muchos problemas de salud como los siguientes:

- Corrige problemas digestivos: flatulencia, acidez, mal aliento, úlceras.
- Es excelente en la disolución y extracción de tumores.
- Es un gran descongestionante; normaliza los estados febriles.
- Es un desinflamante magnífico en el tratamiento de lesiones, golpes, quemaduras.
- Es una terapia maravillosa en heridas, úlceras, llagas, etc., gracias a su poder desinfectante.
- Es un descongestionante excelente, aplicado sobre cualquier órgano (hígado, riñones, estómago); su efecto es prodigioso.

Modo de empleo:

- Se busca, primero, que el barro a utilizar esté limpio de estiércol, basura, suciedades; por tanto, debe usarse el barro extraído de lo profundo. Puede ser rojo, negro, gris, verde.
- Se amasa el barro con la cantidad necesaria de agua o té (árnica, cola de caballo), dándole la consistencia de una mezcla espesa, no dura.

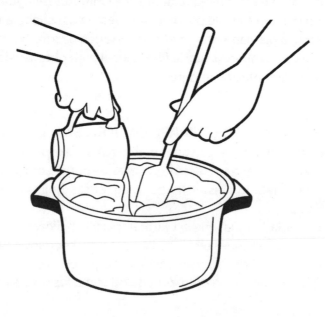

- Se extiende la cataplasma (de dos a cuatro centímetros de espesor) sobre un lienzo (tela de algodón o una toalla vieja o periódico).

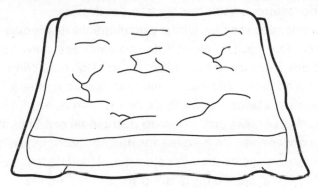

- Se aplica la cataplasma sobre la zona afectada; se cubre con un paño de lana o tela gruesa y seca y se asegura para que no se caiga.
- Si la cataplasma se aplica en procesos inflamatorios agudos, se renovará cada hora.
- Cuando la cataplasma de barro se coloca sobre el vientre y riñones, su acción se prolonga mientras se mantenga húmeda y caliente. Se puede dejar durante la noche, hasta que se seque.
- Si la cataplasma se aplica en la cabeza o en zonas delicadas, como los ojos, primero se coloca una tela de gasa sobre la región.
- Si el barro se usa en afecciones locales, se recomienda, para mayores y rápidos resultados, aplicarlo también sobre el vientre, así se normalizará la función del aparato digestivo, base de la salud.
- Si no se dispone de barro, o por alguna circunstancia no se puede aplicar, entonces se recurrirá a las compresas al vientre y locales.*

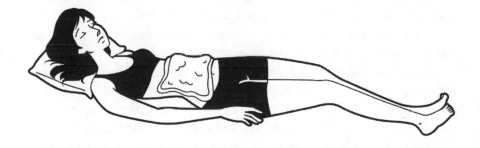

* *Véase "Hidroterapia".*

GERMINADOS. Las semillas tienen, al germinar, la maravillosa capacidad de multiplicarse en una forma asombrosa; se puede obtener casi un frasco de un litro con sólo tres cucharadas de ellas.

Los germinados son muy fáciles y económicos de producir; se desarrollan en cualquier lugar únicamente con agua, aire y a veces un poco de sol. De dos a seis días, las semillas están listas para comerse; no se necesita terreno para cultivarlas ni maquinaria para arar; requieren muy poco trabajo y cuidados, y su costo de producción es bajísimo. Además, al germinar las semillas, su contenido nutricional cambia asombrosamente y se obtienen en los germinados muchos nutrimentos que en las semillas como tales no existían. Por ejemplo, el frijol de soya no contiene vitamina C, pero al dejarlo germinar por 72 horas, media taza de esos germinados contienen ya el equivalente de vitamina C de seis vasos de jugo de naranja. La avena germinada por cinco días contiene 500% más vitamina B6, 600% más ácido fólico (B9), 10% más vitamina B1 y 1 350% más vitamina B2 que la avena sin germinar.

Los germinados son, por lo general, una fuente excelente de vitaminas A, C, D y E, complejo B, calcio, magnesio, fósforo, potasio, sodio, silicón.

Una taza de germinados de soya contiene seis gramos de proteínas, de las cuales tres gramos son utilizados por el organismo. Asimismo, contienen un alto nivel de azúcares simples, convirtiéndolos en fuente de energía instantánea, es decir, estos monosacáridos requieren muy poco trabajo digestivo y entran al torrente sanguíneo casi de inmediato. Por otra parte, los nutrimentos de los germinados son muy estables, pues no se afectan al deshidratarlos o congelarlos.

Pero, ¿de dónde se obtienen dichos nutrimentos al germinar la semilla, si muchas veces no existen en ella? Todos estos nutrimentos cumplen, por supuesto, con la ley física de que: "nada se crea, nada se destruye, todo se transforma". Durante el proceso de germinación, las grasas y los almidones de la semilla son convertidos en azúcares simples, proteínas, vitaminas, etc., con la ayuda del aire y agua.

La semilla está dividida en dos partes básicamente: el embrión (copia en miniatura de la planta) y el endosperma (dotación y almacén completo de hidratos de carbono, aceites y proteínas). Cuando las condiciones ambientales son adecuadas (temperatura, aire, humedad), la semilla germina, es decir, el embrión se alimenta del endosperma hasta que sus raíces van al suelo y sus hojas se abren al sol.

Durante este proceso, gran parte del contenido inactivo del endosperma se convierte en otros nutrimentos, y es, en esta metamorfosis, en donde reside la clave del valor alimenticio de los germinados. Si se consumen éstos después de la transformación del endosperma en múltiples vitaminas, enzimas, aminoácidos, etc., y antes de que el embrión tenga oportunidad de consumir dichos nutrimentos, se estará obteniendo un producto de valor nutritivo muy grande.

Esto no es ningún descubrimiento ni una nueva idea, como tampoco lo fueron en su momento las descripciones de germinados que datan del año 2930 a C., en un libro (atribuido a un emperador chino) donde se habla del gran valor alimenticio de los mismos. A pesar de conocer los germinados, su valor nutricional y todas sus cualidades ya descritas por más de 5 000 años, es una tristeza ver que casi no se consumen, y que en el mundo muchas personas mueren de hambre y otras, muchos millones más, viven mal nutridas mientras esa barata, fácil e increíble fuente de energía nutricional duerme por un lado.

Hay muchas maneras de comer los germinados. La forma clásica es en ensaladas, pero también se pueden cocinar al vapor por uno o dos minutos, aderezándolos luego a su gusto, si se agregan a las sopas al final de su cocción, enriquecen el sabor y calidad nutricional de éstas. También, se pueden usar en la preparación del pan o con cereales, jugos, nueces, yogur, etc. Recuerde solamente no cocinarlos mucho, ya que las altas temperaturas destruyen algunas enzimas, vitaminas, etcétera.

Su contenido de aminoácidos esenciales mantiene los mismos parámetros que los cereales y las leguminosas en sí, es decir, éstas son ricas en lisina pero tienen un contenido muy bajo de metionina, y con los cereales sucede exactamente lo opuesto; por tanto, para aprovechar al máximo los aminoácidos de los germinados, se deben combinar con otros alimentos para formar así proteínas completas.*

Los germinados poseen además muchas enzimas; esto los hace muy recomendables, sobre todo en la vejez, cuando la síntesis de enzimas del cuerpo tiende a disminuir.

Los contenidos de proteína cruda y aminoácidos de la lenteja, la alfalfa y el trigo son los siguientes:

* *Véase "Proteínas".*

Aminoácidos	Lenteja	Alfalfa	Trigo
Proteína cruda	28.36	45.97	13.29
Histidina	2.51	1.01	1.29
Arginina	4.62	5.15	2.88
Ácido aspártico	11.92	10.78	5.87
Serina	2.99	2.66	2.21
Ácido glutámico	11.4	10.71	18.34
Prolina	3.2	3.03	6.34
Glicina	2.89	2.84	3.89
Alanina	2.36	2.29	4.12
Cisteína	1.15	4.84	3.57
Tirosina	2.12	2.08	2.14
Lisina	6.15	4.73	1.73
Treonina	2.42	2.28	2.02
Valina	4.05	3.39	4.04
Metionina	0.49	1.09	1.40
Isoleucina	3.28	2.45	3.19
Leucina	7.85	6.30	5.74
Fenilalanina	3.88	3.23	3.43
Triptófano	0.29		0.58
Amoníaco	2.51	3.35	4.15

La elaboración de los germinados es muy sencilla. Se requieren los siguientes elementos:

- Un frasco de vidrio, de un litro, de boca ancha.
- Tres cucharadas de semilla bien lavada (lenteja, soya, alfalfa, garbanzo).
- Medio litro de agua.

1. Se vacían las semillas en el frasco y se dejan remojando toda la noche en agua simple.

a) Se cubre la boca del frasco con un cuadrito de gasa o tela delgada y se sujeta con una liga o cinta para que no se caigan las semillas y no entren los insectos o el polvo en el frasco.

2. A la mañana siguiente se escurre el agua sin destapar el frasco.

a) Se enjuagan las semillas.
b) Se vuelven a escurrir.
c) Se acomodan las semillas a lo largo de la pared del frasco.
d) Se dejan reposar en un lugar (la alacena) donde no les dé la luz directa.
e) Utilice el agua donde se han remojado las semillas en la preparación de algún caldo o sopa, ya que es rica en vitaminas.

3. Se enjuagan de nuevo, al día siguiente, las semillas.

a) Se escurren y acomodan otra vez las semillas en la pared del frasco para que sigan germinando.
b) Se repite este último paso uno o dos días más y estará listo para comerse cuando el brote tenga dos o tres centímetros de largo y/o la semilla suelte la cáscara.

Estos germinados se utilizan en ensaladas, atoles, aguas, guisados, sopas.

Es recomendable exponer los germinados a la luz solar indirecta, alrededor de dos horas, cuando ya estén listos, para que se forme la clorofila en las hojitas. Esto favorece además el aumento de vitamina C y les da un sabor agradable.

Es importante que las semillas destinadas para germinados estén libres de fungicidas, insecticidas, etc. Asegúrese de ello, ya que estos productos químicos son sumamente nocivos para la salud. Los lugares más seguros para comprarlas son los mercados o tiendas de nutrición y no donde venden artículos para los agricultores, pues con frecuencia esas semillas están fumigadas.

HARINAS (PANES) INTEGRALES.

En esta sección se incluye un simple recordatorio acerca del cual se ha insistido ya en otras secciones del libro: la importancia de dejar de consumir harina blanca, refinada, que no contiene salvado y está desprovista de varios minerales, vitaminas y proteínas eliminados en su procesamiento.

La harina blanca refinada conduce a la constipación, la gordura, la mala nutrición y las enfermedades. El cuerpo gasta más de algunos nutrimentos para poder procesar las harinas refinadas que los que éstas aportan. Por ejemplo, es como pedir prestado con 20% de interés para invertir en algo que sólo redituará 10%; esto, tarde o temprano, lleva al fracaso.

En cuanto a los minerales, la harina integral posee 416% más hierro, 909% más cobalto, 313% más cobre, 192% más molibdeno que la harina refinada. La presencia del salvado en la harina integral ayuda a mejorar la digestión, mantener una buena limpieza intestinal y eliminar las heces fecales con facilidad.

El arroz integral es otro ejemplo: contiene 200% más calcio, 400% más vitamina B1, 500% más hierro, 2 000% más vitamina B2, 200 más proteína que el arroz blanco.

Recuerde, por último, revisar bien el pan integral que compra, pues existen varios panes llamados integrales que contienen, en su mayoría, harina refinada combinada con un poco de salvado y/o harina integral.

HIDROTERAPIA.   La hidroterapia ha sido usada, desde tiempos inmemoriales en las grandes civilizaciones, en el tratamiento de diversos padecimientos.

Hipócrates, el padre de la medicina, así como otros grandes de la Antigüedad como Galeno, Celsus, etc., elogiaban en gran manera las propiedades curativas del agua.

En los tiempos modernos, son varios y muy sobresalientes los hombres que han logrado maravillas con las aplicaciones terapéuticas de este elemento, entre ellos están Sebastián Kneipp, Vicente Priessnitz, Rikli, Just, el padre Tadeo, Manuel Lezaeta Acharán.

La hidroterapia es una técnica terapéutica (de curación) que trata de estimular la eliminación de tóxicos, activando la piel con el uso del agua. La hidroterapia es un medio excelente, y una ayuda invaluable en la prevención y cura de las enfermedades.

Con el uso del agua fría, o caliente, o del vapor, según sean las circunstancias y los efectos buscados, se pueden manipular, hasta cierto punto, las reacciones en el cuerpo, sus eliminaciones, su circulación sanguínea, etc., para llevarlo más rápido a la eliminación de tóxicos que permita el restablecimiento de su homeostasis.

Así pues, el agua fría empleada como agente externo es un estimulante de la energía vital, debido a que la reacción que provoca en el organismo atrae el calor interior a la piel, acelera el cambio orgánico, estimula la acción de las defensas y favorece las eliminaciones tóxicas. Como dice Vicente Priessnitz: "Cuando se emplea agua fría no es el frío el que cura sino al contrario, es el calor producido por reacción contra el frío; el agente curativo es la misma naturaleza". Por tanto, la curación se efectúa activando el mecanismo de eliminación de residuos y asimilando nuevos e indispensables elementos, es decir, un cambio orgánico. De ahí que el mismo Priessnitz dijera: "Las enfermedades se curan mejor por fuera que por dentro".

La hidroterapia comprende el uso de compresas para estimular un área determinada; de baños de agua fría y/o caliente para estimular el cuerpo en general, como lo hacen también los baños de vapor, de sol (ambos combinados con agua fría); de paquetes, en los cuales se envuelve, literalmente, una sección mayor o menor del cuerpo.

La piel es uno de los órganos de eliminación de que está provisto el organismo. Sus eliminaciones son gaseosas, líquidas y sólidas.

La eliminación líquida consiste en el desprendimiento de ácido carbónico, sulfúrico, úrico y otros productos finales del metabolismo. Esta eliminación se realiza a través de la transpiración, medio excelente para desechar tóxicos, los cuales son similares a los excretados en la orina, aunque con un mayor grado de concentración.

La eliminación sólida se presenta a través de la constante renovación de la epidermis; la **piel vieja** se desprende en forma de polvo fino seco.

La piel representa la quinceava parte del peso del cuerpo humano, al cual cubre casi por completo; esto, combinado con la capacidad depurativa del organismo, la convierten en un medio ideal para promover y estimular eliminaciones regulares y cotidianas de tóxicos (razón por la cual se le considera un tercer riñón), que de otra manera permanecerían por mayor tiempo dentro del cuerpo creando problemas de salud. Asimismo, gracias a sus funciones de absorción, la piel es como un tercer pulmón, por lo que su limpieza, estimulación y buen trabajo son vitales para el cumplimiento de dichas funciones.

Las reglas a observar en la aplicación de la hidroterapia son las siguientes:

1. Cepille, masajee, friccione o haga ejercicio, si la piel o los pies están fríos, con el fin de hacerlos entrar en calor. Tome en cuenta que deben estar calientes.
2. Abríguese o haga ejercicio después de la aplicación de agua fría, dado que es importante que después haya la reacción de calor después. Recuerde, el efecto curativo del agua se logra por la reacción de calor provocada después del baño.
3. Haga todas las aplicaciones de hidroterapia con el estómago vacío (antes de las comidas o tres horas después de éstas), con excepción de la compresa fría o barro al vientre, las cuales no sólo pueden hacerse inmediatamente después de comer, sino que además aplicadas después de la comida ayudarán a una mejor digestión y evitarán gases y flatulencias.
4. La mujer deberá suspender cualquier tratamiento de hidroterapia durante los días de menstruación, para no alterar este proceso natural de por sí depurativo.

Baño de asiento (o de tronco)

La duración del baño será de 15 a 20 minutos.

El paciente se sienta en una tina de tal forma que el agua cubre hasta el ombligo; las piernas quedan fuera.

Se puede agregar hielo para enfriar más el agua y lograr que la reacción sea mayor. Una vez transcurrido el tiempo indicado, hay que secarse y vestirse o abrigarse en la cama para provocar la reacción de calor.

El baño de asiento favorece la digestión, ayuda a mejorar el funcionamiento de los órganos del bajo vientre y es excelente en el tratamiento de dolores de cabeza, etcétera.

Recuerde que la mujer debe suspender este y todos los tratamientos de hidroterapia durante los días de menstruación.

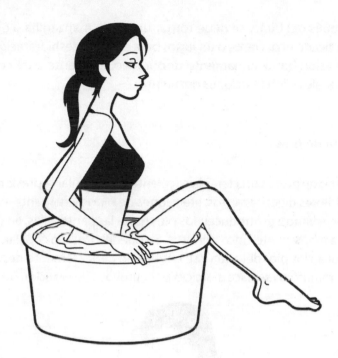

Baño de calor creciente

El baño de calor creciente se realiza en la misma forma que el baño de asiento (o de tronco), sólo que en éste el agua deberá estar lo más caliente que la soporte el paciente.

Se recomienda que el paciente se cubra con una manta o gabán, desde el cuello hasta el piso, para evitar que el vapor escape y se pierda el calor.

Una vez que el cuerpo se ha adaptado al calor del agua, se agregará un poco de agua aún más caliente, la cual se tendrá en una olla al lado de la tina. Cada tres o cinco minutos aproximadamente se añadirá el agua más y más caliente, aumentando, en forma paulatina, la temperatura y provocando con ello la sudoración y por ende una gran desintoxicación.

Transcurridos los 30 minutos de este baño, el paciente deberá secarse procurando no enfriarse y se meterá a la cama bien abrigado para continuar la sudoración.

Se conseja hacer este baño por la noche para ya no enfriarse o bien cuando el paciente no salga de la cama por varias horas.

Después del baño, se debe tomar un té (de manzanilla u otro que tenga indicado el paciente o un jugo) para evitar la deshidratación.

Éste es un baño sumamente depurativo, excelente para combatir cólicos renales e inflamaciones del vientre.

Baño frío de pies

El baño frío de pies es una terapia excelente para regular la presión, en cefaleas (dolores de cabeza), tos, afecciones de oídos y garganta, etcétera.

En este baño, se introducen los pies hasta las pantorrillas, en una tina con agua fría, durante cinco minutos. Se pueden frotar o cepillar.

Se sacan los pies del agua y se envuelven perfectamente descansando unos minutos o se hace ejercicio para provocar la reacción de calor.

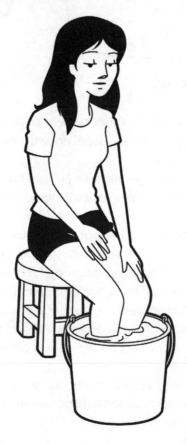

Baño caliente de pies

Este baño se realiza igual que el baño frío de pies, sólo que se usa agua caliente y se cubre la tina con una manta, sobre las piernas, para evitar que el calor escape.

En este baño es muy conveniente frotar las piernas hasta las rodillas con un estropajo mientras se tienen sumergidos los pies en el agua caliente. Cada dos o tres minutos se agregará agua más caliente, la cual se tendrá para este propósito en una olla, junto a la tina.

Después de 15 minutos, se sacan los pies del agua, se envuelven muy bien en una toalla cuidando de que no se enfríen; luego, se abrigan para estimular la sudoración.

Este baño deberá hacerse por la noche o cuando el paciente no salga de la cama por varias horas.

Baño genital

Para realizar este baño se llena una tina con agua fría hasta la mitad. Si se agregan hielos al agua será mejor, pues recuerde que, cuanto más fría esté, mayor será la reacción benéfica en el organismo.

El paciente se sienta en una tabla, la cual se coloca encima de la tina o en un banquito al lado de la misma. El cuerpo del paciente queda totalmente fuera del agua. Si se cuenta con un bidé, éste se llena con agua hasta las tres cuartas partes; el paciente se sienta en el borde.

La mujer debe mojar sus partes genitales externas suavemente con abundante agua y la ayuda de una tela de algodón, que empapará una y otra vez durante 15 minutos. Transcurrido el tiempo, debe secarse, vestirse o arroparse bien para provocar la reacción térmica. Este baño, como los anteriores, se suspende durante los días de la menstruación.

El hombre debe tomar el pene con una mano extendiéndolo con suavidad y con la otra frotará suavemente la parte inferior del mismo y los testículos hasta el prepucio, con una tela de algodón y abundante agua, por espacio de 15 minutos. En seguida deberá secarse y vestirse.

Es frecuente que al cabo de varios de estos baños se presenten erupciones en esa zona o, en la mujer, flujos vaginales. No se alarme, pues en este caso son signos favorables de desintoxicación.

Los baños genitales son recomendables sólo para los adultos y, en algunos casos, para los jóvenes; los niños utilizarán el baño de asiento o la frotación.

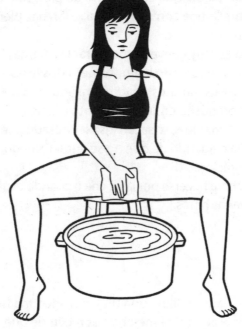

Baño de vapor

Este baño se emplea con el fin de provocar, por medio de la acción del vapor, una mayor afluencia de sangre hacia el exterior, acelerando los fenómenos de cambio orgánico, asimilación y eliminación de sustancias nutritivas y elementos tóxicos.

Por lo general, es una terapia excelente en las enfermedades crónicas, ya que, al congestionar la piel con esta mayor irrigación sanguínea, se descongestionan los órganos internos y las mucosas, equilibrando la temperatura, mejorando así el estado de salud.

El principal beneficio, como en todos los casos de hidroterapia, es la reacción nerviosa y circulatoria que provoca el agua fría al ser aplicada sobre la piel caliente.

Para obtener beneficios óptimos, se aplica una ducha o una ablución de agua fría aproximadamente cada 10 minutos mojando el cuerpo con una tela de algodón; primero, se mojan los pies; luego, las piernas y así de abajo arriba, enjuagando la manta con frecuencia. Si se ducha, deberá mojarse el cuerpo en ese mismo orden. Se vuelve al vapor, sin secarse, y una vez que el cuerpo está caliente, se aplica la ablución nuevamente. Se regresa al vapor, se aplica otra vez la ablución; y así sucesivamente, durante 40 o 60 minutos.

Al final debe darse una ducha completa. Si no se dispone de un baño de vapor, puede suplirlo por un baño de sol.

Baño vital

En el baño vital, al igual que en el baño genital, se llena la tina hasta la mitad con agua fría. Si se agregan hielos al agua, será mejor, pues recuerde que, cuanto más fría esté, mayor será la reacción benéfica en el organismo.

El paciente se sienta en una tabla, la cual se coloca encima de la tina. El cuerpo del paciente debe quedar totalmente fuera del agua. Si se cuenta con un bidé, éste deberá cubrirse con agua en sus tres cuartas partes; luego, el paciente se sienta en el borde del mismo.

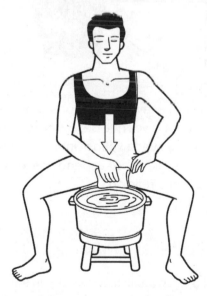

La aplicación de agua fría se hace con un lienzo suave de algodón o un recipiente pequeño para no tocar la piel, a la que sólo el agua debe tocar.

El área a mojar comprende desde el ombligo hasta el pubis. El baño tiene una duración de 15 o 20 minutos o bien antes si hay sensación de frío. En seguida, el paciente debe secarse bien y vestirse o arroparse en la cama para provocar la reacción de calor.

También resulta muy práctico realizar este baño de pie, frente al lavabo.

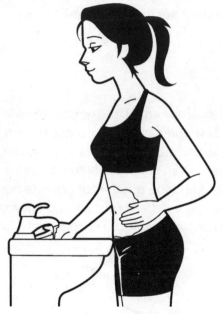

Este baño estimula la actividad funcional y depurativa de todos los órganos del bajo vientre, a la vez que descongestiona la cabeza y los pulmones. Se considera una ayuda valiosísima en todas las terapias. Éste, al igual que los otros baños, debe suspenderse, en el caso de la mujer, durante los días de la menstruación.

Compresa al cuello

La compresa al cuello es un auxiliar excelente en afecciones de los oídos, ojos, garganta, dolores de cabeza. En esta compresa, como en cualquier otra, se utiliza una tela de manta o franela del tamaño necesario para que al doblarla a lo largo en cuatro partes dé una vuelta al cuello.

La tela se moja en agua fría, se exprime y se coloca alrededor del cuello; luego, se envuelve con otra tela seca (algodón o paño de lana) para que guarde el calor y provoque la reacción benéfica.

La compresa se deja de tres a cuatro horas o durante la noche.

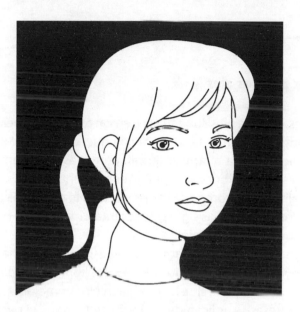

Compresa dorsal

Esta compresa es una terapia excelente para personas nerviosas, en casos de insomnio, neurastenia.

Para esta compresa se necesita una tela de algodón previamente doblada en cuatro partes (su ancho debe ser aproximadamente de 15 centímetros), la cual se moja en agua fría y se exprime.

La compresa se aplica cuando el paciente se encuentra acostado boca abajo, desde la cabeza hasta el cóccix. Una vez aplicada la compresa, se cubre con una tela seca de algodón o paño de lana y encima un cobertor. Al cabo de 15 minutos, la compresa se enjuaga de nuevo para enfriarla y aplicarse otra vez. Así, se repite tres veces; después, se retira. El paciente debe arroparse bien para provocar la reacción.

La compresa dorsal también se puede aplicar con barro (dos centímetros de espesor). En este caso, se deja hasta que seque.

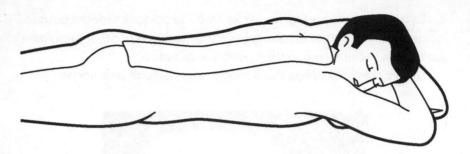

Compresas para los ojos

Las compresas en los ojos son eficaces en casos de inflamación, congestión, conjuntivitis, granos. Pero no olvide que, como en toda enfermedad, lo esencial es una terapia integral, ya que estos tratamientos sólo son auxiliares, aunque brindan resultados excelentes.

Para realizar estas compresas se prepara un té de alguna (o la combinación de dos o tres) de las siguientes plantas: manzanilla, hinojo, rosas, gordolobo, malva, ruda o violetas.

Para cada medio litro de agua se necesitan dos cucharadas de la mezcla. Una vez que el té ha sido colado, se separa en dos partes; una se utiliza caliente, la otra fría; si se le agregan hielos es mejor.

Las compresas se aplican de la siguiente manera: el paciente se recuesta; luego, aplica un pañuelo de algodón mojado y exprimido en el té frío, sobre sus ojos; después, coloca una toalla seca encima de la compresa para conservar el calor.

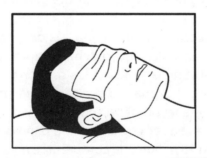

Cuando han pasado cinco minutos, se moja otro pañuelo en el té caliente y se aplica sobre los ojos, retirando antes el primer pañuelo. En seguida, se cubre el nuevo pañuelo con la toalla seca. Y, cinco minutos más tarde, se cambia otra vez por la aplicación fría. Estos cambios se repiten en forma sucesiva, hasta completar 25 o 30 minutos. Debe procurarse que la última compresa sea la fría. Al terminar, se retira ésta y se deja la toalla seca, durante cinco minutos, sobre los ojos.

Este tratamiento se puede repetir dos o tres veces al día, según sea la seriedad de la afección. Cuando por alguna causa esta terapia no puede realizarse, se aplica un pañuelo mojado solamente en agua, lo más fría posible, y se enjuaga cada cinco minutos.

Compresa al vientre

La compresa al vientre tiene como finalidad refrescar y descongestionar el aparato digestivo; colabora en una mejor digestión y evacuaciones plenas; ayuda a combatir los gases y las flatulencias y, de una forma óptima, la inflamación del vientre, tan común hoy en día debido a la vida insana que lleva la mayoría de las personas.

Para aplicar esta compresa se utiliza una tela de algodón (manta o franela), doblada en cuatro partes, que abarque todo el vientre. La tela se moja en agua fría; se exprime (no mucho); y se aplica sobre el vientre, colocando encima otra envoltura seca (algodón o paño de lana) para que guarde el calor y provoque la reacción benéfica. En tiempo de calor o cuando haya fiebre se puede aplicar mojada en agua de hielo.

La compresa se retira una vez que haya secado (de tres a cuatro horas). Si se aplica de noche, entonces se retira la envoltura hasta el día siguiente, por la mañana.

Esta compresa (envoltura) aplicada después de comer mejorará enormemente la digestión, evitando a la vez agruras y acidez; por la noche, ayudará a tener un sueño más reparador.

Para los niños, también es una terapia sencilla y muy útil, ya que al normalizarles a diario la temperatura corporal se evitarán parasitosis, infecciones intestinales y fiebres, permitiendo así un mejor desarrollo.

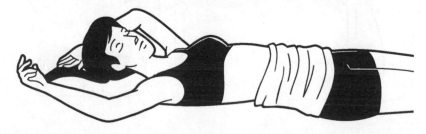

Compresa local

Esta compresa se aplica sólo en la parte afectada.

En la aplicación de esta compresa se sigue el mismo procedimiento que para las anteriores.

Frotación

La frotación es una terapia muy sencilla; brinda excelentes beneficios, dado que normaliza la circulación sanguínea, evita el congestionamiento y la fiebre internos, y favorece la nutrición de la piel y órganos con una adecuada afluencia de sangre; fortalece y tonifica el sistema nervioso, ayuda en caso de insomnio; cuando hay fiebre e infecciones también es muy importante.

Esta compresa favorece las eliminaciones, activando, sobre todo, los riñones y reduciendo su trabajo considerablemente, ya que a través de la piel se desechan muchas sustancias nocivas, las cuales se eliminan por los poros.

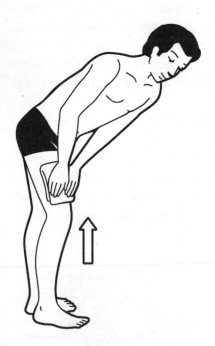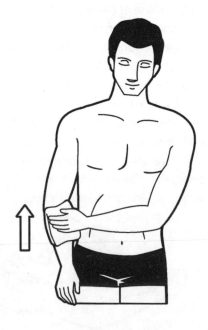

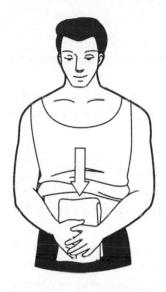 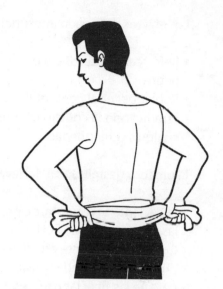

La frotación se realiza con una manta o franela de algodón de 50 a 80 centímetros, aproximadamente, para manejarla en forma adecuada.

La tela se moja con agua fría en una tina (para tal propósito); después, se exprime un poco. Una vez hecho esto, se empieza a frotar la planta del pie derecho, por ser la zona más alejada del corazón, y evitar así un impacto desagradable y quizá nocivo. En seguida, se va ascendiendo por la pantorrilla y el muslo; se enjuaga la toalla y se vuelve a exprimir un poco; entonces, se pasa a frotar la pierna izquierda de la misma manera.

Luego, se enjuaga otra vez la toalla y continúa la frotación en los glúteos, la espalda, los brazos, el pecho, el cuello y la cara. La toalla debe enjuagarse con cierta frecuencia.

Una vez terminada la frotación, el paciente debe vestirse de inmediato o abrigarse por un momento en la cama para provocar la reacción de calor en la piel.

Lavado intestinal (lavativas o enemas)

La lavativa o enema es una irrigación intestinal que puede limitarse sólo al recto o extenderse por el intestino grueso hasta la válvula íleo-cecal del ciego.

Los efectos del lavado intestinal son:

- Refrescar el intestino y descongestionarlo, ayudando en casos de fiebre.
- Reblandecer el contenido del intestino; favorecer la evacuación erradicando la constipación intestinal, causa muy importante en cualquier enfermedad.

El proceso de aplicación del lavado intestinal es el siguiente:

- El paciente se recuesta, de preferencia sobre su lado izquierdo, con las piernas un poco flexionadas.
- Cuando el paciente está listo, se introduce la cánula del irrigador, previamente untada con aceite o crema; esto se hace con suavidad para no lastimar las paredes del recto. (La cánula, el irrigador, la bolsa o depósito para el agua se adquieren en una farmacia.)
- Una vez colocada la cánula, se deja penetrar el agua, reteniéndola el máximo tiempo posible para permitir que realice el efecto deseado, de reblandecer y refrescar el intestino; la evacuación seguirá después.
- La cantidad de agua a introducir variará de acuerdo con la edad del paciente y el padecimiento del mismo. Si el paciente es un bebé se comprará una perita (también en la farmacia), no un irrigador; la cantidad de agua que ésta absorba será suficiente. En el caso de los niños más crecidos, se aplicará medio litro de agua y, para los adultos, un litro.

El agua a temperatura natural es excelente para estas aplicaciones, pero si se quiere hacer más estimulante la acción se agregará una cucharada de glicerina o el jugo de un limón.

Un enema con té de manzanilla, ya frío, también ofrece resultados excelentes.

Cuando la fiebre es demasiado alta, la constipación es severa y casi no se evacúa nada aun después del enema, entonces conviene repetir la aplicación.

Existe una fórmula muy efectiva para realizar un enema de limpieza profunda, recomendado, sobre todo, en casos de estreñimiento crónico o como tratamiento inicial de cualquier enfermedad. Dicha fórmula consiste en:

- Hervir cuatro cucharadas de semillas de linaza en dos litros de agua, a fuego lento; dejar que hierva durante 15 minutos.
- Dejar enfriar, colar y agregar ½ vaso de jugo de limón.
- Aplicar el lavado intestinal como se indicó anteriormente.

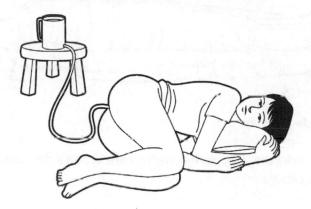

Nota: Cualquiera que sea el lavado intestinal que se elija, siempre deberá hacerse con el estómago vacío o tres horas después de tomar los alimentos y nunca cuando haya cólicos o inflamación intestinal.

Paquetes

Existen diferentes tipos de paquetes, según la parte del cuerpo que se desee envolver.

Paquete completo

Va de los sobacos a las plantas de los pies; es muy útil cuando hay fiebre intensa o intoxicación.

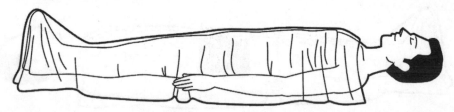

Paquete medio

Abarca desde los sobacos hasta las rodillas; descongestiona pulmones, riñones, hígado, corazón y aparato digestivo en general.

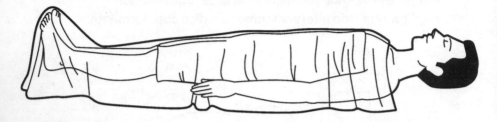

Paquete de piernas

Cubre de la cintura a las plantas de los pies; ayuda a descongestionar el pecho y la cabeza.

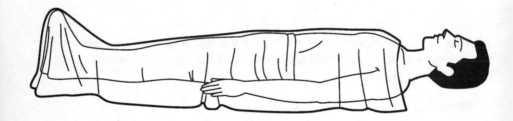

Paquete de rodillas

Como su nombre lo indica, va desde las rodillas hasta las plantas de los pies; descongestiona, principalmente, los órganos del bajo vientre; es excelente cuando hay várices o hipertensión arterial.

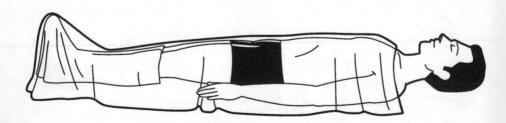

La aplicación de estos paquetes, como en los casos de hidroterapia, requiere una tela de algodón (manta o franela) del tamaño justo para que al doblarlo en dos partes se cubra la parte del cuerpo correspondiente al paquete que se va a aplicar.

La tela se moja en agua fría (si es necesario, con hielo en caso de fiebre muy alta o en época de calor); luego se exprime; después, se dobla en dos y se envuelve alrededor de la zona deseada. Encima, se coloca otra tela seca (algodón o paño de la lana) y se envuelve; en seguida, se cubre con una cobija o sarape para provocar la reacción de calor, finalidad de estos tratamientos.

Recuerde: al hablar de las reglas para aplicación de la hidroterapia dijimos que en cualquier aplicación se debe vigilar que los pies estén calientes, si no es así deberá hacerse ejercicio o darse masaje previamente.

El paquete se retira aproximadamente una hora después, sacando el lienzo húmedo por debajo de la(s) cobija(s) para evitar un enfriamiento. El paciente permanecerá bien abrigado durante media hora o más.

Vaporizaciones

Este baño de vapor sobre cara, cuello y pecho brinda excelentes resultados en afecciones de estas zonas; por tanto, es muy recomendable en inflamaciones de garganta, bronquios, pulmones.

Este tratamiento requiere de siguientes pasos para su realización:

- Se hierven dos litros de agua.
- Cuando el agua suelta el hervor, se añade eucalipto o gordolobo, o ambas (100 gramos aproximadamente).
- Se tapa el recipiente y se deja hervir, a fuego lento, durante 10 minutos.

Cuando ya no está muy caliente el té, el paciente se coloca frente a la olla, ya destapada, sobre una mesa, con el pecho descubierto y una manta sobre la cabeza, formando una tienda para que no escape el calor, cuidando de no quemarse.

La vaporización deberá durar 20 minutos, al cabo de los cuales se pasa un paño mojado en agua fría por la piel para secar la transpiración. En seguida, el paciente debe abrigarse en la cama.

Este tipo de vaporizaciones se puede aplicar también en afecciones locales, por ejemplo: cuando hay dolor de oídos, lesiones en la piel, tumores, golpes. Si se trata de dolor de oídos, se forma un cucurucho sobre el recipiente de tal forma que el vapor llegue al interior de la oreja a través del orificio menor del cucurucho. En el caso de las lesiones de la piel, golpes, etc., el vapor se enfoca a la región afectada; las plantas a utilizar serán cola de caballo, árnica y fenogreco.

HIGIENE DE LOS ALIMENTOS. Las frutas y las verduras deben lavarse muy bien para evitar la ingestión de productos tóxicos al organismo (pesticidas, fumigantes, abonos químicos), consecuencia de la aplicación excesiva de los mismos en el cultivo de los alimentos y la fuerte contaminación.

El uso de tres tipos de cepillos (suave, semiduro y duro), en la cocina, será de gran utilidad para este propósito. Con ellos se pueden lavar las verduras perfectamente, dependiendo de su consistencia: suave como las hojas; dura como los tubérculos. Las verduras han de comerse con todo y corteza, lo cual resulta ideal, ya que muchas de ellas tienen debajo la mayoría de sus nutrimentos, deberán lavarse con cuidado antes de cocerse.

Las verduras que han de ingerirse crudas, como las verduras de hoja, además de lavarse perfectamente deberán desparasitarse. Para desparasitar las verduras, se pone el agua necesaria para cubrir las verduras, en un trasto hondo. Se agrega una cucharadita de sal de mar por cada litro de agua. Se deja disolver y se procede a colocar las verduras, las cuales se dejarán reposando de 10 a 15 minutos como máximo.

La sal ejerce sobre las células una presión osmótica que destruye huevecillos y parásitos, pero también puede destruir vitaminas y minerales, de ahí que no se deba exceder el tiempo de desparasitación. Una vez transcurrido este tiempo, se escurren las verduras y se enjuagan cuidadosamente en agua purificada, de preferencia bajo el chorro del agua (si se tiene purificador) para que por la reacción mecánica de ésta se eliminen los restos de huevecillos y parásitos y la verdura quede limpia.

Si lo que se quiere es dar un toque crujiente a las ensaladas, deben refrigerarse por media hora, mínimo, antes de servirlas. También se aconseja cortar las verduras de hoja, de preferencia con los dedos para evitar así su oxidación.

JUGOS NATURALES.   El objetivo de esta sección es exhortarlo nuevamente a que cambie sus costumbres y deje de tomar café, refrescos y
todas esas bebidas cargadas de azúcar, colorantes, saborizantes, conservadores químicos, cafeína, etc., los cuales representan, en mayor o menor
grado, un riesgo para su salud y bienestar.

Desarrolle costumbres saludables y refrésquese mejor con agua
pura, jugos naturales, tés de diversas plantas, aguas frescas preparadas
con frutas de la estación, etc.. Los jugos de frutas y verduras son muy
sabrosos, relativamente baratos en los lugares donde abundan dichos
productos y son una fuente de buena nutrición, ricos en minerales y vitaminas; todo al natural.

Un cuarto de litro de jugo de ciruela pasa, por ejemplo, contiene 184
calorías, 1.41 gramos de proteína, 46 gramos de hidratos de carbono, 20
gramos de sodio, 552 miligramos de potasio y diversas cantidades meno-
res de vitamina A, C, B12, tiamina, niacina, calcio, hierro, fósforo, magnesio; además de ser excelente para combatir la constipación. Un jugo de
un melón (chino), de medio kilo y licuado, ofrece 68 calorías, 1.6 gramos
de proteína, 17 gramos de hidratos de carbono, 32 miligramos de calcio,
36 miligramos de fósforo, 569 miligramos de potasio, 7 710 UI de vitamina A, 74 miligramos de vitamina C.

Los jugos poseen no sólo propiedades nutricionales sino también
propiedades terapéuticas y efectos revitalizantes y rejuvenecedores
sobre las células y, en consecuencia, sobre órganos, glándulas y funciones corporales en general. La labor de estos líquidos dentro de nuestro
organismo es considerada como un baño interno de salud y juventud,
pues, además de lo ya mencionado, ayudan a neutralizar los productos
de desecho del metabolismo con la gran ventaja de que casi 100% de sus
elementos nutritivos son incorporados directamente del estómago al
torrente sanguíneo, prácticamente sin gasto de energía en su digestión.

Los jugos ayudan terapéuticamente a equilibrar el bala nce ácido-
base en la sangre y tejidos, vital en cualquier tratamiento, dado que la
acidez está presente en casi cualquier enfermedad.

Además de los nutrimentos ya mencionados, los jugos naturales de
fruta y verduras poseen algunas hormonas y antibióticos naturales. Por
ejemplo, el nopal, los pepinos, los ejotes y las cebollas contienen insulina

natural, de ahí los excelentes resultados que se obtienen en los ayunos a base de jugos de frutas o verduras, indicados en los tratamientos específicos a los diferentes problemas de salud aquí tratados.

Un detalle muy importante digno de tenerse presente respecto de los jugos, es el de preparar sólo la cantidad necesaria, la cual se deberá tomar de inmediato, ya que rápidamente se pierden sus valores medicinales y nutritivos; aun 10 o 15 minutos después de extraídos, muchas de sus vitaminas y minerales se han oxidado, así como se ha perdido una gran parte de sus elementos curativos.

No se aconseja la combinación de jugo de frutas y verduras, dado que su digestión y asimilación se complica provocando gases y malestar. Tampoco deben mezclarse los jugos de fru tas entre sí; sin embargo, sí se aconseja mezclar los jugos de verduras, por ejemplo: zanahoria con apio, alfalfa, betabel, etcétera.*

LACTASA. Existen algunas personas para quienes la leche (aun a veces el yogur) se vuelve un enemigo, ya que al tomarla experimentan molestias y gases en el estómago. La razón de esto se debe a que su organismo no produce una enzima necesaria para digerir la leche (llamada **lactasa**), dando como resultado los inconvenientes y las molestias descritos.

Actualmente, se producen unas cápsulas de esa enzima lactasa, que sirven para preparar la leche. Éstas ayudan a predigerir la leche en parte antes de tomarla, evitando así los problemas derivados de su ausencia. En los frascos de cápsulas de lactasa se incluyen las indicaciones para su uso.

De este modo, las personas con problemas en este sentido ahora pueden disfrutar de la leche y del yogur, y beneficiarse de su calcio, proteínas, grasas y bacterias benéficas (en el caso del último).

El naturismo tradicional postula, y la ciencia lo confirma más cada día, que la leche es un alimento que deben evitar los adultos, ya que la naturaleza la diseñó como un alimento para todos los bebés del reino animal y por lo tanto resulta obsoleta en la dieta de los adultos, pues no sólo es innecesaria en esta etapa de la vida, sino que también es nociva e inadecuada para nuestra nutrición.

---

* *Véase "Ayuno ": ahí se ofrece una gran variedad de jugos que por su combinación son ideales para curar, depurar y nutrir el organismo.*

El mito que existe de que la leche es indispensable para brindarle a nuestro organismo el calcio necesario es sólo eso, un mito.

La leche es adecuada para los bebés y niños pequeños, pero una vez pasada esa etapa, el reino vegetal nos brinda fuentes de calcio y de todos los minerales necesarios, que en cantidad y calidad superan por mucho al calcio de la leche.

Por ejemplo: el ajonjolí, la linaza, las semillas de calabaza y girasol, las nueces y las frutas y verduras en general tienen, además de muchos otros nutrimentos, un mayor contenido de calcio que la leche y en una forma más asimilable para nuestro organismo.

LACTOBACILOS.   Véase "Yogur".

MASAJE.   La piel, como ya se dijo en la sección de "Hidroterapia", cumple funciones de eliminación y absorción muy importantes, he aquí la trascendencia de los masajes.

El masaje estimula un área o áreas del cuerpo en las que se activa la circulación; este flujo mayor de sangre trae consigo a su vez una mejor oxigenación y nutrición celular a dichas áreas.

Existen varias teorías y técnicas de masaje. La reflexología, por ejemplo, sostiene que al aplicar una forma de masaje adecuado, y a cierta parte de la planta de los pies, puede producirse una acción o reacción determinada y específica en un órgano del cuerpo en particular.

Casi todas estas técnicas son de origen oriental y se basan en principios muy similares a los de la acupuntura, la cual se basa en la polaridad energética del organismo: ying-yang, cuyo desequilibrio de energías, según dichas técnicas, trae como consecuencia problemas y enfermedades.

En general, la estimulación del masaje es un innegable y verdadero placer, que hace a la persona sentirse muy bien proveyéndole además una benéfica relajación muscular.

El masaje es aún más recomendable para las personas cuyas actividades personales tienden a producirles mucha tensión mental, muscular y nerviosa.

Los masajes que aquí se recomiendan son de drenaje, ya que estimulan los ganglios linfáticos, ayudando a deshacer nódulos; drenan al torrente sanguíneo para que los tóxicos acumulados sean eliminados de esa zona, mejorando así el funcionamiento de los órganos.

En la medida en que la zona esté afectada, se sentirá mayor o menor dolor al iniciar el masaje. No obstante, poco a poco verá cómo las molestias van disminuyendo hasta desaparecer.

Masaje en el vientre

Su objetivo es mejorar la actividad de gran parte del aparato digestivo, estimulando la eliminación de tóxicos; además, ayuda a corregir problemas digestivos, gastritis, úlceras, estreñimiento, reflujo.

Este masaje, no lo olvidemos, es sólo una parte de la terapia. La salud no se obtiene nunca por arte de magia, sino es el resultado de nuestros buenos hábitos de vida.

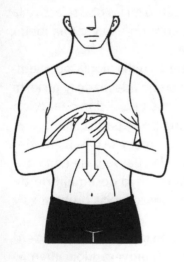 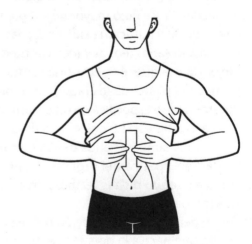

1) Los movimientos van desde el esternón, donde se unen las costillas, hasta el ombligo, siempre de arriba hacia abajo, presionando. Al inicio de este masaje pueden percibirse muchos nódulos que duelen al masajearlos y que poco a poco irán desapareciendo, trayendo mucha mejoría a su salud.

2) Después de cinco minutos, se masajea del centro alrededor de las costillas flotantes en movimientos de adentro hacia afuera, durante otros cinco minutos.

1)
2)

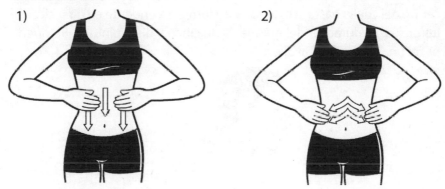

3) Movimientos del exterior del abdomen hacia el ombligo, presionando con fuerza pero sin lastimarse.

4) Círculos del ombligo hacia el exterior y terminando hacia el colon descendente.

Se recomienda que el total de los masajes sea de unos 10 a 15 minutos. La posición óptima es acostado y no con el estómago lleno. Si lo realiza diariamente se sorprenderá de los resultados.

Para este masaje como en los otros se utiliza un aceite o crema para lubricar.

3)
4)

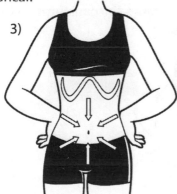
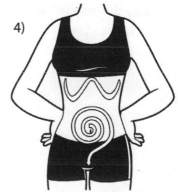

Masaje en el cuello

Este masaje brinda excelentes resultados en casos de inflamación de la garganta, amigdalitis, problemas de tiroides.

Para llevar a cabo este masaje se requiere la ayuda de otra persona, la cual se colocará de pie detrás del paciente, quien deberá estar sentado.

El masaje se inicia lubricando la zona con cualquier aceite vegetal; los dedos índice medio y anular se desplazan de abajo arriba, desde el centro del cuello hasta el exterior, y en forma ascendente en dirección de las orejas. La duración del masaje es de cinco a diez minutos. Se puede hacer una o dos veces al día.

Masaje en la entrepierna

Este masaje está enfocado a descongestionar la cadena de ganglios linfáticos correspondientes a los ovarios y matriz, principalmente; por tanto, brindará excelentes resultados en todo tipo de problemas menstruales.

Este masaje se realiza en movimiento siempre descendente desde la ingle hasta la rodilla, en la parte interna de los muslos, presionando con energía. Se utiliza cualquier tipo de aceite para que los dedos resbalen.

Esta práctica se realiza diariamente durante cinco minutos en cada pierna.

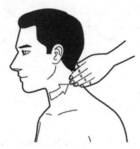

Masaje en muñecas y antebrazos

Recomendable en casos de amigdalitis.

Se utiliza, como en todos los masajes, una crema o aceite lubricante y, como las figuras lo indican, se inicia en la parte inferior de la muñeca del lado del dedo pulgar, de abajo hacia arriba hasta la mitad del antebrazo. En esta zona hay nódulos muy dolorosos para el paciente, por lo tanto, el masaje se debe efectuar con la fuerza necesaria para deshacerlos cuidando de no lastimar al paciente.

De la misma manera se masajea de abajo hacia arriba, desde la flexión del codo, por la parte interna, hasta la mitad del brazo.

Realizar estos masajes de 5 a 10 minutos una o dos veces al día será de gran ayuda en el tratamiento de la amigdalitis.

En la medicina folclórica se le conoce como "tronar las anginas".

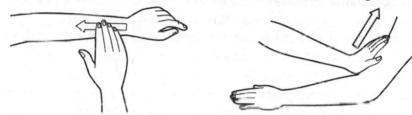

Masaje en tobillos y empeines

Los fines terapéuticos de este masaje son los mismos que los del masaje en la entrepiernas, ya que éste es complementario de aquél.

Se realiza diariamente durante cinco minutos de la siguiente manera:

- Se untan los dedos índice y pulgar con aceite.
- Se da masaje en la parte inferior del tobillo, en ambos lados del pie.
- Después, se da masaje sobre los empeines de arriba abajo, por el mismo tiempo.

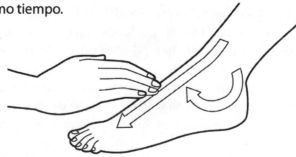

MASTICACIÓN. La masticación es un punto muy importante para la salud y la buena digestión. La digestión comienza en la boca, gracias a la acción de los dientes y la saliva. Los dientes trituran el alimento con el objeto de aumentar su área de contacto; en la boca con la saliva, y en el estómago, con los jugos digestivos, dándole asimismo una mayor facilidad de manipulación y acceso, para digerirlos primero y, después, absorber sus nutrimentos.

Un hecho que llama la atención es ver cómo la mayoría de la gente come mucho porque, supuestamente, le gusta saborear y disfrutar de la buena comida. Lo interesante es que estas personas casi no retienen la comida en la boca; mastican unas cuantas veces y degluten luego el bocado de comida aún medio entero. De esa manera, no sólo no se ensalivan bien los alimentos, sino que además se saborean muy poco, pues es en la boca donde se percibe el sabor y la delicia de la comida. Sin duda, ésta es una interesante contradicción, tan común como jocosa.

La saliva es un líquido (de carácter ácido, con un pH de 6.35 a 6.85 unidades) que actúa como vía de excreción para muchas sustancias; continuamente humedece y limpia los dientes y las membranas mucosas de la boca.

La saliva está constituida en 99.50% por agua y 0.5% por sales (cloruro de sodio, potasio), gases (oxígeno, nitrógeno, dióxido de carbono) y sustancias orgánicas (proteínas, enzimas, moco). Diariamente se producen entre 1 y 1.5 litros de saliva diarios pudiendo, en ocasiones, llegar hasta 2.5 litros.

La saliva tiene como funciones: humedecer, reblandecer, dar comienzo a la digestión y lubricar los alimentos para que puedan ser deglutidos. La función digestiva de la saliva depende esencialmente de la enzima **amilasa** salival (ptialina), la cual destruye los enlaces químicos de las unidades de azúcar simple de los almidones (hidratos de carbono), desdoblándolos por hidrólisis en unidades más pequeñas (dextrinas).

La amilasa salival desdobla esas dextrinas en disacáridos, si el alimento se retiene en la boca el tiempo suficiente; pero, por lo general, el bocado no se mantiene mucho tiempo en la boca y casi no se alcanza a realizar esta tarea.

Así, se puede decir que de 95 a 97% de dextrinas desdobladas de los almidones, sólo 3 a 5% de aquéllas (dextrinas) se desdobla en disacáridos; o sea, de almidones a dextrinas 95 a 97%; de dextrinas a disacáridos, sólo 3 a 5 por ciento.

Es claro que no se da el tiempo suficiente a la saliva para que cumpla su cometido. Por otra parte, no hay duda de que masticar bien trae un doble beneficio; el placer de saborear más los alimentos y la oportunidad de que la saliva cumpla mejor con su tarea predigestiva, redundando esto en mejor digestión y asimilación de los alimentos.

MEDITACIÓN.   La meditación y la relajación, aunque diferentes, satisfacen en forma paralela la necesidad de aliviar las tensiones y otros problemas impuestos al individuo por el tipo de vida social que lleva.

La meditación atiende al aspecto psicológico, mientras que la relajación sirve al aspecto físico-fisiológico. Con frecuencia, se concibe la meditación como una práctica de carácter religioso; sin embargo, puede ser una experiencia de carácter totalmente psicológico.

La meditación cotidiana tiene por objeto dar oportunidad a la mente a que se ubique en su realidad individual; se conozca mejor el individuo a sí mismo, y entienda y aprecie más sus cualidades, limitaciones, potencialidades, etc. También, la meditación puede ser usada para el análisis, estudio, entendimiento o resolución de algún problema, asunto o situación cualquiera.

Un sinnúmero de estudios ha mostrado la eficacia de la meditación en varios aspectos del vivir. A través de la meditación se ayuda a reducir el grado de vibración de las neuronas cerebrales, hacia el área o nivel conocido como **alfa**, llegando a un estado ideal para el trabajo creativo-intelectual.

Por esta razón, ha sido usada para todo tipo de objetivos con resultados muy satisfactorios, los cuales fluctúan desde el simple interés por bajar de peso y controlar hábitos inadecuados, hasta el penetrar más profundamente en las intrincadas esferas del **Yo** y sus alejadas realidades del superficial mundo occidental.

Hay muchas técnicas de meditación; aquí se presenta sólo una de ellas.

Posición

Siéntese sin recargar la espalda, con la columna vertebral erguida; mantenga el cuerpo lo más relajado posible, con los ojos cerrados, las piernas juntas, las manos sobre las rodillas y la barbilla ligeramente levantada. Si le es posible sentarse en el piso sobre un tapete, hágalo buscando la posición más cómoda para usted, cuidando siempre de mantener la espalda erguida.

Preparación

Una vez que ha asumido esta posición, comience a inhalar lenta, continua y prolongadamente, sin forzar la toma de aire y tratando de llenar sus pulmones al máximo; luego, retenga el aire por uno o dos segundos y exhale también en forma lenta y continua (sin hacer ruido con la nariz al inhalar o exhalar). Relaje más sus músculos en el momento de la exhalación. Repita este ejercicio tres veces.

Después de esto, trate de revisar mentalmente que su cuerpo esté relajado, sin tensiones en la cara, con la mandíbula un tanto suelta (sin abrir la boca); intente sentir el agradable estado de su cuerpo relajado. Perciba el palpitar de su corazón, la circulación de su sangre.

Disfrute al máximo esa armonía con usted mismo y con su medio.

Procedimiento

Luego de haber saboreado ese restablecedor estado de armonía, prosiga entonces al trabajo de meditar sobre el tema seleccionado previamente.

Entre los temas a escoger, puede encontrarse la simple visualización de sí mismo en las actividades desarrolladas durante el día; éstas pueden ser recreadas con lujo de detalles; también, es posible ver cómo se actuó y reaccionó ante determinadas situaciones; analizar cómo le habría gustado actuar y reaccionar y planear una forma de acción para obtener esos resultados en el futuro.

Es necesario que al analizar todo esto no se involucre emocionalmente, sólo deber ser un observador, un analista.

Éste es un método fabuloso para cambiar hábitos y obtener logros que de otra forma resultan casi imposibles de realizar. Al proyectar su imagen de cómo quiere comportarse o de lo que quiere llegar a ser o lograr, estará labrando el terreno fértil de la autoconfianza y autodeterminación, las cuales con seguridad lo llevarán al éxito de su objetivo.*

Otros de los muchos temas en los que se puede meditar son: una flor, su delicadeza y hermosura; el océano, su inmensidad y belleza, **sintiéndolo**, y experimentando la emoción que provoca una puesta de sol reflejada en sus aguas.

El trabajo de meditar no sólo es pensar en algo. La meditación es un estado activo y pasivo al mismo tiempo, en el que se provee un tema y un cierto estímulo para abordarlo; en él no se fuerzan los pensamientos, se deja que el flujo mental se mueva con libertad sobre ciertos límites; así, se permite al subconsciente hacer uso de toda la información almacenada enviando luego automáticamente al consciente aquella información relacionada con el tema o problema en el cual se medita, y cuyos resultados hacen exclamar muchas veces ¡Eureka!

En realidad, vale la pena encontrar los 10 o 20 minutos diarios que requiere la meditación, pues el armonizar y equilibrar las energías físicas con las emotivas y psicológicas aporta grandes beneficios a la existencia, a la vida, la cual puede mejorarse de manera insospechada, dándole un mayor sentido y comprensión, incrementando, al mismo tiempo, la felicidad personal.

Existen diversas escuelas de meditación que imparten cursos acerca de esta materia. Es muy recomendable tomar algunos de ellos.

MELAZA.   La melaza es uno de los mejores endulzantes desde el punto de vista nutricional y de la salud, pues está compuesto por 10% de minerales, además de algunas vitaminas; esto lo acerca al nivel de un alimento, en vez del de un simple endulzante. En general, cuanto más oscuro es el color de la melaza, mayor es su contenido de minerales.

Al compararla con los valores nutricionales del azúcar refinada, se pone de manifiesto su rico contenido alimenticio.**

La melaza contiene calcio, hierro, potasio, fósforo, inositol, niacina, riboflavina, tiamina, piridoxina, ácido pantoténico y biotina; en tanto, el azúcar blanca, refinada, contiene sólo un mínimo de hierro y potasio.

---

* *Léase la obra: Psicocibernética, de Maxwell Matts.*
** *Véase la tabla comparativa en la tercera parte, "Azúcar".*

Esto hace evidente su categoría de **no** alimento, constituido únicamente por **calorías vacías**.

Se puede usar la miel de abeja o de maguey o el piloncillo en vez de melaza, pero su contenido de nutrimentos es menor que el de ésta.

No olvide que, como se ha indicado con anterioridad, el abuso de cualquier endulzante puede desarrollar problemas de salud a corto y largo plazo. El uso moderado de la melaza no representa riesgo alguno, a menos que la persona tenga un historial familiar y/o propensión a la diabetes, problemas circulatorios serios, etcétera.

PROTEÍNAS. **Qué son**. Las proteínas son el material estructural que permite a plantas y animales crecer, erguirse, desarrollarse.

Las proteínas son tan importantes que sin ellas no es posible la vida, ya que mientras los hidratos de carbono, grasas y proteínas contienen sólo hidrógeno, oxígeno y carbono, las proteínas poseen además nitrógeno, fósforo y azufre, sustancias esenciales para los seres vivos.

Resulta impresionante saber que de 18 a 20% de nuestro peso corporal son proteínas. Del mismo modo, su tamaño es tan grande que, para su asimilación, no pueden pasar a través de la membrana celular a menos que sean desdobladas en sus componentes, los aminoácidos, de los cuales hablaremos después.

Las proteínas son indispensables en los seres vivos; se dice que son el material primitivo de la vida. Son esenciales para el crecimiento de los niños y para la salud en los adultos, ya que sus funciones en el organismo son numerosas y de suma importancia.

Cuáles son sus funciones

La versatilidad de las proteínas es enorme; están involucradas en una serie tan amplia de procesos vitales que sería prácticamente imposible enumerar todos; por esta razón sólo se mencionarán los más importantes.

Crecimiento y manutención

Muchas partes de nuestro organismo están hechas de proteínas: las uñas y el pelo; todos los músculos y órganos del cuerpo están formados por grupos de proteínas fibrosas que tienen la capacidad de responder a cambios químicos en el organismo, contrayéndose o relajándose.

Las proteínas son el eje alrededor del cual el calcio y el fósforo se depositan para formar el esqueleto óseo. Las proteínas realizan también una de las funciones esenciales de la célula, la transmisión genética: el ácido desoxirribonucleico ADN y el ácido ribonucleico RNA.

Las células rojas de la sangre (hemoglobina) y el tejido conectivo (tendones y cartílagos) también son proteínas. Las primeras tienen un promedio de vida de un mes debiendo, al cabo de éste, ser reemplazadas por nuevas células elaboradas en la médula ósea.

Un tipo de células que se encuentran en el tracto intestinal viven menos de una semana y son con frecuencia SON reemplazadas y excretadas por el organismo.

Una infinidad de células en nuestro cuerpo muere constantemente y es sustituidas por otras nuevas, las cuales a su vez morirán y darán cabida a otras más y así sucesivamente, dando origen al ciclo vital para lo cual es indispensable la obtención apropiada de proteínas (aminoácidos) a través de la dieta.

Enzimas y hormonas

El cuerpo depende de las proteínas para un sinnúmero de reacciones que conocemos como metabolismo. Las enzimas son unas de las proteínas más importantes formadas por las células; son catalizadoras de reacciones enzimáticas, esto es, permiten a dos sustancias unirse para formar una tercera, o ayudan a que una sustancia compleja pueda ser desdoblada en otras más simples, etc. En una sola célula, existen alrededor de 1 000 enzimas.

Las hormonas son similares a las enzimas, aunque no todas las primeras están hechas de proteínas. A diferencia de las enzimas, que catalizan reacciones específicas dentro de la célula, las hormonas regulan sobre todo las condiciones corporales tales como: el nivel de glucosa en la sangre a través de la insulina, el metabolismo por medio de la tiroxina, el crecimiento, etcétera.

Anticuerpos

La síntesis de proteínas nuevas es necesaria para la formación de anticuerpos, como respuesta a la presencia de partículas extrañas (virus, bacterias, toxinas) que invaden el organismo. Una vez que éste recibe las señales de que ha sido invadido por alguno de estos virus o bacterias (proteínas, por lo general), empieza a elaborar anticuerpos, cuya tarea específica será la de desactivar las proteínas extrañas.

Balance de líquidos

Las proteínas del suero sanguíneo juegan un papel importante en la regulación del equilibrio acuoso del cuerpo, el cual es debido a la distribución equitativa de los líquidos a ambos lados de la membrana celular.

Si el líquido fuera demasiado, daría como consecuencia la ruptura de la célula, así como la falta del mismo haría imposible su correcto funcionamiento. La célula es capaz de retener el nivel correcto de líquido, si en su interior se mantiene el nivel adecuado de proteína. Asimismo, los minerales son utilizados con este propósito.

De una manera similar, la célula secreta proteínicas y minerales en los espacios extracelulares para mantener también un adecuado balance acuoso alrededor de cada célula.

En los casos donde hay carencias proteicas graves, este equilibrio se rompe dando origen a la acumulación de líquido en los espacios intersticiales de las células, como puede observarse claramente en los vientres hinchados de los niños famélicos.

Balance de sales minerales

Así como es fundamental la cantidad de líquidos en la célula, también es primordial su composición.

Aquí radica una importantísima función de las proteínas transportadoras, las cuales deben trabajar para mantener un equilibrio adecuado de sustancias dentro y fuera de la célula.

Un ejemplo claro lo observamos con el sodio y el potasio; el primero es concentrado fuera de las células; el segundo, dentro de ellas, propiciando, de esta manera, el correcto funcionamiento muscular y nervioso.

Balance ácido-base

Las proteínas de la sangre contribuyen a mantener la neutralidad corporal, evitando la acumulación de demasiada base o ácido.

Los procesos corporales normales producen continuamente (como resultado de estos mismos procesos metabólicos) ácidos y bases que deben ser llevados por la sangre a los órganos de excreción para ser expulsados.

Este balance ácido-base es llamado pH y sus valores deben ser entre 7.35 y 7.45 unidades, punto neutro. Si estos límites llegaran a excederse, las consecuencias para el organismo serían fatales, sobreviniendo un coma e incluso la muerte.

Las proteínas de la sangre tienen una capacidad extraordinaria para mantener el balance ácido-base; por tanto, ellas captan moléculas de hidrógeno (ácido) cuando hay en exceso, o las liberan cuando son muy pocas.

Una vez más vemos qué indispensables son las proteínas para los procesos vitales del organismo.

Producción de energía

El requerimiento principal de nuestro organismo es la energía; todas las demás necesidades se vuelven secundarias cuando la energía es requerida.

La mejor fuente de energía son las grasas, le siguen los hidratos de carbono, pero cuando ninguno de los dos está disponibles en el organismo, éste echa mano de las proteínas para cubrir sus necesidades energéticas, ayudando a mantener el nivel de glucosa en la sangre, cuyo principal consumidor es el cerebro. Este órgano consume dos terceras partes del total de la glucosa circulante en nuestro organismo; la otra tercera parte va a los músculos y al torrente sanguíneo.

La capacidad de las proteínas de ser utilizadas como fuente de energía (una proteína está formada por la unión de diferentes tipos de aminoácidos y cada uno de éstos a su vez se compone de un grupo amino y un grupo ácido; de ahí su nombre: aminoácidos) estriba en que, al ser desdobladas para su asimilación, los grupos amino son generalmente transformados en urea por el hígado, y enviados al riñón para ser excretados, mientras que los fragmentos restantes están constituidos por carbono, oxígeno e hidrógeno (al igual que las grasas y los hidratos de carbono) pudiendo, por tanto, ser usados como tales para proporcionar la energía requerida, utilizando así las valiosas proteínas tan importantes para todas las funciones antes mencionadas como fuente de energía.

Por otra parte, cuando el consumo de proteínas es inferior al requerido, la cantidad de aminoácidos disponibles por las células será insuficiente; entonces, el organismo degrada tejidos de la piel y músculos para que sus aminoácidos sirvan para llenar los requerimientos del corazón, cerebro y pulmones, principalmente, conservando de esta manera las prioridades para que la vida continúe.*

Si, por el contrario, las proteínas son consumidas en exceso, el organismo sólo utiliza las que se requieren en ese momento y, debido a su incapacidad para almacenarlas como tales, excretará sus grupos aminos y convertirá los residuos en glucosa o grasas para ser almacenadas y poder más tarde, en caso necesario, obtener energía de ellas.

Es importante precisar que el consumo proteínico debe ser adecuado; no deben ser demasiadas proteínas, porque es un derroche inútil y factor de obesidad, ni pocas porque el sistema se afecta.

Cuántas proteínas debemos consumir

Ya se dijo que los requerimientos nutricionales varían según la edad, sexo, raza, peso, actividad; incluso, las tensiones físicas o psicológicas

---

* Véase "Ayuno", para mayor información al respecto.

pueden aumentar las necesidades nutricionales del organismo. A este respecto, cabe aclarar que el verdadero valor de las proteínas no está constituido por la cantidad de éstas en cierto alimento, sino por su **valor biológico** y **digestibilidad,** de lo cual hablaremos con más amplitud.

Cómo están constituidas las proteínas

Primero, debemos aclarar que existen muchas clases de proteínas, cada una de ellas específica para una función biológica diferente.

Como se acaba de ver, existen unas proteínas que actúan como enzimas; otras, como hormonas; unas más son anticuerpos; otras sirven como estructuras o encargadas de la transmisión genética. Todas contienen carbono, hidrógeno, nitrógeno y oxígeno; algunas contienen además azufre u otros elementos adicionales como cobre, zinc, hierro. Así pues, dependiendo de la función de una proteína serán sus elementos componentes y su tamaño.

Las proteínas se clasifican en dos clases principales: proteínas fibrosas y proteínas globulares. Las primeras, como su nombre lo indica, forman fibras o largas láminas sumamente resistentes, que sirven como estructuras básicas en el tejido conjuntivo de los animales superiores. Las segundas tienen formas esféricas compactas. Entre las proteínas globulares se encuentran casi todas las enzimas, los anticuerpos, algunas hormonas, etcétera.

Existen otras proteínas, cuya estructura es algo fibrosa y algo globular. Cuando una proteína es sometida a hidrólisis ácida resultan, de su desdoblamiento, compuestos orgánicos sencillos denominados aminoácidos, los cuales difieren entre sí dependiendo de la estructura de sus cadenas laterales. Por lo general, se encuentran 20 diferentes tipos de aminoácidos en la conformación de las proteínas.

Cuál es el valor biológico de las proteínas

Las proteínas, como ya se dijo, no son idénticas entre sí y su diferencia estriba en la secuencia y clase de los aminoácidos que las integran.

Las proteínas utilizadas por nuestro organismo se componen de 20 aminoácidos diferentes (10 esenciales y 10 no esenciales), aunque también se consideran ocho esenciales y dos semiesenciales.

Aminoácidos esenciales	Aminoácidos no esenciales
Lisina	Tirosina
Valina	Cisteína
Leucina	Ácido glutámico
Isoleucina	Ácido aspártico
Treonina	Glutamina
Fenilalanina	Asparagina
Metionina	Prolina
Triptófano	Serina
Histidina*	Alanina
Arginina*	Glicocola

Los otros ocho aminoácidos esenciales (AAE) no pueden ser sintetizados por el ser humano y deben entonces obtenerse de fuentes externas, esto es, a través de la alimentación.

La necesidad de estos AAE y el hecho de que debían estar presentes en las proteínas ingeridas, en una proporción adecuada para poder ser utilizadas por el organismo, se estableció claramente hasta 1935.

El **valor biológico** de una proteína estriba en que si ésta contiene todos los AAE requeridos por el organismo en la proporción correcta, será eficientemente utilizada, mientras que si otra carece de uno o más de los AAE, éste o éstos aminoácidos esenciales limitarán el uso de los demás AAE, los cuales deberán ser desechados. La primera proteína es considerada de alto **valor biológico**; en la segunda el **valor biológico** será mínimo.

* Estos aminoácidos son indispensables sólo para los niños, ya que su organismo sintetiza una parte de ellos, pero no alcanza a cubrir los requerimientos; en tanto, el organismo adulto sí los sintetiza en cantidad suficiente.

Una proteína a la que falta uno de los AAE no puede ser empleada en la síntesis de proteínas, a menos que el aminoácido ausente sea suministrado también a través de otro alimento.

En el primer caso, la síntesis de proteínas desciende a un nivel muy bajo o puede incluso interrumpirse. A este AAE se le llama **aminoácido limitante**, por estar ausente total o parcialmente en una proteína, limitando la síntesis de ésta por el organismo.

La síntesis de proteínas resulta, pues, para nuestro organismo, un juego un tanto complicado, ya que se requiere en forma simultánea la presencia de cada uno de los ocho AAE, los cuales, a su vez, deben darse en las proporciones correctas.

Según la Organización de las Naciones Unidas para la Agricultura y la Alimentación (FAO), ésta es la proporción en la cual deben estar presentes los AAE.

Por cada 100 gramos de proteína pura:	
Metionina	4.0 gramos
Treonina	7.0 gramos
Triptófano	6.0 gramos
Valina	3.5 gramos
Isoleucina	4.0 gramos
Leucina	1.0 gramos
Fenilalanina	5.0 gramos
Lisina	5.5 gramos

Para ejemplificar con más claridad lo que afirma la FAO, citaremos lo siguiente con base en la tabla anterior.

Suponga que hoy, en la comida del mediodía, usted ingirió proteínas que satisficieron 100% de los requerimientos de isoleucina, leucina, lisina, fenilalanina, metionina, treonina y valina, pero el triptófano sólo estuvo presente en 60 por ciento.

La célula entonces sólo será capaz de utilizar los demás AAE al 60% y desechará el otro 40%, que serán utilizados como energía, derrochándose así una valiosa cantidad de proteínas ingeridas.

Aunque recientemente se cuestiona acerca de si el organismo tendrá más capacidad de la que se creyó en un principio para compensar el desequilibrio natural de los aminoácidos de los alimentos, a través de algunos mecanismos en el lumen intestinal, todavía no hay nada preciso al respecto.

Para resumir, se puede afirmar que el **valor biológico** de una proteína es igual a la proporción que de ésta retiene el cuerpo al ser absorbida por el tubo digestivo, es decir, el porcentaje de proteínas que realmente utiliza el organismo.

Le sugiero consultar mi libro, *Manual de la Nutrición efectiva y cocina vegetariana*: incluye una amplia y completa sección de nutrición y casi 700 recetas nutritivas, sanas y deliciosas, para mayor información acerca de las proteínas, su **digestibilidad** y **valor biológico**, fuentes, combinación de alimentos para obtener proteínas completas, etcétera.

RELAJACIÓN.   En el capítulo anterior, se vio cómo las tensiones generan problemas de arterioesclerosis y desarreglos del sistema circulatorio, en general, representando grandes riesgos de sufrir ataques cardíacos.

Entre las soluciones para escapar de tal situación está el cambio de conducta personal del descrito tipo A (tenso), hacia una conducta de tipo B, dándose tiempo para gozar de la vida y su belleza.*

Otros medios que colaboran en esto son la meditación, expuesta ya en párrafos anteriores, y la relajación.**

La relajación tiene una gran similitud con varios aspectos de la meditación. Sin embargo, su diferencia principal quizá sea el que en esta última se escoge y trabaja alrededor de un tema, situación o problema, mientras que en la relajación sólo se busca el poner la mente en **control automático**, haciendo a un lado problemas, ideas, etc., para dar oportunidad al cuerpo de relajarse y, en consecuencia, que la circulación sanguínea, la transmisión nerviosa se normalicen un tanto de manera automática.

El cuerpo sabe por sí solo cómo obtener y lograr ese equilibrio, pero al presentar con frecuencia en la mente ideas tensoras, no se le deja actuar, se proyecta y crea una reacción psicosomática negativa.

---

* *Véase "Tensiones".*
** *Véase en la segunda parte, "Arterioesclerosis y ateroesclerosis".*

Cuando estas ideas desaparecen como el punto central y dejan al cuerpo y la mente actuar con libertad (piloto automático), ellos hacen los arreglos necesarios para organizar su buen funcionamiento casi de inmediato; entonces, traen una mayor vitalidad y coordinación y restablecen la homeostasis (equilibrio), la cual origina a su vez una condición mental positiva.

Existen muchas técnicas de relajación; a continuación sólo se describirá una de ellas.

Posición

Acuéstese boca arriba, sobre una superficie firme; encuentre una posición cómoda para su cabeza (evite moverse), sin girarla, alineada al cuerpo (evite una torsión-tensión en el cuello).

Forme una especie de **V** con los pies; coloque los talones casi juntos y las puntas separadas. Ponga los brazos , a los costados del cuerpo, con las palmas de las manos hacia arriba, con una tensión natural en los dedos (sin extenderlos ni empuñarlos). Cierre los ojos, para evitar distracciones.

Preparación

Empiece ahora a relajar el cuerpo; ayúdese de la respiración; use la misma técnica inicial de la meditación, es decir, inhale lenta, continua y profundamente, hasta llenar sus pulmones al máximo; retenga el aire por uno o dos segundos; luego, comience a exhalar despacio, soltando los músculos al mismo tiempo, sin hacer ruido con la respiración, para que sea suave y no forzada.

Repita el ejercicio, tres veces, y relájese cada vez más.

Procedimiento

Revise, mentalmente, su cuerpo; siéntalo y examine que cada sección (piernas, brazos), el cuello en especial, estén relajados. Si alguno aún no lo está, relájelo con la técnica ya descrita de la respiración.

Ahora, trate de percibir su cuerpo y su funcionamiento; sienta el palpitar de su corazón, su respiración lenta y algo profunda, su circulación sanguínea, etc. Actúe sólo como un espectador, sin manipularlos.

Disfrute esa gran sensación y placer de percibir sus funciones vitales, de captarse a sí mismo como ente biológico. Después, ponga atención en su mente, observando sus ideas y todo lo que tiene lugar ahí, en su mundo mental.

Recuerde, usted es sólo un observador; no entable un análisis de ideas; **no piense en esto o aquello**, únicamente deje que las ideas fluyan por sí solas; sin intentar moverlas ni detenerlas, sino como un simple fluir automático en su mente y su cuerpo.

Si logra llegar a este punto, estará experimentando un momento de satisfacción muy agradable. Disfrútelo de tres a cinco minutos; luego, prepárese para la etapa final.

Primero, proyecte esa tranquilidad y control hacia el futuro, hacia sus actividades cotidianas, para actuar y reaccionar con más control de sí mismo y, por consecuencia, experimentar menos tensiones en el diario vivir.

Inhale profundamente y sienta cada vez más su cuerpo de nuevo, con más energía y satisfecho de esa experiencia, del contacto consigo mismo.

En seguida, empiece a moverse lentamente, estirándose y bostezando como si acabase de despertar.

Esta rutina debe practicarse diario. Las personas que sufren enfermedades nerviosas o circulatorias, o que viven en constante tensión, deberán llevarla a cabo dos o hasta tres veces al día.

A veces, ayuda mucho el grabar las indicaciones en un *cassette* con una voz suave y quizá con una música de fondo adecuada. Esto le ayudará a no dormirse, o distraerse, o acostarse, sólo a pensar.

En fin, busque la manera de hacer de esta técnica la herramienta que le ayude a evitar problemas y/o salir de ellos, a mejorar su autocontrol, su autoconfianza, su autoimagen y autoaceptación.

SALVADO.   El salvado es la cascarilla de los cereales (comúnmente del trigo), que se separa de la harina en el proceso de su refinamiento, para la obtención de la harina blanca.

El salvado tiene un alto contenido de celulosa, elemento que, siendo indigerible, representa un papel muy importante en la salud del tracto digestivo y del organismo en general.

La celulosa o fibra (presente en los cereales) es el laxante especial de la naturaleza; excluirla de la dieta puede llevar a la constipación, colitis, cáncer.*

Los beneficios del consumo de salvado y de los productos ricos en fibra son los siguientes: el salvado tiene una gran capacidad de absorción de agua; mantiene una humedad adecuada y forma heces fecales más grandes y suaves, que facilitarán y regularán el movimiento peristáltico en los intestinos; ejerce una acción limpiadora y estimulante; también, diluye y remueve del colon aquellos químicos —entre ellos medicamentos (drogas), conservadores químicos—, que resultarían dañinos si permanecieren ahí.

La mala digestión y un sinnúmero de problemas relacionados con ésta son una verdadera plaga social moderna. Hasta hace pocos años, los científicos han comenzado a darse cuenta de cómo la dieta moderna alta en grasa (principalmente de origen animal), y baja en contenido de fibra, puede conducir a distintos tipos de cáncer generados prácticamente por el hombre mismo.

El Dr. Ranzo Romanelli de la Universidad de Pisa, Italia, dirigió, en el hospital de dicha universidad, un estudio muy interesante, en el que trató a 180 personas, cuyas edades fluctuaban entre los 60 y los 94 años. Los 180 pacientes sufrían de constipación crónica y algunos habían estado usando laxantes para corregir su problema; más de 30 se habían aplicado enemas diariamente por varios años; 105 de ellos (58%) habían sido operados del apéndice, o por úlceras, hernias, problemas colónicos, hemorroides o piedras en la vesícula.

Al comenzar el estudio, se diagnosticó a todos los participantes y todos presentaban una o más de las siguientes enfermedades: hemorroides, venas varicosas, hernia, problemas cardíacos, arterioesclerosis, anemia, depresión, piedras en la vesícula, problemas del colon, piernas varicosas. Los 180 voluntarios comenzaron entonces a consumir de 25 a 50 gramos diarios de salvado mezclado con sus alimentos y distribuido en partes iguales en cada comida.

* Véase en la segunda parte, "Digestión".

El Dr. Romanelli les indicó que continuaran con sus laxantes y enemas de costumbre por unas dos o tres semanas más; además les explicó que quizá experimentarían algunos síntomas en forma de gases o hasta algunas molestias durante el primer mes. Después de este tiempo, el uso de enemas y laxantes se descontinuó, pues ya no fueron necesarios. Al regularse sus movimientos intestinales se eliminó también su indigestión, sus dolores e inflamaciones abdominales.

Los pacientes con anemia mostraron gran mejoría gracias además al hierro del salvado. Los pacientes con angina de pecho y otros problemas cardíacos también mejoraron en forma notable. La constipación puede generar un factor de sobreesfuerzo en el corazón y el sistema circulatorio, opuesta a la eliminación suave y prácticamente sin esfuerzo, producto del consumo del salvado.

Más tarde, el Dr. Romanelli presentó los resultados de sus experimentos al Colegio Internacional de Cirujanos, a quienes explicó cómo el tránsito intestinal de una dieta baja en celulosa es de 70 a 80 horas; esto da como resultado una constipación y provoca la necesidad de un esfuerzo excesivo para la eliminación, con una presión anormal en el abdomen que daña también al corazón.

Al añadir salvado —celulosa— a la dieta, continuó diciendo, el tránsito intestinal de los alimentos se reduce a unas 35 horas, y se elimina la constipación y los esfuerzos excesivos de la eliminación.

Las investigaciones del Dr. J. Cummings de la Universidad de Cambridge, revelan también que el salvado resultó ser el mejor elemento para generar un movimiento peristáltico intestinal adecuado y regular, formando heces de mayor tamaño y facilitando la eliminación, como ya se explicó.

Es importante subrayar que añadir salvado extra a una dieta refinada no es la solución, pues el abuso en el empleo del salvado lleva sus riesgos, ya que éste contiene ácido fítico, el cual aprisiona los minerales durante el proceso digestivo sacándolos del organismo y produciendo una deficiencia de calcio, zinc.

Asimismo, los experimentos han demostrado que por lo menos algunos de los beneficios de los alimentos integrales no se obtienen cuando la fibra se agrega por separado. Por ejemplo, se ha dicho que la fibra ayuda a reducir el nivel de colesterol sanguíneo, pero al agregar salvado a una dieta refinada se redujo el nivel de 348 a 255. Sin embargo, cuando se usó cereal integral, el nivel descendió hasta 165, aun cuando el salvado agregado a la dieta refinada era el doble del contenido en la integral. Por tanto, el salvado es sólo un auxiliar en el tratamiento de la constipación. La solución idónea a este problema es consumir una alimentación integral, tal como nos la ofrece la naturaleza.*

Es importante hacer notar que mucho del salvado que se vende en las tiendas contiene azúcar, sal, conservadores y hasta saborizantes, razón por la cual se debe buscar bien para obtener un salvado natural, sin químicos ni azúcar, o ninguno de esos extras negativos para la salud.

SOL (BAÑOS DE). La acción del sol en la naturaleza y en el hombre es una de las cosas más obvias. Con su presencia, todo florece y se alegra en la naturaleza, a tal punto que se le considera el Astro Rey e incluso una deidad.

El sol, desde el punto de vista de la salud, es importante, ya que es a través de él como el cuerpo forma la vitamina D. La presencia de esta vitamina es esencial para que el organismo pueda absorber el calcio necesario, para mantener una estructura fuerte y saludable. La deficiencia de dicha vitamina conducirá a la osteomalacia y a la osteoporosis u otros problemas.**

El baño de sol es depurador y a la vez nutritivo y vitalizador, ya que a través de la acción de su calor se provoca la transpiración, y por medio de la luz y sus energías magnéticas el organismo se revitaliza.

El mejor momento para el baño de sol es entre las ocho y las 12 de la mañana. No olvide que exponerse al sol por mucho tiempo puede traer serias consecuencias, las cuales fluctuarán entre una quemadura un tanto severa, hasta un cáncer de la piel. En cambio, con su uso moderado no existe ningún riesgo.

La forma de realizar este baño es exponer el cuerpo al sol, con la menos ropa posible, pero dejando la cabeza en la sombra o cubriéndola con un sombrero. Pasados 10 o 15 minutos se da una ablución de agua fría a

---

* *Véase "Fibra", para mayor información.*
** *Véase en la segunda parte, "Huesos".*

todo el cuerpo, empezando por el pie derecho y siguiendo las indicaciones dadas en "Frotación".*

Se expone el cuerpo al sol nuevamente; y luego se da otra ablución a los 10 o 15 minutos. El baño de sol se repite una vez más, y para terminar se da una ducha completa.

Si se desea que la transpiración sea mayor, se cubre el cuerpo con una manta blanca mientras se está expuesto al sol. No deberán exponerse al sol los órganos o partes del cuerpo inflamados o con úlceras o tumores; se cubrirán con barro o una compresa de agua fría u hojas verdes para evitar una congestión y fiebre por la acción directa del sol, y favorecer, por el contrario, su curación.

TÉS DE PLANTAS MEDICINALES (HERBOLARIA).

Se ha insistido ya en varios capítulos anteriores en la conveniencia de dejar de tomar café, té negro, refrescos, debido a las desventajas que representan para la salud, y los riesgos de generar problemas que van desde fomentar una malnutrición hasta la posibilidad de desarrollar cáncer. También se ha sugerido sustituirlos por agua natural, aguas de frutas, jugos naturales y tés de otras plantas. En lo referente a estos últimos, se ha señalado la ventaja de que son sabrosos y de que pueden ofrecer beneficios para la salud.

La mayoría de la gente prácticamente desconoce que muchas medicinas se desarrollaron a partir de que se adoptó y entendió el principio y base de acción de una o varias plantas. Éstas han sido usadas desde que el hombre existe para curar determinadas enfermedades. Algunas han sido estudiadas y adoptadas luego en la elaboración de medicinas.

Hemos recibido un legado y conocimientos sobre varias cualidades curativas prácticas de las plantas, que costó a la humanidad varios miles o cientos de miles de años entender y cultivar. Situación en la cual, seguramente, muchos de nuestros ancestros murieron al experimentar con tal o cual planta que resultó ser tóxica. Gracias a todos ellos se logró establecer un conocimiento práctico real. Pero como vivimos en los umbrales del siglo XXI, rodeados de avances científicos maravillosos, nos jactamos y mofamos de esas técnicas. De aquí que no resulte extraño oír a alguien

---

* *Véase "Hidroterapia".*

decir: "¿Un té para los problemas digestivos y nerviosos? ¿Qué te pasa?, estas medicinas (drogas) corrigen todo".

El precio de este tonto orgullo se está pagando muy caro.*

Muchas medicinas, como ya se dijo, se originaron al conocer la acción de ciertas plantas medicinales. Por ejemplo, la rawolfia, también llamada raíz de culebra, se ha usado en la India por más de 2 000 años para curar enfermedades como epilepsia, cólera y locura.

En 1952, luego de que unos científicos la empezaron a estudiar en los años cuarentas, se comenzó la producción de tranquilizantes basados en esta planta.

Dioscórides, doctor y botánico griego, en el siglo I de nuestra era, recomendaba el jugo amargo del sauce blanco para calmar los dolores de la gota. Por el año 1860, se encontró que el agente actuante (del jugo del sauce blanco) contra el dolor era el **ácido acetilsalicílico**. Y, en 1899, un químico alemán lo sintetizó en el laboratorio, dando nacimiento a la **aspirina**.

Los indios del Amazonas han usado un derivado de la corteza del árbol de la chinchona para combatir la malaria. Hoy en día los médicos usan quinina, derivado esencial de la corteza de dicho árbol, para combatir dicha enfermedad.

Así hay otras plantas, las cuales han dado lugar al desarrollo de medicinas usadas como laxantes, tranquilizantes, contra la artritis, el asma y hasta el cáncer.

Como usted puede ver, el problema de que muchas plantas no sean aceptadas como curativas, médicamente hablando, no es por otra razón, sino porque no han sido estudiadas. En el momento en que se analizan, investigan y prueban, se entienden y utilizan como modelo para crear nuevos medicamentos. La tradición sobre el empleo de plantas como medicinas es muy arraigada y extensa. Existe infinidad de plantas cuya utilidad y seguridad de uso son muy bien conocidas. Son plantas muy sabrosas, son buenas para la salud y fáciles de obtener; si no consigue las plantas indicadas en su tratamiento, consulte en una yerbería acerca de un compuesto adecuado para su problema. Por lo general, las personas que atienden estos lugares conocen muy bien las plantas medicinales. Entre ellas está la hierbabuena, la manzanilla, el anís, el perejil, la menta,

_____

* _Véase en la tercera parte, "Medicamentos"._

la alfalfa, el *ginseng*, el azahar, la cola de caballo, la canela, el árnica, el gordolobo, el eucalipto, la ruda, etcétera.

Prepárese estos tés o tisanas en lugar de su café y diga en verdad y sin lugar a dudas: ¡SALUD!

Cómo preparar sus tés (tisanas)

El té que se ha de tomar durante el día se prepara de la siguiente manera:

- Hierva un litro de agua.
- Agregue una cucharada sopera (o más, según se indique) de la yerba o la mezcla (si se trata de un té compuesto) una vez que el agua haya soltado el hervor.
- Tape la olla y deje hervir el agua a fuego lento durante cinco minutos.
- Retire del fuego y deje reposar 10 minutos.
- Cuele la preparación pasado el tiempo. No deje las hierbas dentro del agua por más tiempo, ya que esto propicia la formación de teína, estimulante similar a la cafeína.
- Tome el té (tisana) el mismo día que lo prepara. Si lo endulza con miel, espere a que esté tibio, pues el calor excesivo altera en forma negativa la estructura química de la miel.
- No prepare los tés en ollas de aluminio ni peltre desportillado.

TÓNICO CEREBRAL

Ingredientes:

- 1 vaso de leche de soya o 1 vaso de yogur o 1 vaso de jugo de naranja.
- 7 almendras para adulto o 4 si es para niño.
- 1 cucharada de pasitas.
- 1 cucharada de germen de trigo.
- 1 cucharada de ajonjolí.
- 1 cucharada de miel.

Procedimiento:

- Remoje previamente las almendras (por lo menos una hora antes) para poder retirar la cáscara. No hierva las almendras.
- Remoje las pasitas para suavizarlas sólo si es necesario.
- Coloque todos los ingredientes en la licuadora y lícuelos perfectamente.
- Tómelo, de preferencia, en el desayuno o durante la mañana.

Es una bebida deliciosa; su excelente combinación de nutrimentos la hace ideal para ancianos, adultos y niños.

TÓNICO DE VIDA

Ingredientes:

- 3 dientes de ajo.
- 1/4 de cebolla (de preferencia morada).
- 1/4 de betabel (sin cáscara).
- 3 limones (el jugo de).
- 1 cucharada de miel.
- 3 ramas de perejil.
- El jugo de 1 naranja.

Procedimiento:

- Lícue todos los ingredientes muy bien.
- Tómelo, sin colar, muy despacio, a cucharadas, ensalivándolo perfectamente.
- Prepare diariamente sólo lo que se va a tomar. Si esa cantidad le parece excesiva, haga la mitad.

Indicaciones:

Este tónico se toma de preferencia en ayunas, después de haber ingerido uno o dos vasos de agua, aunque se puede tomar en cualquier momento del día.

En caso de padecer colitis, gastritis o úlceras gástricas, se puede suplir el jugo de limón por agua o té de árnica o cuachalalate o raíz de angélica.

En personas demasiado intoxicadas puede producir diarrea, vómitos o sudores fríos; sin embargo, se aconseja tomarlo diariamente. Las molestias desaparecerán conforme se vayan eliminando las impurezas del organismo.

YOGUR.   Las bacterias forman alrededor de 50% de las heces fecales. Las colonias de bacterias habitan en el intestino humano y son de carácter vital para la buena digestión y salud en general.

Los miles de millones de bacterias colaboran en la digestión y eliminación, y producen algunas vitaminas que el organismo no puede elaborar y/o no puede obtener en cantidades suficientes a través de la dieta.

Las bacterias se multiplican constantemente, pero casi siempre son atacadas por el hombre mismo. Las bacterias benéficas para el intestino son las bacterias de fermentación. El uso de antibióticos destruye gran cantidad de colonias de dichas bacterias. Esto, aunado a una dieta rica en azúcares y productos refinados, más el consumo de carnes, principalmente, favorece el desarrollo de bacterias de putrefacción, en detrimento de las de fermentación.

En consecuencia, la digestión comienza a presentar irregularidades y problemas que concluyen en enfermedades, acné y putrefacción intestinal.

La base para corregir estos problemas está en dejar de estimular el desarrollo de las bacterias de putrefacción, eliminando la carne y los productos refinados de la dieta. Asimismo, se debe promover el desarrollo e incremento de bacterias de fermentación, que ayudarán a regular y resolver dichos problemas.

Es aquí donde entra la importancia del yogur, el cual contiene gran cantidad de esas bacterias benéficas (*lactobacillus acidophilus y/o lactobacillus bulgaricus y/o streptococcus thermophüus*), que no sólo incrementa su número, sino que asegura su estabilidad, proveyendo al mismo tiempo proteínas, calcio, fósforo, riboflavina, vitamina B12, magnesio, zinc, ácido pantoténico, vitamina C. Además, el yogur es fácil de digerir (dos veces más rápido que la leche).

Otros beneficios del yogur radican en su capacidad para controlar, regular y bajar los niveles de colesterol. Anteriormente, se presentaron los resultados de las investigaciones en ese sentido, realizadas por el Dr. George Mann, quien estudió algunas tribus africanas, las cuales consumen una versión del yogur como base principal de su dieta. Esos experimentos se repitieron luego en los Estados Unidos, obteniéndose los mismos resultados positivos.*

Entre los aspectos importantes que el Dr. Alexander Leaf encontró en los habitantes de Georgia, en la ex Unión Soviética, está el consumo de yogur. Sin embargo, el factor principal de la salud y longevidad de esas personas (las edades más comunes son de 98, 105 y 114 años y las más avanzadas oscilan entre los 120 y 130 años) parece hallarse en su vida plena de actividad y trabajo, aun en gente de edades muy avanzadas. Entre ellos, como ya se ha mencionado, la senilidad prácticamente no existe.

El Dr. Bernard Sandler ha usado el yogur para tratar infecciones fungosas de la vagina (*vaginal moniliasis*). Comenta cómo ese problema de fungus vaginal se ha vuelto tan común, sobre todo, debido al uso de pantaletas y pantimedias de nylon, ya que no permiten la penetración del aire.

El uso de pantaletas de algodón y pantimedias con la sección media superior de algodón permiten una aereación que por lo general evita el desarrollo del fungus vaginal.

En general, se recomienda a quienes tienen algún problema para digerir la leche, tratarla con la enzima lactasa y luego preparar el yogur.** Para estas personas y para quienes no les gusta el yogur, se aconseja el uso de lactobacilos en cápsulas o polvo, las cuales proveen unos 20 millones de lactobacilos por cápsula o unos 500 millones por cucharada.

Preparación del yogur

Ingredientes:

- 2 litros de leche
- 2 cucharadas soperas de leche en polvo (opcional)
- 150 mililitros de yogur natural (3/4 de taza)

---

* *Véase en la segunda parte, "Corazón".*
** *Véase "Lactasa".*

Procedimiento:

- Hierva la leche.
- Una vez que la leche ha hervido, déjela enfriar durante 30 minutos.
- Pasado el tiempo indicado, agregue la leche en polvo y el yogur previamente batido con una cuchara, a que quede suave y terso. Mezcle muy bien.
- Envuelva el recipiente con una tela de lana o una manta para que guarde el calor durante cinco horas o más, según si la temperatura exterior es templada o fría. También resulta muy efectivo colocar este recipiente envuelto y dentro de una caja de cartón y cerrarla bien.
- Refrigere el yogur, una vez cuajado.

Si el yogur no cuajó bien y tiene mucho suero, puede deberse a las siguientes causas:

- Leche de muy mala calidad. En este caso se debe agregar más leche en polvo (4 a 6 cucharadas), o cambiar el tipo de leche.
- Los bacilos del yogur necesitan para reproducirse un medio ambiente adecuado (37 °C). Si el recipiente no mantiene la temperatura suficiente, los lactobacilos no se pueden reproducir. Dadas las condiciones actuales, tan antinaturales, en la crianza de los animales, que llevan una vida muy estresante y reciben gran cantidad de hormonas, se recomienda altamente buscar que los lácteos que se consuman sean producidos orgánicamente, es decir, por animales que lleven una vida al aire libre y una alimentación sana y natural, sin hormonas.

CONCLUSIÓN

Hemos recorrido ya un gran número de páginas cargadas de reportes, hechos e investigaciones que nos muestran ciertas rutas a seguir, hábitos personales que modificar, estudios y análisis a realizar; y quizá sólo quede reforzar la voluntad para ser capaces de continuar que con una vida saludable, para tener el valor sin ser descorteses de decir no a los amigos que insisten en que fumemos, tomemos, comamos esto o aquello que no es conveniente para nuestra salud.

Mientras la persona es joven, no ve la necesidad de cuidarse; está llena de vida y energía; tiene la capacidad de mantener una salud aceptable. Cuando llega a la madurez y los problemas surgen, se dan en ella las siguientes reacciones:

Arrepentimiento. Debido a mi abandono en mis años mozos ahora sufro todos estos problemas: artritis, cáncer, arterioesclerosis, angina de pecho. Ojalá hubiera hecho caso a las advertencias.

Negligencia. Sí, estoy muy mal, pero ya no es el momento de cuidarme. Si no lo hice cuando era joven, ahora menos que ya estoy viejo y enfermo. Dame mis cigarros.

El hombre, ser tan difícil de entender, presenta con frecuencia actitudes de autoaniquilación; **si no puedo triunfar, al menos permítaseme destruirme**. Esto es tal vez el resultado de una frustración, de una rendición ante aquello que parece no tener solución.

Es un hecho, pues, que en el curso de su salud los hábitos del hombre sean determinantes en el curso de su salud a corto y a largo plazo. Por esta razón, algunos médicos hablan de la **edad médica** de una persona, la cual puede ser muy diferente **a la edad cronológica**.

Los doctores Lewis C. Robbin y Jack Hall, de la Universidad de Indiana, han desarrollado un pequeño cuestionario, que ayuda a determinar de una manera simple la edad médica, con base en el estilo de vida, hábitos, familia del paciente.*

Se comenta cómo una persona pudo haber heredado una tendencia a desarrollar presión alta, o problemas arteriales, o cáncer; cómo el estilo de vida influye en las posibilidades de sufrir o no una muerte prematura, o una enfermedad grave y prolongada. No obstante, llevar una dieta baja en sal y colesterol, así como mantener un peso adecuado haciendo ejercicio en forma regular, por ejemplo, ayudará a disminuir las posibilidades de sufrir tales problemas.

Las tensiones psicológicas también son muy importantes, ya que aumentan las posibilidades de desarrollar complicaciones en la salud. En este campo se pueden incluir las llamadas tensiones positivas (obtener un trabajo mejor, una casa más grande y bonita, jubilarse), así como las tensiones negativas (muerte de algún familiar, divorcio, pérdida del empleo).

Después de haber insistido, en varias partes de la obra, acerca del hecho de que sólo usted puede cuidar **realmente** su salud, de que sólo usted gozará o sufrirá haber cumplido o fallado con ese deber; deseamos y confiamos que escuche, y siga los dictados de la naturaleza, para vivir en armonía con ella a fin de asegurarse un presente y un futuro personal y social exitoso, pleno y feliz.

* *Véase en la segunda parte "Senilidad".*

ÍNDICE

BIBLIOGRAFÍA GENERAL

The Complete Herbal, Ben Charles Harris.

The Chinese Barefoot Doctor's Manual Diet and Nutrition, Rudolph Ballentine, M. D. The Himalayan Intemational Institue Honesdale. Penn, 1978.

Nuevos Conceptos para Comer Mejor. Lic. Alejandra M. Sosa *et al.* Instituto Nacional de la Nutrición México, 1984.

Medicina Natural al Alcance de Todos. Manuel Lezaeta Acharán Editorial Galve, México, D. F.

How to Get Well. Dr. Paavo Airola Health Plus Publishers Phoenlx, Arizona.

Nuevo Sistema de Curación Natural. F. E. Bilz Editorial Posada, México, D. F.

Nutrition Almanac. Lavon J. Dune Mc Graw-Hill Publishing Co. New York.

Effect of dietary Starches on the Serum, Aorta and Hepatic Lipid Levels in Cholesterol-Fed Rats. Atherosclero 11:257-264 Vijoyagopalan, P., and Kurup.

Nutrition Concepts and Controversies. Whitney E.N. West Publishing Co. Minnesota.

Dietas para la Salud. Dra. Francés More Lappé Edit. Bruguera, 1979.

Las plantas Medicinales de México. Maximino Martínez Ediciones Botas, 1990.

Plantas Medicinales. Dr. Vander der Put Adrian Editorial Sintes Barcelona, España.

Enciclopedia de las Enfermedades Comunes. Charles Gerras, et al Ediciones Bellaterra, S.A. 1981 Barcelona, España.

Health and Fitness Excellence. Robert K. Cooper, Ph. D. Houghton Mifflin Co. Bostón, 1989.

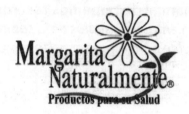

Manual de nutrición efectiva y cocina vegetariana
*Una obra maestra del arte culinario que nos devuelve
el gusto por el sabor natural y sano*

Manual de remedios caseros
*Valiosos conocimientos y remedios de la sabiduría tradicional
de nuestro pueblo para alcanzar así la armonía universal*

Manual de belleza natural
*Recetas a base de hierbas, frutas, esencias e ingredientes
naturales para cuidar la piel y el cabello*